コンパクト
臨床栄養学

長浜幸子　中西靖子　近藤雅雄
編

嵐　雅子　奥村万寿美　片山一男
兼平奈奈　川上純子　工藤美香
桑原節子　金胎芳子　近藤雅雄
白石弘美　田中弥生　利光久美子
中西靖子　長浜幸子　林　静子
水上由紀　安井洋子　谷内洋子
吉内佐和子
著

朝倉書店

編集者

長 浜 幸 子	相模女子大学栄養科学部教授
中 西 靖 子	前大妻女子大学教授，華学園栄養専門学校非常勤講師
近 藤 雅 雄	前 東京都市大学人間科学部教授

執筆者（五十音順）

嵐　　雅 子	相模女子大学栄養科学部専任講師
奥 村 万寿美	滋賀県立大学人間文化学部准教授
片 山 一 男	尚絅学院大学健康栄養学科教授
兼 平 奈 奈	東海学園大学健康栄養学部准教授
川 上 純 子	元 相模女子大学短期大学部教授
工 藤 美 香	南大和病院栄養部部長
桑 原 節 子	淑徳大学看護栄養学部教授
金 胎 芳 子	新潟県立大学人間生活学部教授
近 藤 雅 雄	前 東京都市大学人間科学部教授
白 石 弘 美	人間総合科学大学人間科学部教授
田 中 弥 生	駒沢女子大学人間健康学部教授
利 光 久美子	愛媛大学医学部附属病院栄養部部長
中 西 靖 子	前 大妻女子大学教授，華学園栄養専門学校非常勤講師
長 浜 幸 子	相模女子大学栄養科学部教授
林　　静 子	湘南ホスピタル栄養科科長
水 上 由 紀	相模女子大学栄養科学部准教授
安 井 洋 子	大阪市立大学生活科学部准教授
谷 内 洋 子	千葉県立保健医療大学健康科学部准教授
吉 内 佐和子	関西医科大学附属枚方病院栄養管理部管理栄養士

序

　生活環境・社会環境の変化により，人々の食生活は健康と暮らしに大きく影響をもたらしている．栄養上の問題は大きく2つに分けられ，①生活習慣由来のために栄養素の過剰摂取の是正を必要とする場合と，②身体的，精神的，社会的などの要因で摂食が困難な低栄養の場合がある．傷病者や高齢者に関わるなかで，目の前の患者が今どのような栄養状態であり，徴候と症状を改善するためには管理栄養士・栄養士は何をなすべきか，十分な臨床栄養管理を行うために栄養治療の専門職として適切に判断し，行動に移さなければならない．

　医療の進歩により，臨床の場では医療の質や安全性の向上をめざし，専門職の積極的活用と多職種協働推進のためにチーム医療が不可欠となってきた．さらに我が国は，平均寿命の最長化，高齢者数の増加，高齢化のスピードという3点において世界一の高齢化社会にあり，そのなかで臨床栄養学は医療だけでなく介護・福祉の領域でその重要性が注目されるようになって久しい．管理栄養士はさまざまなチーム医療における役割と責任を認識してケアにあたる必要がある．また，要介護高齢者については，病院から施設，施設から在宅へなど療養環境がさまざまに変化してもケアの質が変わらない，継続的なアプローチが必要である．保健・医療・福祉の連携により，管理栄養士・栄養士は地域に密着した多様なニーズに応えられる能力が求められている．このように，傷病者や高齢者の栄養状態や疾病状態を改善するには多くの知識と技術が必要である．

　本書は，患者の栄養・食事療法について栄養管理を論理的に語ることができる専門能力を養うための教科書として企画した．また，臨床栄養学のエッセンスをわかりやすくコンパクトに解説した．特色としては，以下の通りである．①2012年から適用されることになった新たな管理栄養士国家試験ガイドラインに準拠した．②臓器疾患ごとに総論と各論による構成とした．「病態（病態生理，症状，診断，治療，予後）」および「栄養ケアマネジメント（栄養病態，栄養アセスメント，栄養基準，栄養補給，栄養教育）」とに大別し，臨床栄養学の正しい理解につながるように解説した．③箇条書き，図表を多く取り入れ理解しやすい記述とした．④巻末に「用語解説」，各所にコラムを設け，本文の理解を助けるようにした．

　本書の執筆者は，臨床栄養を現場で実践し栄養治療を専門として活躍している管理栄養士，ならびに管理栄養士養成校において「臨床栄養学」の教育・研究に関わり，当該疾患を専門とする諸教員である．

　管理栄養士・栄養士養成施設で学ぶ学生にはもちろんのこと，管理栄養士をめざす人々，医療機関や福祉施設，在宅医療などで栄養ケアマネジメントに関わる人々に本書が大いに活用されることを願っている．本書に対する読者の忌憚のないご批判，ご意見ならびにご教示をいただければ幸いである．

　最後に，朝倉書店編集部各位には多大なる熱意をもって本書の刊行に取り組んでいただき，ここに厚く御礼申し上げる次第である．

2014年10月

編者ら

目　　次

1　臨床栄養の概念 …… 1

A　意義と目的　〔中西靖子〕… 1
- a　臨床栄養の意義と目的 … 1
- b　傷病者や要介護者への栄養ケアマネジメント … 3
- c　内部環境の恒常性と栄養支援 … 3
- d　疾患の予防 … 3
- e　疾患の治癒促進 … 4
- f　疾患の増悪と再発の防止 … 4
- g　栄養状態の改善 … 4
- h　社会的不利とノーマリゼーション … 4
- i　QOLの向上 … 5
- j　緩和ケア … 5

B　医療・介護制度の基本　〔林　静子・谷内洋子〕… 6
- a　医療保険制度 … 6
- b　介護保険制度 … 7
- c　医療・介護保険における栄養に関する算定の基本 … 8

C　医療と臨床栄養　〔長浜幸子〕… 13
- a　医療における栄養管理の意義 … 13
- b　医療における管理栄養士の役割と職業倫理 … 13
- c　クリニカルパスと栄養ケア … 14
- d　チーム医療 … 17
- e　リスクマネジメント … 18
- f　傷病者の権利 … 19
- g　インフォームドコンセント … 20

D　福祉・介護と臨床栄養　〔白石弘美〕… 20
- a　福祉・介護における栄養管理の意義 … 20
- b　福祉・介護における管理栄養士の役割 … 20
- c　チームケアと栄養ケア … 21
- d　在宅ケア … 21

2　傷病者・要介護者の栄養アセスメント …… 23

A　意義と目的　〔田中弥生・工藤美香〕… 23
- a　傷病者 … 23
- b　要介護者 … 23

B　栄養スクリーニングと栄養アセスメント　〔田中弥生・工藤美香〕… 24
- a　栄養スクリーニング，栄養アセスメントの意義 … 24
- b　栄養スクリーニング・栄養アセスメントの方法 … 24

C　問診，観察　〔田中弥生・工藤美香〕… 26
- a　主訴 … 26
- b　自他覚症状 … 26
- c　現病歴，既往歴，家族歴 … 26
- d　身体的・精神的問題，社会経済的問題 … 27

D　身体計測　〔田中弥生・工藤美香〕… 27
- a　測定項目 … 27
- b　体組成 … 28

E　臨床検査　〔近藤雅雄〕… 29
- a　栄養状態の評価指標 … 29
- b　病態の評価指標 … 31

F　栄養・食事調査　〔長浜幸子〕… 32
- a　食習慣の把握 … 32
- b　摂取栄養量の算出 … 35

G　栄養アセスメントによる栄養必要量の算定　〔林　静子・谷内洋子〕… 35
- a　エネルギー … 35
- b　たんぱく質 … 36

	c	炭水化物……………………36		f	ミネラル（無機質）……………38
	d	脂　質………………………37		g	水　分…………………………38
	e	ビタミン……………………37			

3　栄養ケアの計画と実施……………………………………………………〔中西靖子〕…40

 A　栄養ケアの目標設定と計画作成………40　　B　栄養ケアの実施………………………41
  a　短期目標と長期目標………………40　　　a　栄養・食事療法の実施……………41
  b　患者個々の栄養必要量（栄養基準）40　　　b　栄養教育の実施：栄養指導，
  c　栄養補給法の選択…………………41　　　　　栄養相談……………………………42
  　　　　　　　　　　　　　　　　　　　c　多職種との連携＝チーム医療……43

4　栄養・食事療法，栄養補給法……………………………………………………………44

 A　栄養・食事療法と栄養補給法　　　　　　　　（胃瘻，空腸瘻））…………………54
  …………………………〔白石弘美〕…44　　　d　経腸栄養剤の種類と成分…………56
  a　栄養・食事療法と　　　　　　　　　　　e　投与方法……………………………56
  　　栄養補給法の歴史…………………44　　　f　経腸栄養の合併症と対応…………56
  b　栄養・食事療法と　　　　　　　　　　　g　在宅経腸栄養管理…………………58
  　　栄養補給法の特徴…………………44　　D　静脈栄養補給法………〔吉内佐和子〕…58
  c　保健機能食品と特別用途食品……48　　　a　目　的………………………………58
 B　経口栄養補給法………〔金胎芳子〕…50　　　b　適応疾患……………………………58
  a　目　的………………………………50　　　c　中心静脈栄養と末梢静脈栄養……58
  b　病人食と療養食……………………50　　　d　輸液の種類と成分（高カロリー輸液，
  c　種類（一般治療食，特別治療食）…50　　　　　維持液，糖，アミノ酸，脂質，ビタ
  d　常食，軟食，非固形食　　　　　　　　　　　ミン，ミネラル）…………………60
  　　（ミキサー食，嚥下食など）……51　　　e　栄養補給の算定（輸液の調整）……61
  e　特別治療食…………………………53　　　f　栄養補給に必要な用具・機械………62
  f　食品選択と献立作成………………53　　　g　静脈栄養の合併症と対応
 C　経腸栄養補給法………〔利光久美子〕…54　　　　（リフィーディングシンドローム，
  a　目　的………………………………54　　　　　感染など）…………………………63
  b　適応疾患……………………………54　　　h　在宅静脈栄養管理…………………63
  c　投与ルート（経鼻経管法，瘻管

5　傷病者・要介護者への栄養教育……………………………………………〔兼平奈奈〕…64

 A　傷病者への栄養教育…………………64　　B　要介護者への栄養教育………………66
  a　外　来……………………………64　　　a　入　所……………………………66
  b　入　院……………………………65　　　b　通　所……………………………67
  c　退　院……………………………66　　　c　居　宅……………………………68
  d　在宅ケア…………………………66

6　モニタリング，再評価………………………………………………………〔利光久美子〕…69

 A　臨床経過のモニタリングと再評価……69　　　a　臨床症状や栄養状態の

モニタリング………………………………69
　　b　栄養と投与量の再評価………………69
　　c　栄養補給法の再評価…………………69
　　d　栄養ケアの修正………………………71

7　薬と栄養・食事の相互作用………………………〔奥村万寿美〕…74
　A　医薬品に関する基礎知識……………………74
　B　薬と栄養・食事の相互作用…………………74
　　a　栄養・食物が医薬品に及ぼす影響…75
　　b　医薬品が栄養・食物に及ぼす影響…78

8　栄養ケアの記録………………………………………〔中西靖子〕…80
　A　栄養ケア記録の意義…………………………80
　B　問題志向型システム（POS）の活用…80
　　a　POSの概要…………………………80
　　b　POMR………………………………80
　　c　経過記録……………………………82

9　疾患・病態別栄養ケアマネジメント…………………………84
　A　栄養障害………………〔嵐　雅子〕…84
　　a　たんぱく質・エネルギー栄養障害
　　　　（栄養失調症）………………………84
　　b　ビタミン欠乏症・過剰症……………85
　　c　ミネラル欠乏症・過剰症……………86
　B　肥満と代謝疾患………………………………88
　　a　肥満，メタボリックシンドローム
　　　　………………………〔金胎芳子〕…88
　　b　糖尿病…………………〔安井洋子〕…92
　　c　脂質異常症……………〔白石弘美〕…99
　　d　高尿酸血症，痛風……〔片山一男〕…103
　C　消化器疾患……………………………………104
　　a　口内炎，舌炎…………〔桑原節子〕…104
　　b　胃食道逆流症…………〔桑原節子〕…105
　　c　胃・十二指腸潰瘍……〔桑原節子〕…106
　　d　たんぱく漏出性胃腸症
　　　　………………………〔桑原節子〕…107
　　e　炎症性腸疾患（IBD）
　　　　………………………〔桑原節子〕…107
　　f　過敏症腸症候群（IBS）
　　　　………………………〔桑原節子〕…109
　　g　便　秘…………………〔桑原節子〕…110
　　h　肝　炎…………………〔片山一男〕…111
　　i　肝硬変…………………〔片山一男〕…113
　　j　脂肪肝，非アルコール性脂肪肝炎
　　　　（NASH）………………〔片山一男〕…115
　　k　胆石症…………………〔片山一男〕…117
　　l　膵　炎…………………〔片山一男〕…118
　D　循環器疾患……………〔水上由紀〕…119
　　a　高血圧…………………………………119
　　b　動脈硬化症……………………………121
　　c　狭心症，心筋梗塞……………………123
　　d　心不全…………………………………124
　E　腎・尿路疾患…………………………………125
　　a　急性・慢性糸球体腎炎
　　　　………………………〔兼平奈奈〕…125
　　b　ネフローゼ症候群
　　　　………………………〔兼平奈奈〕…127
　　c　急性・慢性腎不全
　　　　………………………〔兼平奈奈〕…128
　　d　糖尿病性腎症…………〔兼平奈奈〕…130
　　e　慢性腎臓病（CKD）
　　　　………………………〔兼平奈奈〕…131
　　f　尿路結石………………〔奥村万寿美〕…132
　　g　透　析…………………〔奥村万寿美〕…134
　F　内分泌疾患……………〔金胎芳子〕…139
　　a　甲状腺機能亢進症・低下症…………139
　　b　クッシング病・症候群………………140
　G　神経疾患………………〔水上由紀〕…141
　　a　脳出血，脳梗塞………………………141
　　b　認知症…………………………………142
　　c　パーキンソン病・症候群……………143
　H　摂食障害………………〔水上由紀〕…144
　　a　神経性やせ症，
　　　　神経性過食症，過食性障害………144
　I　呼吸器疾患

　　　　　　…………〔田中弥生・工藤美香〕…147
　　a　慢性閉塞性肺疾患（COPD）……147
　　b　気管支ぜんそく……………………147
　　c　肺　炎………………………………148
J　血液系の疾患・病態
　　　　　　……………〔桑原節子〕…148
　　a　貧　血………………………………148
　　b　出血性疾患…………………………150
　　c　白血病………………………………150
K　筋・骨格疾患………〔片山一男〕…151
L　免疫・アレルギー疾患
　　　　　　……………〔安井洋子〕…153
　　a　食物アレルギー……………………153
　　b　膠原病，自己免疫疾患……………157
　　c　免疫不全……………………………158
M　感染症………………〔白石弘美〕…159
　　a　病原微生物…………………………159
　　b　院内感染症…………………………161
N　が　ん………………〔金胎芳子〕…161
　　a　消化器のがん
　　　　（食道，胃，大腸）………………161
　　b　消化器以外のがん
　　　　（肝臓，肺，生殖器系）…………164
　　c　末期医療（ターミナルケア）……165
　　d　緩和医療……………………………165
O　手術，周術期患者の管理
　　　　　　……………〔吉内佐和子〕…166
　　a　術前，術後…………………………166
　　b　胃，食道……………………………167
　　c　小腸，大腸…………………………170
　　d　消化管以外の術前・術後…………171

P　クリティカルケア
　　　　　　……………〔吉内佐和子〕…173
　　a　外傷（多発外傷）…………………174
　　b　熱　傷………………………………174
　　c　集中治療……………………………175
Q　摂食機能の障害
　　　　　…〔田中弥生・工藤美香〕…176
　　a　意識障害……………………………177
　　b　咀嚼・嚥下障害……………………177
　　c　消化管通過障害……………………178
　　d　口腔・食道障害……………………178
R　身体・知的障害
　　　　　　…〔林　静子・谷内洋子〕…179
　　a　身体障害……………………………179
　　b　知的障害……………………………179
　　c　精神障害……………………………180
S　乳幼児・小児の疾患
　　　　　　……………〔川上純子〕…180
　　a　消化不良症・下痢症………………180
　　b　周期性嘔吐症………………………182
　　c　アレルギー疾患……………………183
　　d　小児肥満症…………………………185
　　e　先天性代謝異常……………………186
　　f　糖尿病………………………………190
　　g　小児腎疾患…………………………191
T　妊産婦・授乳婦の疾患
　　　　　　……………〔川上純子〕…192
　　a　妊娠糖尿病…………………………192
　　b　妊娠高血圧症候群…………………194
U　老年症候群…………〔嵐　雅子〕…195

参　考　書……………………………………202
用　語　解　説………………………………206
略　語　表……………………………………215
索　　　引……………………………………217

●コラム一覧●

健康日本21	〔中西靖子〕	4
QOL	〔中西靖子〕	5
WHOの緩和ケアは	〔中西靖子〕	5
介護保険サービス利用のしくみ	〔中西靖子〕	9
さまざまなチーム医療	〔長浜幸子〕	17
福祉・介護の臨床栄養	〔中西靖子〕	22
主観的包括的栄養評価（SGA）の方法	〔田中弥生・工藤美香〕	25
栄養バランスのための食事配分	〔白石弘美〕	46
経皮経食道胃管挿入術（PTEG）	〔白石弘美〕	47
栄養療法に用いる栄養剤	〔金胎芳子〕	49
カテーテルの素材	〔利光久美子〕	57
在宅栄養	〔利光久美子〕	58
モニタリング時の注意	〔利光久美子〕	69
モニタリング	〔利光久美子〕	71
再評価時の注意	〔利光久美子〕	72
栄養補給法の検討時の注意	〔利光久美子〕	72
薬の正しい飲み方	〔奥村万寿美〕	75
医薬品とサプリメント	〔奥村万寿美〕	76
リフィーディングシンドローム	〔嵐　雅子〕	85
ビタミンKの欠乏症	〔嵐　雅子〕	86
亜鉛と薬，亜鉛と銅	〔嵐　雅子〕	87
栄養病態と栄養評価の注意点	〔安井洋子〕	98
フリードワルド式	〔白石弘美〕	100
脂質（飽和脂肪酸と不飽和脂肪酸，コレステロール）の選び方	〔白石弘美〕	103
胃食道逆流とピロリ菌の関係	〔桑原節子〕	107
消化器疾患と腸内細菌	〔桑原節子〕	110
血漿アミノ酸インバランス，フィッシャー比	〔片山一男〕	114
BCAA経口補充療法	〔片山一男〕	115
生活習慣病とアルコール	〔水上由紀〕	123
GVHD時の栄養管理	〔桑原節子〕	151
関節リウマチの診断基準	〔安井洋子〕	158
日本のエイズ患者の動向	〔安井洋子〕	159
味覚の異常	〔金胎芳子〕	165
小児の急性症状	〔川上純子〕	182
小児のメタボリックシンドローム	〔川上純子〕	185
先天性代謝異常の新しい検査法（タンデムマス法）	〔川上純子〕	187
カーボカウント	〔川上純子〕	190
ロコモティブシンドローム	〔嵐　雅子〕	199

1　臨床栄養の概念

　臨床栄養は個々の傷病者の多種多様の病態と栄養状態を把握し，治療としての栄養管理を適切に行うことである．高度の医学・医療の基礎・専門・応用知識と各疾患の治療，進展予防のための専門的な栄養学の知識と技術を身につけ，医療・福祉・予防の実践の場で生かすことが重要視されている．

A　意義と目的

a　臨床栄養の意義と目的

　臨床栄養とは病態における栄養療法に臨むことであり，EBM・EBN（evidence-based medicine/nutrition）を基礎とする高度な知識と技術を実践することが求められる．

　管理栄養士は「傷病者に対する療養のため必要な栄養指導，個人の身体の状況，栄養状態等に応じた高度の専門的知識及び技術を要する」とある．

　個々の患者の病状・病態と栄養状態により栄養補給法や栄養指導などの臨床栄養管理が異なるため，優先されることは医師，看護師，薬剤師などの専門職種から治療栄養に関わる正確な患者情報を得ることと，患者個人の栄養状態・食事摂取状況などを細部に収集・分析し，総合判断できる能力の習得と実践的栄養食事療法に臨むことが重要である．

①対象者の把握

個人：各病状・栄養状態に配慮した栄養食事治療計画と栄養指導を実施するために，病態・病状・合併症，年齢・性・日常生活活動（activities of living：ADL）と活動量・社会環境（生活・経済・メンタルケア）などの背景を把握する．

集団：健康維持と疾患予防と各疾患の実践的・栄養食事指導を実施するための対象者の把握．

②医療機関，児童福祉施設，社会福祉施設，在宅における臨床栄養管理

　保険医療機関（病院・診療所）では臨床栄養管理と医学的管理を必要とする治療食を供給しなければならない．各専門職種各医療機関での各疾患の栄養基準を定め，患者の病態や栄養状態に即対応する栄養補給法と食事の治療を実施する．

　チーム医療の推進として臨床栄養管理は患者の治療，進展予防から切り離すことはできない．NST（nutrition support team；栄養サポートチーム）は高レベルの訓練を受けた医師，看護師，管理栄養士，薬剤師の専門家から構成され，いずれか1名は専従しなければならない．知識・技術の専門職によるカンファレンス・ラウンドにより最善の栄養治療（栄養療法と食事療法）を決定し実施される（**表1.A.1，表1.A.2**）．

1）臨床栄養の目的

　2002（平成14）年4月から栄養士法の改正が施行され管理栄養士による臨床栄養管理が実施されてきている．管理栄養士が医療の現場で適切かつ総合的な臨床栄養管理を実施するために，各患者の疾患の病態生理を評価し，栄養状態の評価・判定から栄養治療方法・栄養ケアプランを作成しなければならない．

　各疾患の発症原因および病態生理は，生活習慣，生活・自然・社会環境，遺伝子などが関与している．これらの専門的知識に基づいて，疾患の栄養治療と予防，進展防止を実践するため

〈表1.A.1〉 NSTメンバーの最初に習得すべき知識・技術

・栄養アセスメントの手技と評価法
　SGA（subjective global assessment，主観的包括的アセスメント）などによる栄養評価，身体所見，臨床検査値の理解
・基本的栄養管理法（静脈・経腸・経口）の習得
・基本的栄養管理プランの作成能力
　必要エネルギーの設定

（日本病態栄養学会編：病態栄養ガイドブック，メディカルレビュー社，2013）

〈表1.A.2〉 NSTにおける役割分担

医師	治療に関する医療業務の総括と医療行為 静脈注射（静注）用カテーテルの挿入 経皮内視鏡的胃瘻増設術；PEGの施行 点滴内容の決定 チームリーダー
看護師	静脈注射経路の管理 静脈栄養におけるカテーテルに皮下刺入部の消毒 静注セット全体の交換 患者の日常生活の介護 食事摂取チェック 精神面での支援
管理栄養士	栄養評価 実際の経口・経腸的摂取量の算定 栄養の過不足のチェックと適切な栄養補給法と投与量 経腸栄養剤の検討 食欲・食思を考慮した栄養補給法の工夫
薬剤師	静脈栄養剤および経腸栄養剤の情報提供 治療薬剤の情報提供 薬剤の配合変化，調整時の菌汚染対策 在宅静脈栄養，PEGにおける薬剤の調整 患者指導

PEG：経皮内視鏡的胃ろう造設術（percutaneous endoscopic gastronomy）．
（日本病態栄養学会編：病態栄養ガイドブック，2013を改編）

に適切な栄養食事療法，栄養指導を継続してできる技術と能力が必要である．

栄養学の基礎であるエネルギー・各栄養素の働きと栄養基準は栄養補給法の経口栄養法・経腸栄養法・経静脈栄養法に関わる．患者への栄養食事提供と栄養指導のためには食品・加工食品の栄養成分の機能性を理解したうえで，実際の調理過程（購入・調理時間など）を考慮し治療食献立作成の技術と能力の研鑽が重要である．

児童福祉施設では，子どもの成長過程の体力の向上と疾病予防と治療に関して臨床栄養が深くかかわっている．社会福祉施設では治療食・介護食を必要とする多くの入所者がいるので，即対応できる臨床栄養管理の知識と技術が重要になる（**表1.A.3**）．

在宅における栄養食事指導の重要性は今後の課題である．

〈表1.A.3〉 管理栄養士を置かなければならない特定給食施設

対象施設	根拠法令
乳児院	児童福祉法第37条
児童養護施設	児童福祉法第41条
知的障害児施設	児童福祉法第42条
盲ろうあ児施設	児童福祉法第43条の2
肢体不自由児養護施設	児童福祉法第43条の3
情緒障害児短期治療施設	児童福祉法第43条の5
児童自立支援施設	児童福祉法第44条
救護施設及び更生施設	生活保護法第38条
養護老人ホーム，特別養護老人ホーム，軽費老人ホーム 独立行政法人国立重度知的障害者施設	老人福祉法第5条の3
障害者支援施設	障害者自立支援法第5条第12項

（健康増進法施行規則第7条より作成より作成）

b　傷病者や要介護者への栄養ケアマネジメント

　　医療・福祉など各分野の専門家と連携して，疾病の治療・予防・増悪化・再発予防に必要な栄養ケアを実施する．管理栄養士は臨床栄養管理の手順として，患者の栄養学的情報，医学的問題点と栄養と関わる身体状況の変化を観察，社会的生活背景を把握することが大切である．

　　①患者の栄養学的背景を把握する．患者本人と家族・介助者の面接・訪問により食歴，食事摂取状況，食欲，味覚，咀嚼・嚥下の状況，食生活，身体活動・ADLなどの諸情報を収集する．

　　②面接・訪問時に医学的問題点と栄養と関わる身体状況の変化を観察する．下痢・便秘の有無，体重の変化，浮腫，脱水，黄疸，皮膚などの観察を行う．緊急を要する患者もいることを留意して面接・訪問を心がけることが重要である．

　　③栄養治療の継続に関わる患者の家族構成，経済状況，自己管理の有無などの社会的生活背景を把握する．

　　その他疾病と栄養の関連性・問題点を，臨床診査，一般的臨床検査，身体計測および食事摂取調査などの栄養スクリーニングを行い栄養アセスメントする．疾病に関わる栄養上の問題点を明らかにし，栄養ケアプラン（栄養補給法・栄養教育方法・栄養支援方法）を作成し，医療の専門職（医師・看護師・薬剤師・理学療法士など）と連携を取り実施する．

　　栄養ケアプランの実施過程の治療効果・栄養改善の有無をモニタリングし，再アセスメントし，問題点に関して再栄養ケアプランを作成し栄養ケアを継続して実施する．

c　内部環境の恒常性と栄養支援

　　内部環境とは生体を構成する細胞の環境で，細胞をとりまく細胞外液の血液やリンパ液，組織液などの働きをいう．

　　血液の働きはガスや栄養素・代謝産物やホルモンの運搬，体熱の運搬，酸・塩基平衡（血液のpHを7.4に維持）と体液量の調整，血小板による止血，白血球による生体防御作用がある．

　　リンパ液は毛細血管から浸出した血液の一部で細胞から排出された代謝老廃物を回収する働きと細菌やウイルスから身体を守る機能がある．

　　組織液は細胞外液の血液・リンパ液を除く体液で，細胞間液・間質液とも呼ばれ，膠質浸透圧や筋の圧力の変動で水分や血液ガスが再吸収される．

　　体液の障害には脱水（損失と不足），浮腫は毛細血管内圧の上昇，膠質浸透圧の低下，毛細血管の透過性の亢進，リンパ管閉塞などの原因と心・腎臓・肝臓疾患，リンパ性があげられる．

　　身体には内部環境を調節するホメオスタシス（恒常性）を維持する調節・適応機構がある．ホメオスタシスには神経系，内分泌系，免疫系の3つの調節システムがあり，相互に影響しあい調節を行っている．神経系は情報伝達経路（自律神経の働き），内分泌系は各ホルモンが関与している．気温・温度，気圧，浸透圧などの変化に適切に対応している．

　　身体への外部からの刺激（外部環境）として手術，外傷，急性感染症，出血，中毒，放射線，疾患や検査に伴う痛み，薬物，精神的のストレスなどに対して，分子レベル，細胞・組織・臓器・個体レベルにおける生体防御反応が働くが，低栄養・各栄養素の不足，消化吸収障害，各疾患の病状悪化，骨格筋の減少などで調節システムが崩れると，疾病が起こりやすくなる．

d　疾患の予防

　　予防医学では一次予防，二次予防，三次予防に区分している．

　　一次予防は健康増進と疾病の発症予防．疾病の発症要因には生活習慣要因として食生活・運動（身体活動）・休養・喫煙・飲酒などの生活習慣，有害物質，病原体などの外部環境要因，遺伝子による遺伝要因がある．これらの発症要因の対策を推進する．

> **コラム　健康日本 21**
>
> 「健康日本 21」（第二次）（2013（平成 25）年度から 2022（平成 34）年度まで）において、「国民の健康増進の総合的な推進を図るための基本的な方針」を厚生労働省が発表した．健康日本の対象 9 分野は①栄養・食生活（適正な栄養・食物摂取，個人の行動支援の環境づくり），②身体活動・運動（意識向上と活動を行う環境づくり），③休養・こころの健康づくり（適度な運動，バランスのとれた栄養・食生活，休養），④たばこ（健康への影響，禁煙支援・分煙の環境づくり，未成年者の喫煙防止），⑤アルコール（適度な飲酒についての知識普及），⑥歯の健康（8020 運動，う蝕・歯周病の予防），⑦糖尿病（一次予防の推進，生活習慣の改善，早期発見・早期治療），⑧循環器病（一次予防の推進，生活習慣の改善，早期発見），⑨がん（一次予防の推進，生活習慣の改善，検診による早期発見・早期治療）である．

e　疾患の治癒促進

　　治療と症状を緩和する方法には原因療法と対症療法がある．西洋医学は対症療法を根本としているが，西洋医学と代替医療を合わせた統合医療による治療も進められている．

　　治癒には治療による治癒と自然治癒がある．各疾患における薬物療法，外科療法，がん治療の化学療法・放射線療法，集学的治療（手術・放射線・抗がん剤療法の組み合わせ），輸液療法，重粒子線治療，先端医療として遺伝子治療，疼痛治療など，医学の進歩とともに各疾患での新たな療法が取り入れられている．栄養療法，リハビリ療法，精神療法も治療の一環として行っている．

　　自然治癒力は恒常性維持，自己修復，自己再生の 3 機能により，健康状態（健常）に戻す働きで，生後因子（生活・栄養・身体活動・ストレスなど）の影響を受ける．

f　疾患の増悪と再発の防止

　　二次予防は疾患の早期発見（健康診断，人間ドック），早期治療．外来での各治療と栄養教育，入院における各臨床治療と栄養食事管理により疾患の治癒を進め，増悪と再発を防止する．

　　三次予防は適切な治療，傷病進行阻止，リハビリテーション（理学療法・作業療法・機能回復訓練・言語聴覚療法・視能訓練・介護予防・職業訓練）などにより，社会復帰するための身体機能の回復を行う．また，健康維持のための栄養食事療法の指導も重要である．

g　栄養状態の改善

　　主観的包括的評価（SGA），客観的評価，臨床的評価と摂食状態などから個人の栄養状態を把握し，優先すべき問題点の栄養補給法や行動変容できる改善計画を作成し実施する．行動変容の継続が栄養状態の改善につながる．

h　社会的不利とノーマリゼーション

　　社会福祉の障害者の理念にノーマリゼーションとインクルージョンがある．

　　ノーマリゼーション（normalization）は障害者が家庭，地域社会，学校，職場で一般市民と同じ普通の生活を営むことを当然とする福祉の基本的な考え方．ノーマリゼーションは身体障害児・者（視覚・聴覚・言語，肢体不自由，内部障害，重複障害），知的障害児・者，精神障害児・者，高齢者・児童などを含む福祉の全領域の共通の理念として受け入れられている．

　　インクルージョン（inclusion）は障害の有無に関わらず排除・分離・隔離されずにともに生きていく・生きやすい共生社会を目指す考え方．国連の権利条約第 19 条は生活の自立，地域社会へのインクルージョンを規定し，地域社会で生活する平等の権利を認めている．

　　社会的不利（handicap）とは機能障害や能力低下の結果，社会生活に起こる不利益をいう．

i QOLの向上

　WHO（World Health Organization；世界保健機関）の健康憲章の定義では「健康とは，単に疾患（病気でないとか，弱っていない）がないということではなく，完全に身体的（肉体的），精神的（心理的），社会的（環境的）に満足のいく状態にあること」をいう．

　HRQOL（health-related QOL）は臨床評価（治療・副作用・医療費など），患者評価と各QOLの5領域（コラム参照）の包括評価を行う．臨床栄養管理は身体的・心理的領域である．

　QOLを高めるために，ヘルスプロモーション活動（健康生活の習慣作り，医学的アプローチと健康生活の場作り，社会科学的アプローチ）がある．ヘルスプロモーションとは「人々が自らの健康とその決定要因をコントロールし，改善することができるようにするプロセス」と定義されている．活動方法として健康な公共政策づくり，支援する環境づくり，地域活動の強化，個人技術の開発，ヘルスサービスの方向転換がある．

　医療におけるQOLの向上には患者の身体的状態や病態，患者個人の生活環境，心理・精神面，医療の場などの包括的環境の障害への考慮が重要である．

j 緩和ケア

　緩和ケア＊とは，WHOの定義では生命を脅かす疾患による問題に直面している患者とその家族に対して，痛みやその他の身体的問題，心理社会的問題，スピリチュアルな問題を早期に発見し，的確なアセスメントと対処（治療・処置）を行うことによって，苦しみを予防し，和らげることで，QOLを改善するアプローチとしている．

　がん治療の副作用により，疼痛，嘔気・嘔吐，発熱，食欲不振，口内炎，味覚障害，嚥下障害，イレウス，腹痛，腹部膨満感，便秘，下痢，体重減少などの身体的症状，また抑うつなどの精神的症状が生じている．患者・家族の心身両面の援助・支援を行うのが緩和ケアである．

　医療機関により，PCU（palliative care unit；緩和ケア病棟）があり，NST活動において管理

コラム　QOL

　Spilker BはQOL（Quality of Life；生活の質，人生の質）を5つの領域で示した．各状態と関わる要素のQOLと，下記に示した5つの領域をすべて包括的に評価したQOLがあるとしている．
　①身体的状態，　②心理的状態，　③社会的交流，　④経済的・職業的状態，　⑤宗教的・霊的状態．

コラム　WHOの緩和ケアは…

①痛みやその他の苦痛な症状から解放する
②生命を尊重し，死を自然の過程と認める
③死を早めたり，引き延ばしたりしない
④患者のためにケアの心理的，霊的側面を統合する
⑤死を迎えるまで患者が人生を積極的に生きていけるように支える
⑥家族が患者の病気や死別後の生活に適応できるように支える
⑦患者と家族（死別後のカウンセリングを含む）のニーズを満たすためにチームアプローチを適用する
⑧QOLを高めて，病気の過程に良い影響を与える
⑨病気の早い段階にも適用する
⑩延命を目指すそのほかの治療（化学療法，放射線療法）とも結びつく
⑪臨床的な不快な合併症の理解とその対応の推進に必要な諸研究を含んでいる

（日本ホスピス緩和ケア協会のホームページより引用）

栄養士主体の栄養介入と多職種介入により緩和ケアが実施されている．

B 医療・介護制度の基本

a 医療保険制度

　わが国では，医療を提供する体制の確保と国民の健康保持を目的とした医療法が1948（昭和23）年から定められている．医療法では医療提供の理念を整備し，病院や診療所などの医療機関の供給計画などを示し，医療を提供する体制の確保と医療水準の維持向上を図っている．現在は医療技術の進歩や社会情勢・疾病構造の変化などに対応して改正されてきており，第5次改正が2007（平成19）年4月から施行されている．

　一方，医療の提供を受ける側の制度は医療保険制度によって保障されている．医療保険は社会保障制度における社会保険の1つで，全国民が平等に医療を受けられるようにあらかじめ保険料を支払うことにより，生活への影響を最小限にとどめようとするものである．

　医療保険には国民の職域や年齢などに応じた種類があり，それぞれ法律によって規定されている（表1.B.1）．この医療保険を適用する機関を保険医療機関という．わが国の医療保険制度は「国民皆保険」といわれ，生活保護などの一部を除く日本国内に住所をもつすべての国民および1年以上日本への在留資格がある外国人が加入できる権利と義務がある．被保険者は保険証（被保険者証）を提示することで，いつでもどこでも医療サービスを受けることができる．つまり，生活への経済的負担を減らす目的だけでなく，良質な医療サービスを受ける機会をも保障しており，日本人の寿命延伸に貢献している．なお，保険者とは医療保険事業を運営するために保険料の徴収や保険給付を行う運営主体を指し，被保険者とは医療保険に加入し，傷病時に必要な医療給付を受けることのできる者をいう．

　診療報酬とは，保険医療機関が保険診療の際に医療行為などの対価として算定される報酬である．診療報酬点数表には個々の診療行為の価格が点数で示されている．1点＝10円として換算され，疾病や外傷に対する診断・治療などを平等に提供するための基準となっている．

　診療報酬の算定方法には「出来高払い方式」と「定額払い方式」とがある．出来高払い方式とは，患者に提供した医療行為に対する点数を1つ1つ積み上げて合計する方法である．この方式は，医療機関がコストを考えずに診療内容を決定できる利点があるが，多くの医療行為を

〈表1.B.1〉 医療保険制度の種類

制度			法律	被保険者		保険者
職域保険	被用者保険	健康保険	健康保険法	一般被用者	75歳未満の者	全国健康保険協会
		船員保険	船員保険法	船員		全国健康保険協会
		共済組合	国家公務員共済組合法	国家公務員		各省庁等共済組合
			地方公務員等共済組合法	地方公務員等		各地方公務員共済組合
			私立学校教職員共済組合法	私立学校教職員		私立学校教職員共済組合
地域保険	自営者保険	国民健康保険	国民健康保険法	医師・歯科医師・弁護士・理容師など		各国民健康保険組合
				農業者・自営業者など		各市町村
				被用者保険の退職者		
	後期高齢者医療保険		高齢者の医療の確保に関する法律	75歳以上および65～74歳で一定の障害の状態にある者		都道府県単位の広域連合

必要とする重篤な患者では，医療機関に支払われる報酬額は多額となり，医療費の増加が抑制しにくいという問題点が指摘されている．出来高払い方式が医療行為に要した費用によって決められるのに対し，定額払い方式は疾患と重症度によって検査や投薬，注射などが包括化されてあらかじめ報酬が決められている方法で，過剰で濃厚な診療を抑制するという利点がある．現行では原則として出来高払い方式となっていて，一部に定額払い方式が取り入れられている．

医療の進歩や医療保険財政状況により，点数の構成や点数そのものの見直しが2年に1回行われており，この見直しを「診療報酬改定」という．

b 介護保険制度

介護保険も医療保険と同様の社会保険の1つで，あらかじめ納めた保険料により，介護が必要になったときに一部の負担金のみで介護サービスを受けることができる保障制度である．社会の高齢化が進み，要介護高齢者の増加，介護期間の長期化など増大する介護のニーズへの対応として介護保険法が1997（平成9）年12月に制定，2000（平成12）年4月から施行された．医療と福祉のサービスを統合した質の高いサービスを提供することによって，要介護の状態にあっても自立した日常生活を営めるよう，高齢者の「自立支援」と「尊厳の保持」を基本とし，必要な介護サービスを総合的・一本的に提供することを目的に制度化され，2012（平成24）年4月には，能力に応じた自立生活を重視した大改正が行われた．また，2015年には利用者の自己負担割合を変更するなどの改正が行われた．

財源は保険料と公費（国，都道府県，市町村）の組み合わせである．保険者は市町村，被保険者は40歳以上であり，65歳以上の第1号被保険者と65歳未満の第2号被保険者に区分される．被保険者のうち，受給権すなわち保険サービス（保険給付）を受けることができるのは，介護が必要な第1号被保険者と，国が指定する老化が原因とされる特定疾病の罹患者で介護が必要な状態となった第2号被保険者である．いずれの場合も，保険サービス利用に先立ち，要介護認定の申請を行い，保険者である市町村の要介護認定を受けることが必要である．要介護認定は介護の状態により7段階に区分して認定する（表1.B.2）．

要介護者は介護給付と呼ばれる居宅サービス，ケアマネジメント（居宅介護支援），施設サービス，地域密着型サービスの4つのサービスを受けることができる．一方で，要支援者が利用できるサービスは予防給付といい，介護予防サービス，ケアマネジメント（介護予防支援），地域密着型介護予防サービスの3種類である（表1.B.3）．介護給付については居宅介護支援事業所，予防給付については地域包括支援センターが担当する．

介護保険法に基づいて，介護保険サービスの提供を行ったときに支払われる介護報酬は，サ

〈表1.B.2〉　介護状態区分による認定の目安

要支援1	食事，排泄はほとんど自分でできるが，身の回りの世話の一部に介助が必要．介護予防サービスを提供すれば改善が見込まれる場合．
要支援2	要支援1の状態から日常生活動作の能力が低下し，何らかの支援または部分的な介助が必要．
要介護1	排泄，入浴，清潔・整容，衣服の着脱等に一部介助等が必要．立ち上がり，歩行などで支えが必要の場合．
要介護2	排泄，入浴，清潔・整容等に，一部または全介助が必要．
要介護3	排泄，入浴について全介助のほか，清潔・整容，衣服の着脱に全介助が必要．
要介護4	入浴，排泄，衣服の着脱，清潔・整容等の全般について，全面的な介助が必要．問題行動や理解低下もみられる場合．
要介護5	日常生活を営む機能が著しく低下しており，全面的な介助が必要．多くの問題行動や全般的な理解低下もみられる場合．

〈表1.B.3〉 介護保険サービスの種類

	都道府県・政令市・中核市が指定・監督を行うサービス		市町村が指定・監督を行うサービス
介護給付を行うサービス	◎居宅介護サービス 【訪問サービス】 ○訪問介護（ホームヘルプサービス） ○訪問入浴介護 ○訪問看護 ○訪問リハビリテーション ○居宅療養管理指導 ○特定施設入居者生活介護 ○福祉用具貸与 ◎居宅介護支援	【通所サービス】 ○通所介護（デイサービス） ○通所リハビリテーション 【短期入所サービス】 ○短期入所生活介護（ショートステイ） ○短期入所療養介護 ◎施設サービス ○介護老人福祉施設 ○介護老人保健施設 ○介護療養型医療施設	◎地域密着型介護サービス ○定期巡回・随時対応型訪問介護看護 ○夜間対応型訪問介護 ○認知症対応型通所介護 ○小規模多機能型居宅介護 ○看護小規模多機能型居宅介護 ○認知症対応型共同生活介護 　（グループホーム） ○地域密着型特定施設入居者生活介護 ○地域密着型介護老人福祉施設入所者生活介護 ○複合型サービス 　（看護小規模多機能型居宅介護）
予防給付を行うサービス	◎介護予防サービス 【訪問サービス】 ○介護予防訪問介護（ホームヘルプサービス） ○介護予防訪問入浴介護 ○介護予防訪問看護 ○介護予防訪問リハビリテーション ○介護予防居宅療養管理指導 ○介護予防特定施設入居者生活介護 ○介護予防福祉用具貸与	【通所サービス】 ○介護予防通所介護（デイサービス） ○介護予防通所リハビリテーション 【短期入所サービス】 ○介護予防短期入所生活介護 　（ショートステイ） ○介護予防短期入所療養介護	◎地域密着型介護予防サービス ○介護予防認知症対応型通所介護 ○介護予防小規模多機能型居宅介護 ○介護予防認知症対応型共同生活介護 　（グループホーム） ◎介護予防支援

このほか，居宅介護（介護予防）福祉用具購入費の支給，居宅介護（介護予防）住宅改修費の支給，市町村が行う介護予防・日常生活支援総合事業がある．

> **コラム　介護保険サービス利用のしくみ**
> ①被保険者は，市町村に要介護認定の申請書を提出する．
> ②市町村は，申請者の心身の状況などの項目について訪問調査を行う．
> ③市町村による訪問調査と主治医の意見書をもとに，介護認定審査会が要介護の診査・審査を行う．
> ④市町村は③の結果に基づいて要介護認定を行い，申請から30日以内に結果を申請者に通知する．
> ⑤認定された被保険者は，介護サービス計画（ケアプラン）の作成を指定居宅介護支援事業者に依頼し，その計画に基づいてサービスを受ける．被保険者自身が介護サービス計画を作成して市町村に届け出ることもできる．
> ⑥サービスの利用

ービスごとに設定されており，各サービスの基本的な提供に関わる費用に加えて，各事業所のサービス提供体制や利用者の状況などに応じて加算・減算される仕組みとなっている．介護報酬は3年ごとに見直されており，介護保険法上，厚生労働大臣が社会保障審議会（介護給付費分科会）の意見を聞いて定めることとされている．なお，1単位の単価は基本的には10円であるが，地域の特性を考慮し，同じサービスであっても地域別に単価が異なるものがある．

介護保険サービスでは，居宅介護支援が全額保険給付となっている．サービス事業者が全額を国民健康保険団体連合会（国保連）に請求する．その他のサービスは利用者の1割負担となっており，現物給付方式の場合はサービス利用時に利用者が1割を負担し，それを除いた1か月分の介護報酬をまとめて市町村が国保連へサービス提供機関が請求する．

c 医療・介護保険における栄養に関する算定の基本

1） 医療保険

①入院時食事療養費，入院時生活療養費

入院中の患者への食事提供は，食事療養（治療）と給食サービスの2つの側面がある．入院

時の食事療養に関わる診療報酬の基本として，入院時食事療養費と入院時生活療養費（食費）がある．後者の対象は療養病床に入院する後期高齢者医療保険の被保険者であり，介護保険との負担均衡を図るための措置として前者と区別されている．いずれも（I）と（II）に分かれる．（I）の算定は，厚生労働省が定める基準に該当する施設が都道府県に届出を行い，受理されると可能となる．入院時食事療養の届出には，保険医療機関の概要，業務委託の状況，管理栄養士・栄養士などの人数，適時適温の食事の提供状況，患者年齢構成などを網羅した書類を添付し，届出する．入院時食事療養費（I）においては特別食加算が認められている．（I）以外の医療機関では，入院時食事療養（II）が1日3食を限度として算定できる．流動食のみを提供する場合は，460円/食，流動食以外の食事療養を行う場合は，506円/食とする．

特別食加算：　厚生労働省が定める特別食を提供したときに，1食につき76円，1日につき3食を限度として加算することができる．加算の対象となる特別食とは，「疾病治療の直接手段として，医師の発行する食事箋に基づいて提供される患者の年齢，病状などに対応した栄養量及び内容を有する治療食，無菌食及び特別な場合の検査食をいうものであり，治療乳を除く乳児の人工栄養のための調乳，離乳食，幼児食等並びに治療食のうちで単なる流動食および軟食は除かれる」とされる．加算の算定には，栄養基準に基づく献立表の作成を要する（**表1.B.4**）．

食堂加算：　食堂床面積が病床1床当たり0.5 m^{2}以上確保した場合に算定することができる（50円/日）．また，食堂における食事が可能な患者については，食堂において食事を提供するように努めなければならない．療養病棟では食堂は必置とされているため加算できない．

②栄養食事指導料

栄養食事指導に対する診療報酬とし，個人栄養食事指導料（入院・外来），在宅患者訪問栄養食事指導料，集団栄養食事指導料がある（**表1.B.5**）．いずれも医師の指示に基づき実施され，管理栄養士の栄養指導記録が必要である．入院時食事療養費および入院時生活療養費の特別食加算の特別食と異なるものがあるので注意が必要である（**表1.B.4**）．

③入院時支援加算

平成30年度（2018年度）診療報酬の改定により新設された．入院を予定している患者が入院生活や入院後にどのような治療過程を経るのかをイメージし，安心して入院医療を受けられるよう，入院中に行われる治療の説明，入院生活に関するオリエンテーション，服薬中の薬の確認，褥瘡・栄養スクリーニング等を，入院前の外来において実施し，支援を行った場合の評価（200点/退院時1回）である．管理栄養士の配置要件はないが，入院前からの支援を強化するべく，栄養スクリーニング等に積極的に参画し，栄養管理計画を立案することが求められている．

④回復期リハビリテーション病棟入院料1

患者の栄養状態を踏まえたリハビリテーションやリハビリテーションに応じた栄養管理の推進を図る観点から，回復期リハビリテーション病棟入院料1について，平成30年度（2018年度）診療報酬改定より，管理栄養士のリハビリテーション実施計画書等の作成への参画や計画に基づく栄養状態の定期的な評価，計画の見直し等を行うことが要件化され，入院栄養食事指導料が包括範囲から除外された．また，専任の常勤管理栄養士1名以上の配置（努力義務）が要件化された．

⑤緩和ケア診療加算

悪性腫瘍，後天性免疫不全症候群又は末期心不全の患者のうち，疼痛，倦怠感，呼吸困難等の身体的症状又は不安，抑うつなどの精神症状を持つ者を対象に，身体症状及び精神症状の緩

〈表 1.B.4〉 特別食加算と栄養食事指導料の対象となる特別食の特徴

特別食	特別食加算 / 栄養食事指導料	適応症および食種	
腎臓病食	○	腎疾患，心臓疾患に対する減塩食（食塩相当量 6g 未満/日），妊娠高血圧症候群対象の減塩食	
	○		
肝臓病食	○	肝庇護食，肝炎食，肝硬変食，閉鎖性黄疸食（胆石症等による閉鎖性横断も含む）	
	○		
代謝疾患，膵臓疾患の治療食	○	糖尿病，痛風（高尿酸血症）食，膵臓病食	
	○		
胃潰瘍食	○	十二指腸潰瘍時および消化管術後の胃潰瘍食に準じる食事，クローン病および潰瘍性大腸炎などによる低残渣食（単なる流動食および軟食は除く）	
	○		
貧血食	○	鉄欠乏性貧血（血中ヘモグロビン濃度が 10 g/dL 以下）に対する食事	
	○		
脂質異常症食	○	高度肥満症（肥満度≥70％または肥満度≥35）に対する食事	（共通）対象患者は，空腹時の LDL-コレステロール値≥140 mg/dL，HDL-コレステロール値 40 mg/dL 未満，中性脂肪値 150 mg/dL 以上のいずれか
	○	高度肥満症（肥満度≥40％または肥満度≥30）に対する食事	
てんかん食	○	難治性てんかん（外傷性のものを含む）の患者に対し，グルコースに代わりケトン体を熱量源として供給することを目的に炭水化物量の制限及び脂質量の増加が厳格に行われた食事	
先天性代謝異常症食	○	フェニルケトン尿症，楓糖尿症，ホモシスチン尿症，ガラクトース血症に対する食事	
	○		
治療乳	○	乳児栄養障害症に対する酸乳，バター殻粉乳のように直接調乳する治療乳	
	○		
無菌食	○	無菌治療室加算を算定している患者に対する食事	
	○		
高血圧食	×	特別食加算の対象範囲に含まれない	
	○	食塩相当量 6g 未満/日の減塩食	
小児食物アレルギー食	×	特別食加算の対象範囲に含まれない	
	○	食物アレルギーを有する 9 歳未満の小児への治療食	
特別な場合の検査食	○	潜血食，大腸X線検査・大腸内視鏡検査のための残渣の少ない調理済食品を使用した食事	
	○		

「入院時食事療養費に係る食事療養の費用の額の算定に関する基準」（平成 18 年厚生労働省告示第 99 号）を参考

和を提供することを評価したものである（390 点/日）．平成 30 年度（2018 年度）診療報酬の改定において，がん患者に対する栄養食事管理の取り組みが評価され，緩和ケア診療加算を算定している悪性腫瘍の患者について，管理栄養士が緩和ケアチーム（医師 2 名，看護師 1 名，薬剤師 1 名）に参加し，患者の症状や希望に応じた栄養食事管理を行った場合に，個別栄養食事管理加算（70 点/日）が上乗せできることになった．

⑥栄養サポートチーム加算

栄養サポートチーム加算（週 1 回につき 200 点）は，栄養障害の予防と改善のために，栄養管理に関する専門知識を持った多職種チームによる診療を評価したものである．急性期の栄養障害ハイリスク入院患者が対象で，対象患者ごとに栄養状態の評価，栄養治療に関するカンファレンスと回診，栄養治療実施計画の作成，患者への説明，栄養治療の実施，定期的な栄養管理実施への評価，という一連のサイクルで行う．医師，看護師，薬剤師，管理栄養士のいずれか一人は専従であることが要件とされていたが，平成 30 年度（2018 年度）の診療報酬改定により，チームで担当する患者数が 1 日に 15 人以内である場合は，医師，看護師，薬剤師，管理栄養士のいずれの構成員も専任であっても差し支えないこととなり，医療従事者の専従要件＊が緩和された（＊専従は他の業務との兼務が原則不可，専任は他の業務との兼務が可能）．

〈表1.B.5〉 栄養食事指導に関わる診療報酬

診療報酬		要件
外来栄養食事指導料	初回 260 点 2 回目以降 200 点/回	医師の指示に基づき管理栄養士が具体的な献立によって指導（初回にあたっては概ね 30 分以上，2 回目以降にあたっては概ね 20 分以上，療養のため必要な栄養の指導）を行った場合に，初回の指導を行った月にあっては月 2 回に限り，その他の月にあっては月 1 回に限り算定する．
入院栄養食事指導料 1	初回 260 点 2 回目以降 200 点/回	医師の指示に基づき管理栄養士が具体的な献立によって指導（初回にあたっては概ね 30 分以上，2 回目以降にあたっては概ね 20 分以上，療養のため必要な栄養の指導）を行った場合に，入院中 2 回を限度として算定する．
入院栄養食事指導料 2	初回 250 点 2 回目以降 190 点/回	有床診療所において，当該保険医療機関以外の管理栄養士が栄養指導を行った場合に，入院中 2 回を限度として算定する．
集団栄養食事指導料	80 点/回	月 1 回かつ入院中は 2 回を限度とする．指導時の対象者は 15 人以下，1 回の指導時間は 40 分以上とする．
在宅患者訪問栄養食事指導料	1. 単一建物居住者以外の場合　530 点/回 2. 単一建物居住者の場合　480 点/回 3. 1 および 2 以外の場合　440 点/回	月 2 回までとする．医師の指示に基づき，管理栄養士が患家を訪問し，患者の生活条件，し好等を勘案した食品構成に基づく食事計画案または具体的な献立等を示した栄養食事指導せんに従い，食事の用意や摂取等に関する具体的な指導を 30 分以上行った場合に算定する．交通費は患者負担とする．

＊外来・入院・在宅患者訪問栄養食事指導料　対象者について
　厚生労働大臣が定めた特別食を必要とする患者，がん患者，摂食機能もしくは嚥下機能が低下した患者[1]または低栄養状態にある患者[2]
1　医師が硬さ，付着性，凝集性などに配慮した嚥下調整食（日本摂食嚥下リハビリテーション学会の分類に基づく）に相当する食事を要すると判断した患者であること．
2　次のいずれかを満たす患者であること．
　①血中アルブミンが 3.0 g/dL 以下である患者
　②医師が栄養管理により低栄養状態の改善を要すると判断した患者

⑦退院時共同指導料

　平成 30 年度（2018 年度）診療報酬の改定より，入院医療機関と退院後の在宅療養を担う医療機関との間で行われる退院時共同指導料 1（患者の在宅療養を担う医療機関の評価）及び 2（患者の入院中の医療機関の評価）について，これまで算定職種であった医師，看護師等に加え，薬剤師，管理栄養士，理学療法士，作業療法士，言語聴覚士，社会福祉士が共同指導する場合も評価対象となり，算定職種が拡大された．

　退院時共同指導において，栄養に関連する内容として，食事形態の確認や病院と自宅での活動量の違いを考慮した必要エネルギー量の検討等が挙げられる．特に嚥下調整食については，日本摂食嚥下リハビリテーション学会の学会分類コードの記載が必要となることから，その理解が重要である．

2）介護保険

　介護保険における栄養に関する報酬について，以下に抜粋する．

①栄養マネジメント加算

　常勤の管理栄養士（同一敷地内の他の介護保険施設との兼務可．ただし該当管理栄養士は 2 ヶ所までの兼務とする）により栄養ケアが行われた場合に算定できる．入所者ごとの栄養管理（栄養アセスメント，栄養ケア計画の作成，ケアの実施，モニタリングなど）を行った場合に 1 日単位（14 単位/日）で算定できる．栄養ケア計画の作成は，医師，歯科医師，看護師，介護支援専門員その他職種と協働して行う．

②栄養改善加算

　栄養障害やそのおそれがある利用者に対して，栄養状態の改善を図ることを目的に，管理栄養士が中心となって栄養改善サービスを行った場合に算定できる（150 単位/回）．管理栄養士

1名以上の配置が要件とされていたが，平成30年度（2018年度）介護報酬改定により，他の介護事業所，医療機関，栄養ケアステーションに在籍している外部の管理栄養士が実施した場合でも，評価対象とした．

③栄養スクリーニング加算

平成30年度（2018年度）の介護報酬改定により，管理栄養士以外の介護職員等でも実施可能な栄養スクリーニングを行い，介護支援専門員に栄養状態に係る情報を文書で共有した場合の評価が新設された．サービス利用者に対し，利用開始時及び利用中6か月ごとに栄養状態について確認を行い，当該利用者の栄養状態に係る情報（医師・歯科医師・管理栄養士等への相談提言を含む．）を介護支援専門員に文書で共有した場合に算定（5単位/回，6か月に1回を限度とする）する．

④低栄養リスク改善加算

低栄養リスクの高い入所者に対して，多職種が共働して低栄養状態を改善するための計画を作成し，この計画に基づき，定期的に食事の観察を行い，当該入所者ごとの栄養状態，嗜好等を踏まえた栄養・食事調整等を行うなど，低栄養リスクの改善に関する評価である．平成30年度（2018年度）の介護報酬改定により，新設された．

⑤経口移行加算，経口維持加算

いずれも安全な経口食事摂取への移行および維持を目的としたものである．

経口移行加算は，医師の指示に基づき，医師，歯科医師，管理栄養士，看護師，介護支援専門員などの専門職種が共同して，経管により食事摂取している入所者に対して，経口による食事の摂取を進めるための経口移行計画を作成，当該計画に従い，管理栄養士または栄養士による栄養管理を行った場合，当該計画が作成された日から起算して180日以内の期間に限り算定（28単位/日）できる（栄養マネジメント加算を算定していない場合は算定しない）．

経口維持加算（I）は，経口により食事摂取する者で，摂食機能障害を有し，誤嚥が認められる入所者に対して，医師，歯科医師，管理栄養士，看護師，介護支援専門員などの専門職種が共同して，入所者の栄養管理をするための食事の観察および会議等を行い（1回/月以上），入所者ごとに経口維持計画を作成し，医師の指示の下で管理栄養士または栄養士が，当該計画に従った栄養管理を行った場合，当該計画が作成された日に属する月から起算して6月以内の期間に限り算定（400単位/月）できる．6月を超えた場合であっても，医師または歯科医師の指示に基づき，継続して誤嚥防止のための食事の摂取を進めるための特別な管理が必要とされているものに対しては，引き続き当該加算を算定できる．ただし，経口移行加算を算定している場合または栄養マネジメント加算を算定していない場合は算定しない．また，経口維持加算（I）を算定する場合，入所者の食事の観察および会議等に医師，歯科医師，歯科衛生士または言語聴覚士のいずれか1名が加わった場合は，経口維持加算（II）を追加で加算（100単位/月）する．6月を超えた場合であっても，医師または歯科医師の指示に基づき，継続して誤嚥防止のための食事の摂取を進めるための特別な管理が必要とされているものに対しては，引き続き当該加算を算定できる．

⑥療養食加算

管理栄養士または栄養士によって管理されている特別食（糖尿病食，腎臓病食，肝臓病食，胃潰瘍食，貧血食，膵臓病食，脂質異常症食，痛風，特別な場合の検査食）を提供した場合に算定できる．疾病治療の直接手段として，医師の発行する食事箋に基づき提供されるもので，利用者の年齢，心身の状況に適切な栄養量および内容の治療食である．1日3食を限度とし，1

食を1回として，1回単位（①施設系サービス：6単位/回，②短期入所生活介護・短期入所療養介護：8単位/回）の評価とする．

⑦再入所時栄養連携加算

平成30年度（2018年度）の介護報酬改定により，介護保険施設の入所者が医療機関に入院し，経管栄養または嚥下調整食の新規導入など，介護保険施設の管理栄養士が当該医療機関の管理栄養士と連携して，再入所後の栄養管理に関する調整を行った場合の評価が新設（400単位/回）された．算定要件として，栄養マネジメント加算を算定していなければならない．

医療機関と介護施設との栄養の連携を強化することを目的としており，管理栄養士どうしの連携に対する評価は，介護報酬として初めてのものである．

⑧管理栄養士による居宅療養管理指導

居宅で療養を行っており，通院または通所が困難な利用者に対して，計画的な医学的管理を行う医師の指示の下，利用者を訪問して栄養管理に関する情報提供と指導や助言を30分以上行った場合に，2回/月を限度として算定される［①単一建物居住者が1人の場合：537単位/回，②単一建物居住者が2～9人の場合：483単位/回，③単一建物居住者が10人以上の場合：442単位/回］．指導にあたっては，医師，歯科医師，管理栄養士，看護師，薬剤師その他の職種の者が協働して利用者ごとの摂食・嚥下機能および食形態にも配慮した栄養ケア計画を作成し，利用者またはその家族に説明し，その同意を得てから行われる．

C　医療と臨床栄養

a　医療における栄養管理の意義

1970年代ごろにhospital malnutritionと呼ばれた入院患者の栄養障害が栄養関係者に大きな衝撃を与えた．入院患者の約半数が低栄養状態にあり，手術や薬物療法の治療効果の低下，薬物や検査などの増大，入院日数の増加など，医療費を増大させることが明らかとなった．

また，近年，臨床で起こる栄養障害は病院食の管理上の問題で起こるhospital malnutritionではなく，疾患の病態や治療が関係して発症するdisease-related malnutritionも問題化している．疾病による味覚や食欲の低下，消化，吸収，代謝などの変化が低栄養や過剰栄養を発症すると考えられている．さらに，治療に用いる薬物，手術，放射線などが生体に影響を及ぼすこともある．高齢者においては，摂食，咀嚼，嚥下の機能や障害の個人差も大きく，複雑な要因が重なり病態は多様である．栄養補給法は患者の栄養状態，摂食能力，病態に応じた選択が必要となる．以上の課題を解決するために，患者の栄養状態の評価・判定をし，栄養ケアプランを作成・実施する総合的なマネジメントが医療の場で必要となった．

わが国でも低栄養に関する報告が相次ぎ，栄養ケアへの関心が高まるとともにその重要性が認識されてきた．医療における栄養管理とは，患者を診て栄養状態を評価し，栄養・食事に関して適切な栄養ケアプランを作成して実施，再評価を繰り返すことであり，治療に貢献して患者のQOLを上げる活動をすることである．栄養状態を改善するにはこのような一連の栄養ケアマネジメントの導入が必要となり，1998(平成10)年ごろからそのシステムが急速に普及した．

b　医療における管理栄養士の役割と職業倫理

1)　管理栄養士の役割

医療における管理栄養士は，患者の身体状況・病態，薬剤の服用状況，摂食機能や要介護度などを含めた身体状況，生活・居住環境，およびその栄養状態のアセスメントに基づいた栄養

〈表1.C.1〉 管理栄養士・栄養士倫理綱領（日本栄養士会）

1. 日本栄養士会は，本会会員が，管理栄養士・栄養士としての使命と職責を自覚し，常に自らを修め，律する基準として，ここに倫理規定を設ける．
2. 管理栄養士・栄養士は国籍，人種，宗教，思想，信条，門地，社会的な地位，年齢，性別等によって差別を行わない．
3. 管理栄養士・栄養士は，国民の保健・医療・福祉のため，自己の知識，技術，経験をもてる限り提供する．
4. 管理栄養士・栄養士は，社会の期待と信頼にこたえるため，常に人格の陶冶及び関係法の遵守に努める．
5. 管理栄養士・栄養士は，業務の遂行にあたり，知識及び技術の向上及び最新情報の収集を行い，適切な情報提供と個人情報の管理，秘密の保持に努める．
6. （以下略）
付則　（以下略）

（寺本房子ほか編：臨地実習マニュアル［臨床栄養学］第4版，建帛社，2010，p.8）

ケアプランを作成・実施・モニタリング・評価し，それに基づいた栄養補給，栄養教育，食品と医薬品の相互作用について修得したうえで，関連専門職との連携の下に適正な栄養管理を行う．2002（平成14）年の改正栄養士法の施行以来，臨床の場における管理栄養士の役割は栄養管理実施加算，栄養サポートチーム加算などにより大きく変化してきた．特に，管理栄養士は医師，看護師，薬剤師や他職種とともに，患者を中心とした医療（チーム医療）を担う高度な専門性を有することが求められるようになってきた．

2）職業倫理

　倫理とは，人として守り行うべき道であり，善悪・邪悪の判断において普遍的な規範となるものをいう．医療に従事する者は，「病めること，肉体的，精神的ならびに社会的に不安定な状況」にある人々の尊厳を守り，人間愛に基づいた強い倫理観をもって業務に遂行することが大切である．管理栄養士は国家資格を有し医療における栄養の専門職（professional）であり，社会で働く者として職業倫理を習得しておく．医療における管理栄養士は，栄養に関係した法的規範を守り，職業倫理を厳守して，医療チームの一員としての役割を担っている．

　2002（平成14）年に公益社団法人日本栄養士会は管理栄養士・栄養士倫理綱領（**表1.C.1**）を制定し，管理栄養士は「栄養の指導」を実践する専門職としての使命と責務を自覚し，その職能の発揮に努めることを発表している（ホームページ参照）．

3）守秘義務

　医師などの医療専門職者については，患者のプライバシーに深く立ち入った仕事に携わるために法的に業務上で得た情報に対する守秘義務が課されている．患者の個人情報を漏らした場合，患者の人権を侵すことになり，医療者は知りえた情報の秘密の保持に努めなければならない．守秘義務は管理栄養士も同じ義務を負うことに代わりはない．

c　クリニカルパスと栄養ケア

1）クリニカルパスとは

　クリニカルパス（clinical path：CP）は，米国の工業領域における作業の工程管理の効率化に向けて発展してきた．診断群別定額前払い制度（diagnosis related group/prospected payment system：DRG/PPS）が実施されるなかで，医療におけるCPは入院日数の短縮と医療コストの削減を目的に導入された．CPのフォーマットは各疾患の症例類型，治療内容のスケジュールを縦軸に，時間を横軸にした入院から退院までの診療計画一覧表である（**図1.C.1，1.C.2**）．CPのメリットとして，①患者，家族へのインフォームドコンセントが容易になる，②医療の標準化を図ることができ，医療の無駄が減少する，③入院日数が短縮される，④チーム医療が促進される，などがある．CPを導入するためには，医師，看護師，薬剤師，管理栄養士などからなる小委員会を設定し，チームワークにより使用するCPのフォーマットを作成する．CPが普及している理由に，平均在院日数の短縮化がある．今後，医療の質を高め，医療を

C 医療と臨床栄養

胃全摘切除術
患者名　　　病名　　　術式（　）：　　手術前日まで　　　　　主治医　　　　　担当看護婦

	手術前日まで	OP後1日目	OP後4日目	OP後7日目	OP後8日目	退院まで（21日頃）
検査	□CBC1・生化・CRP・ミネラル・凝固・沈渣・便潜血 □C-Xp・A-Xp・スパイロ・EKG □Ccr 腹部（・骨盤CT）　胃透視　胃カメラ　腹部US　　　EUS □CF or Barium enema □麻酔科術前紹介　□消化器カンファレンス	□C-Xp □CBC1・生化・CRP・ミネラル		□CBC1・生化・CRP・ミネラル（8日目でも可）術後透視		□CBC1・生化・CRP・ミネラル・CEA・CA19-9
治療・薬剤	□常用薬確認	1) ソリタT3 500 (80ml/hr) 2) アクチット500 3) ソルラクトD500 4) アクチット500 □抗生剤（8時間毎）14:00 ラキソベロン10ml 21:00 ブルゼニド2錠	□PNツイン@2002または ユニカリックN2000 M.V.I 1V エレメンミック1A	□PNツイン@2002または ユニカリックN2000 M.V.I 1V エレメンミック1A	□PNツイン@2002または ユニカリックN2000 M.V.I 1V エレメンミック1A	
処置	□抗生剤テスト □剃毛 □臍処置	□ガーゼ交換 NGチューブ抜去 硬膜外チューブ マーカイン2ml/hr	□ガーゼ交換 硬膜外チューブ マーカイン2ml/hr	□ガーゼ交換 □半抜糸	□ガーゼ交換 □全抜糸 □プリーツドレーン抜糸（左横隔膜下）	□胃切全粥 □栄養指導（胃術後）
安静度	フリー	歩行可（患者の状態に応じて）			フリー	
食事	□つかえ感なく食べられるもの □摂取可能ならばTPN	□絶飲食 □低残渣食 21時より絶飲食	□排ガスがあれば Dr許可にて飲水開始	□栄養士による食事指導	□食事開始 □胃切流動	
清潔		□清拭	□清拭 □洗髪・爪切り □希望時洗髪	□下半身シャワー浴	□下半身シャワー浴	
説明・指導	□外来にて病状説明、入院説明、CR説明 □ICの程度（非告知、手後告知）の家族の承諾を得る □入院治療計画書　□手術説明・承諾書　□輸血同意書 □入院・OPオリエンテーション　□DPC登録	□離床促す	□食事指導			□主治医から退院時指導 □退院前日退院指導 □入院費概算 □次回受診日 □退院処方　有・無 □DPC最終確認
観察項目	□1検 □食事の摂取状況	□4検＋眠前 □膀胱対策判定 □水分バランスの観察 □ドレーン排液量 □ガーゼ性状 □疼痛・腹部症状 CVP測定（1回）	□3検＋眠前 □ガーゼ性状 CVP測定（1回） □疼痛・腹部症状 □排ガスの有無 □食事摂取状況	□1検 □ガーゼ性状 □疼痛・腹部症状 □排ガス・便の有無 □食事摂取状況	□1検 □ガーゼ性状 □疼痛・腹部症状 □排ガス・便の有無 □食事摂取状況	□1検 □疼痛・腹部症状 □排ガス・便の有無 □食事摂取状況

〇〇大学附属病院△△科

〈図1.C.1〉医療スタッフ用のパス（例）

(寺本房子ほか編著：医療・介護老人保健施設における臨地実習マニュアル［臨床栄養学］第4版, 建帛社, 2010)

胃全摘切除術を受けられる患者様へ

日付	手術前日まで	手術前日	手術当日 術前	手術当日 術後	手術後5・6日目	手術後7日目	手術後8日目	手術後9〜16日目
検査	採血・尿・便検査・心電図・胸部・腹部レントゲン/肺機能/内視鏡、CT/注腸・超音波/腎機能	・麻酔科受診があります						
治療・薬剤処置	・お飲みになっているお薬があればお知らせください	・14時　下剤を飲みます ・21時以降は飲まないでください	・手術のための点滴をします ・午前中浣腸します ・手術着に着替えます（化粧・下着・入れ歯・コンタクト・ヘアピンを取ります） ・抗生剤テストをします		・点滴をします ・お腹の管を抜きます ・背中の管を抜きます	・半抜糸をします	・全抜糸をします ・お腹の管を抜きます	・手術後13日まで点滴があります
安静度	・制限はありません ・長時間病室を離れるときはお知らせください			・手術後はベッド上安静です。自由に起きたりすることはできません				
食事	・指示された食事以外は食べられません ・21時以降は食べることもできません		・絶飲食になります			・食事が始まります（流動食）		・10日目　3分粥食 ・11日目　5分粥食 ・13日目　7分粥食 ・15日目　全分粥食
清潔	・手術までシャワー浴ができます	・剃毛後シャワー浴をしてください ・洗髪、爪切りもしてください			・希望があれば洗髪をします	・下半身シャワー浴ができます		・ガーゼがとれれば入浴できます
説明	・病院案内・病棟案内をします ・手術に必要な書類の確認と手術前のオリエンテーションをします ・禁煙をしていただきます ・必要に応じて栄養評価を行います	・手術に必要な物品の確認をします ・T字帯・腹帯は名前を書いてください	・吸入指導をします ・痛み・吐き気・発熱などいつでも呼んでください、必要により薬を使用します		・吸入をします		・管理栄養士による食事指導があります	・管理栄養士により退院後の食事のとり方についての栄養指導があります ・主治医による病理結果の説明があります ・薬剤師による服薬指導があります

主治医
受け持ち看護師
担当薬剤師
担当管理栄養士

〇〇大学附属病院△△△科□□病棟

《図1.C.2》 患者用のパス（クアーパレットと名づけられている）（例）

（寺本房子ほか編著：医療・介護老人保健施設における臨地実習マニュアル [臨床栄養学] 第4版, 建帛社, 2010 を一部改変）

安全に進めるための手段として，これらを継続的に検討していくことが重要である．

CPの種類は多く，胃がん術後CP，糖尿病教育入院CP，透析導入CPなどがある．また，患者用と医療従事者用で同じ時間軸のCPがあり，患者用は入院時のインフォームドコンセント，医療従事者用は多職種間の情報ツールとして用いられ，医療の標準化を図ることができる．

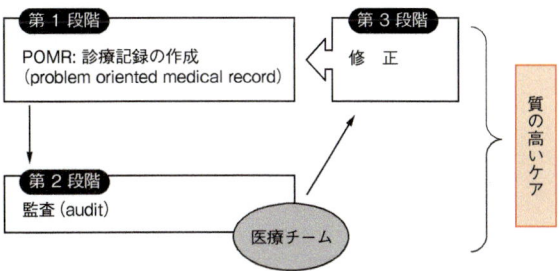

〈図1.C.3〉 POSの概要
（中村丁次ほか編：管理栄養士養成課程におけるモデルコアカリキュラム準拠第4巻 臨床栄養学 基礎，医歯薬出版，2013, p.103）

2）POS

問題志向型システム（problem orinted system：POS）とは，患者のQOLに焦点を合わせた医療を目指して努力する一連の作業システムであり，L. L. Weedが提唱した．POSは問題を解決するためのプロセスを標準化したものであり，問題志向型診療記録（problem oriented medical record：POMR）はこのプロセスの記録として考案された．

POMRは患者特有の問題や特性を明確にし，問題解決の過程を記載する．多職種からなる医療チームでPOSを実践することで，より質の高い医療を目指すことができる（8章参照）．

POSはPOMRの作成，その記録の監査（audit）と修正の3段階で構成される（**図1.C.3**）．

d チーム医療

1）チーム医療について

医療の場では，医療の質や安全性の向上をめざし，医師以外にも高い専門性をもつ専門職の積極的な活用と多職種協働によるチーム医療が不可欠となってきた．

患者の栄養状態を改善・維持し，免疫力低下の防止や治療効果およびQOLの向上を推進す

コラム　さまざまなチーム医療

①褥瘡対策チーム

褥瘡患者の発生予防・治療のために，患者の状態を評価し，予防治療計画の作成，継続的なケアの実施・評価，褥瘡の早期発見や重症化予防，早期治療による原疾患に対する治療効果の向上をめざす．

管理栄養士の役割は，栄養評価，病態や褥瘡状態に応じた必要栄養量と栄養補給法の提案および提供，モニタリング，栄養食事指導である．

②摂食・嚥下チーム

摂食・嚥下障害患者の誤嚥性肺炎予防のために病態を評価し，患者の適切な食事支援やリハビリテーションを図り，栄養改善やQOLの向上，感染症など合併症予防，介護者の負担軽減などから早期退院や在宅療養へつなげ，再入院の頻度を減少させる．

管理栄養士は，栄養評価，適正栄養量の確保，嚥下機能に応じた食形態の調整・提供，栄養食事指導を行う．

③緩和ケアチーム

がん治療の開始時から継続中の患者・家族に対して，患者の身体的，精神的な症状の緩和に関するコンサルテーションを実施する．治療と並行して行われ，さまざまな苦痛が取り除かれることにより心身の安定が図られ，治療やケアに臨めるようになる．

管理栄養士の役割は，症状に合わせた栄養補給法の検討・提供，栄養食事指導である．

（日本栄養改善学会監修：臨床栄養学 基礎 第4巻，医歯薬出版，2013より一部改変）

〈表1.C.2〉 チーム医療の推進における管理栄養士の役割

(3) 管理栄養士
　近年，患者の高齢化や生活習慣病の有病者の増加に伴い，患者の栄養状態を改善・維持し，免疫力低下の防止や治療効果及びQOLの向上等を推進する観点から，傷病者に対する栄養管理・栄養指導や栄養状態の評価・判定等の専門家として医療現場において果たし得る役割は大きなものとなっている．
　以下に掲げる業務については，現行制度の下において管理栄養士が実施することができることから，管理栄養士を積極的に活用することが望まれる．
① 一般食（常食）について，医師の包括的な指導を受けて，その食事内容や形態を決定し，又は変更すること．
② 特別治療食について，医師に対し，その食事内容や形態を提案すること（食事内容等の変更を提案することを含む．）．
③ 患者に対する栄養指導について，医師の包括的な指導（クリティカルパスによる明示等）を受けて，適切な実施時期を判断し，実施すること．
④ 経腸栄養療法を行う際に，医師に対し，使用する経腸栄養剤の種類の選択や変更等を提案すること．

（日本医療企画：ヒューマンニュートリション 2013, No. 22, p. 21）

る観点から，患者に対する栄養管理・栄養指導や栄養状態の評価・判定などを行う管理栄養士が医療現場において果たす役割は大きい．2010（平成22）年に厚生労働省から，管理栄養士を「傷病者に対する栄養管理・栄養指導や栄養状態の評価・判定などの専門家」として位置づけ，チーム医療の推進に管理栄養士を積極的に活用することが提言された（**表1.C.2**）．

医療の質を改善するには，①コミュニケーション，②情報の共有化，③チームマネジメントが円滑に機能していることが重要である．

主なチーム医療には，栄養サポートチーム（nutritional support team：NST），褥瘡対策チーム，摂食・嚥下チーム，緩和ケアチームなどがあり，さまざまなチーム医療が実践されている．

2) NST

1970年代に米国において，入院患者の低栄養が問題視された．このため急性期病院では，医師を中心とする栄養に関する専門職の集団として栄養サポートチームを組織化した．

① NSTの活動： 医師，看護師，薬剤師，管理栄養士，臨床検査技師，理学療法士などをメンバーとする栄養療法の専門知識をもった栄養管理を目的とするチーム医療である．主として急性期患者の栄養状態を改善するために，各専門職の役割がある（**表1.A.2**参照）．

NSTの活動は，患者の栄養状態の評価（栄養スクリーニングと栄養アセスメント），栄養治療に関するカンファレンスと回診，栄養管理計画の作成，患者への説明，栄養治療の実施，定期的な栄養管理実施の評価と見直しなど，一連の栄養ケアマネジメント体制により行われる．

2010（平成22）年の診療報酬改定で栄養サポートチーム加算が新設され，2012（平成24）年においては，対象患者の要件が13対1および15対1にも緩和された（**表1.C.3**）．

② NSTにおける管理栄養士の役割： NSTの役割は栄養障害患者を見出し，適切な栄養管理によって栄養状態や病態の改善を図ることである．NSTにおける管理栄養士は，栄養スクリーニングとアセスメント，適正栄養量の算定，栄養ケアプランの作成，経静脈・経腸栄養剤の選定と調整，栄養食事指導，モニタリング，再評価などの役割を担っている．

e リスクマネジメント

リスクマネジメントとは，危険，損害，事故が発生しないように仕組みや体制をつくって管理することである．

1) 医療におけるリスクマネジメント

リスクマネジメントを実施する体制には，医療事故防止対策規定の作成，医療事故防止対策委員会の設置，リスクマネジメント部会の設置，リスクマネージャーの配置などが組まれる．管理栄養士も栄養ケアマネジメント（患者給食や栄養食事指導など）において，患者のリスク軽減に常に注視して業務に取り組むことが必要である．

〈表 1.C.3〉 栄養サポートチーム加算（2010 年度・2012 年改定）

急性期の入院医療を行う一般病棟において，栄養障害を生じている患者または栄養障害を生じるリスクの高い患者に対して，医師，看護師，薬剤師および管理栄養士などからなるチームを編成し，栄養状態改善の取り組みが行われた場合の評価を新設する．
栄養サポートチーム加算　200 点（週 1 回）
対象患者：7 対 1 入院基本料または 10 対 1 入院基本料の届出病棟に入院している患者のうち，栄養管理実施加算が算定されており，栄養障害を有する者
算定要件
①対象患者に対する栄養カンファレンスと回診の開催（週 1 回程度） ②対象患者に関わる栄養治療実施計画の策定とそれに基づくチーム診療 ③1 日当たりの算定患者数は，1 チームにつき概ね 30 人以内とすること　など
栄養サポート加算の施設基準
保健医療機関内に，専任の①～④により構成される栄養管理に係るチームが設置されていること，また，以下のうちいずれか 1 人は専従であること． ①栄養管理に係る所定の研修を修了した常勤医師 ②栄養管理に係る所定の研修を修了した常勤看護師 ③栄養管理に係る所定の研修を修了した常勤薬剤師 ④栄養管理に係る所定の研修を修了した常勤管理栄養士 上記のほか，歯科医師，歯科衛生士，臨床検査技師，理学療法士，作業療法士，言語聴覚士が，配置されていることが望ましい．
栄養サポートチームの推進（2012 年診療報酬改定）
栄養サポートチーム加算について，一般病棟入院基本料（13 対 1，15 対 1），専門病棟入院基本料（13 対 1）および療養病棟入院基本料算定病棟でも算定可能とする．ただし，療養病棟入院基本料算定病棟においては入院の日から起算して 6 ヵ月以内のみ算定可能とし，入院 2 ヵ月以降は月 1 回につき算定可能とする．
算定可能病棟
一般病棟入院基本料（7 対 1，10 対 1，13 対 1，15 対 1），特定機能病院入院基本料（一般病棟），専門病院入院基本料（7 対 1，10 対 1，13 対 1），療養病棟入院基本料． ただし，療養病棟については，入院の日から起算して 6 ヵ月以内に限り算定可能とし，入院 1 ヵ月までは週 1 回，入院 2 ヵ月以降 6 ヵ月までは月 1 回に限り算定可能とする．

（中村丁次ほか編：管理栄養士養成課程におけるモデルコアカリキュラム準拠 第 4 巻 臨床栄養学 基礎，医歯薬出版，2013，p.125）

2）インシデント・アクシデントレポート

インシデントとは，「ヒヤリ・ハット」事例のように，間違った医療行為が患者に実際に施行される前に気づき，中止した事例を指し，気づいた人，その現場にいた人が，事故を未然に防ぐことができた事例を報告したものをいう．

アクシデントとは，患者に想定外のことが行われた事例を指し，実際に行われた行為が患者には全く影響がなかったり，予定のことを忘れて行われなかった事例も含め報告される．

3）医療の品質管理

財団法人日本医療機能評価機構が第三者機関として病院の評価を実施している．この機構の役割は，医療の質の担保，リスクマネジメントの視点からその効果が期待されている．

f　傷病者の権利

1）ヘルシンキ宣言

1964（昭和 39）年に第 18 回世界医師会総会で，初めて患者の権利について「ヘルシンキ宣言」が採択された．その後，2013（平成 25）年までに 9 回の修正があり明文化された．

2）リスボン宣言

近年，患者中心の医療に関する考え方が広く尊重されるようになり，1981（昭和 56）年にポルトガルのリスボンで開催された世界医師会総会で採択されたリスボン宣言は，「医師は，常に自らの良心に従い，また常に患者の最善の利益のために行動すべきであると同時に，それと同等の努力を患者の自律性と正義を保証するために払わねばならないとした．医師が是認し推進

する患者の主要な権利に関する宣言」をいう．その後，改定され，2005（平成17）年に修正後，"World Medical Association Declaration on the Rights of the Patient"（患者の権利に関するWMAリスボン宣言）として公表されている．

宣言の骨子は，医師および医療従事者やその組織は，患者の権利を認めて擁護する責任を有し，あらゆる環境において患者のケアを助け，QOLを向上させることに貢献すべきであるとしている．

リスボン宣言の主要な患者の権利を**表1.C.4**に示す．

〈表1.C.4〉 **リスボン宣言の主要な患者の権利（原則）**

・良質の医療を受ける権利
・選択の自由の権利
・自己決定の権利
・意識のない患者の権利
・法的無能力患者の権利
・患者の意思に反する処置・治療
・情報に関する患者の権利
・守秘義務に対する権利
・健康教育を受ける権利
・患者の尊厳性に関する権利
・宗教的支援を受ける権利

（世界医師会，2005年修正）
この原則には各項目に小項目が細部にわたって記入されている．

g　インフォームドコンセント

インフォームドコンセント（説明と同意）とは，医師の義務として，患者個人の尊厳や決定権を尊重するために，患者に十分に情報を提供したうえで患者から同意を得る作業である．承諾を得ないでなされた医療行為は原則的に違法な医療行為といえる．

患者や障害者は自分の病状や治療法，予後などについて知り，治療や処置などについて自ら決定する権利がある．患者との良好なコミュニケーションを保ち，患者が自己決定する十分な説明（情報の開示）を行い同意を得る．

管理栄養士も栄養食事療法を行ううえで，患者への十分な説明と了承を得る必要がある．

D　福祉・介護の臨床栄養

a　福祉・介護における栄養管理の意義

高齢社会で寝たきり高齢者や，医療高度化の中で障害をもち，介護を要する人が増加している．医療や介護・福祉施設での食事・栄養の問題は，社会環境整備の内容と同時に，介護予防と食の関わりとして摂食機能障害を予防し，機能に合わせた食介護が大切である．そのための摂食に対する知識（**表1.D.1**）などで健康維持，疾病予防と進展・遅延を補うことも必要である．さらには要介護者の生きがい，生活の充実感にとっても，栄養管理の取り組みは重要であり，対象者のQOLや**ナラティブ・ベースト・メディシン**＊の視点からも栄養管理の意義がある．

b　福祉・介護における管理栄養士の役割

介護保険制度の基本は，高齢者の自立を支援するための制度といえる．医療施設をはじめ福祉・介護施設で活躍する管理栄養士の役割は，栄養ケアマネジメント（NCM：nutrition care

〈表1.D.1〉 **介護予防と食との関わり（摂食機能障害を予防する）**

口腔機能の維持（噛むトレーニング）
　軟らかいものを選んで食べる　→　咀嚼の筋力が弱る　→　ますます硬いものを避ける．
　　咀嚼力が弱い要介護者では：　肉類・魚類・大豆・ごぼうなど食物繊維や硬い素材の摂取量が減少する．
咀嚼と舌の力を強くする（咀嚼筋トレーニング）
　①ゆっくり口を開き「あー」と声を出す．
　②次に，口を閉じて唇の両端に力を入れ「んー」と声を出す．
口の周りの筋肉を強くする＝食べこぼしを防ぐ．
　①噛みながら「いー」と言い，唇を左右に広げる．
　②そのまま「うー」と言いながら唇をすぼめる．

（資料：東京都健康長寿医療センターの調査2005より）

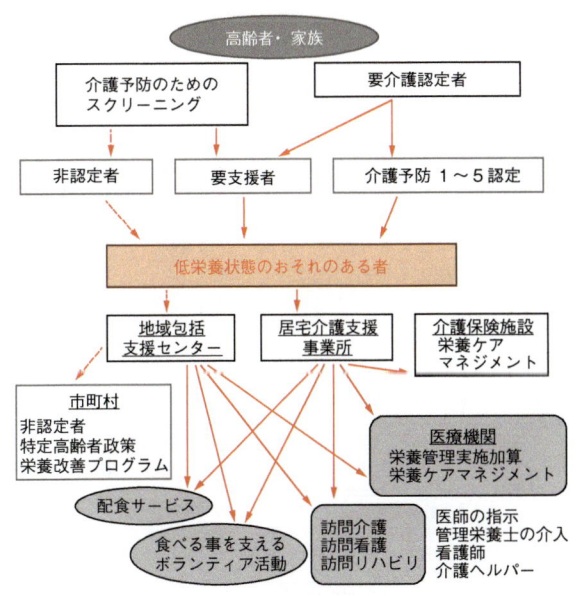

〈図1.D.1〉 介護保険と栄養ケアマネジメント

〈表1.D.2〉 在宅ケアで管理栄養士に必要となる主な知識と技術

療養者（要介護者）の疾病知識	食事介助などの介護技術
食事摂取状況 栄養摂取量の把握 食欲不振の原因，バイタルサイン	介護保険の利用状況 リハビリなどの運動量 自立支援と活動量の把握
食事・栄養評価の方法 脱水，便秘の状況	安全でおいしい食事形態
調理技術 新しい適切な栄養情報	口腔ケア 義歯の状態
食事形態，食欲・嗜好などの要求度	排泄・下痢の知識

management）の充実にある（**図1.D.1**）．そのために福祉・介護への取り組みとしては単なる「食事サービス」に留まるのではなく，栄養状態を評価し，低栄養を防ぐ適切な栄養管理の知識，技能が求められる．これら一連の栄養ケアマネジメントは「管理栄養士に必要となる主な知識と技術」（**表1.D.2**）を駆使した，食事介助などの介護技術を学び施行することが高齢者の自立支援としての役割である．また，その役割は施設内だけではなく多職種で連携したチームケアの一員として，栄養管理の視点からみた地域や他職種との連携および在宅介護での栄養管理の担い手（在宅患者訪問栄養食事指導）として，存在価値を求められている．

c チームケアと栄養ケア

要介護者の包括的・連続的NCMとは，低栄養状態のおそれのある者を，医療機関のみでなく，地域や他施設および在宅における栄養ケアの支援活動にある．そのために管理栄養士は医師，ケアマネージャー，看護師，理学療法士，ホームヘルパーなどの多職種と関わり，適切な栄養ケアマネジメント能力を最大限に発揮する必要がある．そして多職種が関わる連携のなかで，管理栄養士は栄養ケアの専門能力として，疾病療養の食事・栄養療法だけでなく「介護食」を"美味しく，安全に"提供することも大切である．そのためには口腔ケア，食事介護，嚥下訓練など，チームケアでの情報交換やコミュニケーションも重要となる．

d 在宅ケア

1) 在宅ケアに向けて

医療・福祉施設から自宅で「生活」を支えることに視点が置かれ，要介護者の自立を具体化し，生活支援するのが「在宅ケア」であり，「生活の場で提供されるケアの総称」といえる．また具体的な在宅ケアの実践では，町や地域を1つの病院として考えるとわかりやすく，自宅＝病室，在宅診療所＝病院診察室，訪問看護ステーション＝ナースステーション，薬局＝薬剤部，そして電話などによる連絡はナースコールと置き換えられる．在宅ケアの取り組みは地域全体を1つの病院と考え，自宅にいながら入院時と近い環境を提供するのが「在宅医療」である．

また在宅ケアの大きなメリットは，「住み慣れた家での療養」したい希望を叶えること，家族と一緒に暮らせることも在宅の利点である．さらに継続した在宅ケアには自宅が馴染みのある

> **コラム　福祉・介護の臨床栄養**
>
> わが国では 1975 年頃から医療機関で死亡する人が，自宅で死亡する人の割合と逆転し，2010 年時点では，自宅で死亡する人は約 1 割となった．しかし，在宅や居室での療養場所を希望する国民は 6～7 割にのぼるという調査がある（平成 26 年厚生労働省「終末期医療に関する調査等検討会報告書」）．
> 日常生活関連動作（Instrumental Activities of Daily Living：IADL）：排泄・食事・就寝などの日常生活での基本動作 ADL（日常生活活動）に関連した，買い物・料理・掃除などだけでなく，薬の管理，金銭管理，趣味活動，公共交通機関関連の利用，車の運転，電話をかけるなどの高次生活機能も含む，幅広い生活動作をいう．

空間であり，栄養補給や食生活（栄養ケア）の点からも，手順にそって調理し，使いなれた器に盛り，食卓に並べ，箸で口に運び，食べ終わって余韻を楽しむ，などの利点も多い．そのためには要介護者の自立も考慮した，機能回復のリハビリテーション治療や住まい環境の整備が必要である（**図 1.D.2**）．さらに，介護度と環境整備の経済的な負担の問題も無視できない．同時に，要介護者が自宅で生活が送れるようにするためには，自立のための機能回復・訓練としてのリハビリテーションが欠かせない．

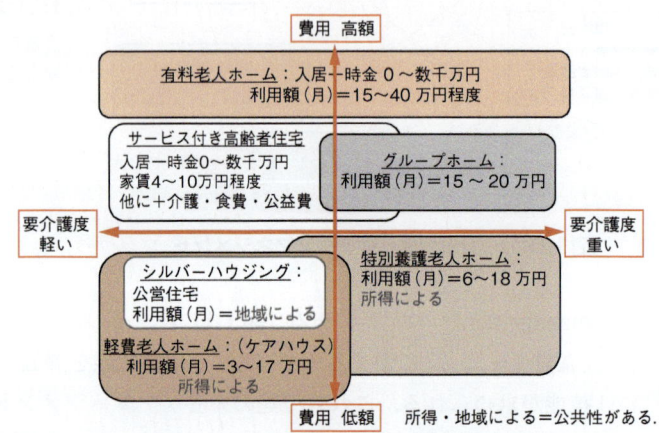

〈図 1.D.2〉　介護度と住まい環境の整備

2) 在宅リハビリテーションと栄養

自宅で生活していく要介護者のために，病院から回復リハビリ治療施設，そして自宅での機能障害の回復・改善が認められることで「在宅ケア」が達成される．また，ADL だけでなく IADL（コラム参照）を回復するリハビリ訓練にとって，低栄養状態を予防する栄養ケアマネジメントは不可欠である．さらに在宅療養者の主な疾患は，脳血管障害，神経障害，心臓疾患，骨・関節疾患，呼吸器疾患，糖尿病，腎臓病などのほか褥瘡，嚥下機能障害など，栄養補給と食生活に密接な関わりがある．このように在宅では基本的な食事摂取と，疾病治療のための栄養指導や栄養支援（**表 1.D.2 参照**）が重要となる．

3) 在宅患者訪問栄養食事指導

社会保険診療報酬で 1994（平成 6）年 10 月から，在宅患者訪問栄養食事指導料の算定が認められた．この算定要件に基づいて栄養ケアプランが作成される．在宅ケア療養者は入院患者と違い，日常刻々の判定は難しい．さらに高齢者では生活習慣や食事内容を変えることが容易ではなく，栄養ケアプランや食事計画にあたっては，対象者の生活背景も考慮して検討されることになる．そして医療保険法や介護保険法による，在宅患者への訪問栄養食事指導には，主治医からの食事箋によって施行される．この訪問栄養食事指導は，適切な病態評価，栄養情報の提供や，簡単な食事内容，嚥下機能に対応した食事形態などとともに，配食サービスなど社会資源の活用や，地域の福祉施設や行政など，多くの異職種（ケアマネージャー，ホームヘルパー，看護師など）との連携も必要である．

2 傷病者・要介護者の栄養アセスメント

　栄養管理はすべての治療法の重要な基盤であり，原疾患の治療効果をあげるうえでも適切な栄養管理が不可欠である．本章では，臨床現場で傷病者および要介護者の栄養状態に基づいた総合的な栄養管理を理解し，栄養状態の評価・判定法について学ぶ．

A 意義と目的

　傷病者・要介護者の栄養アセスメントとは，臨床診査，臨床検査，身体計測，食事調査などから得た情報によって，個人あるいは特定集団の栄養状態を総合的に評価・判定することである．傷病者・要介護者に対して栄養アセスメントを行い，適切な栄養ケアを行うと，健康増進，疾病予防，傷病者の治療効果の向上を図ることができ，QOL（quality of life：生活の質）の維持向上につながる．そのためには，対象者の栄養状態のみを把握するだけでなく，対象者を取り巻く生活および社会環境を把握する必要がある．これに基づいて，栄養食事療法を計画，実施，モニタリングし，その効果を検証するという栄養ケアマネジメントを実施する．

a 傷病者

　疾病の治療，合併症の予防，治癒促進および感染症の予防が目的となる．傷病者の栄養状態を良好に保つことができれば，健康の維持・増進，疾病の予防や治療，さらに再発防止に貢献できる．疾病が栄養状態にどのような影響を及ぼすのかを明確にして，栄養状態の改善に結びつけることが大切である．そのためには，疾患に特有な栄養リスクを理解しておくことが求められる．なかでも，エネルギー・たんぱく質が不足した低栄養状態では易感染性や創傷治癒遅延などが生じることから，栄養不足状態にある患者を抽出し，適切な栄養管理をできるだけ早期から行う必要がある．

b 要介護者

　加齢に伴って生ずる身体・精神上の障害を有するために，日常生活における基本的な動作の全部あるいは一部について長期的に継続して介護を要する者をいう．高齢者の栄養状態は，加齢に伴うさまざまな生理，病態に影響され，個人差が大きい．したがって口から食べることを重視し，QOLの維持・向上をめざすことにより，要介護高齢者および介護者の自己実現の達成につなげることが目的となる．

　基礎疾患がなくても，潜在的ならびに顕在的な生理機能の低下，認識力低下，経済困難，社会からの孤立などによる栄養不良，栄養不足状態に陥る危険がある．このような背景から，栄養アセスメントの際には，栄養摂取だけにとらわれず，身体および心身機能，日常生活動作についても評価を行い，本人や家族の希望に配慮して，包括的なケアの課題を抽出することが必要である．低栄養は，要介護のリスク因子であり，低栄養状態の改善が介護予防に寄与する．在宅要介護高齢者においては，早期に介入することで介護が必要になっても住み慣れた自宅や地域で安心して暮らすことができる．

B　栄養スクリーニングと栄養アセスメント

a　栄養スクリーニング，栄養アセスメントの意義

適切な栄養ケアマネジメントを行うためには，十分な栄養アセスメントが必要であるが，多くの傷病者・要介護者に詳細な栄養アセスメントを行うには，非常に時間がかかる．そこで，迅速に栄養障害およびそのリスクをもつ患者を特定するには，より簡便な方法で栄養状態の不良および低下のリスクをもつ患者を抽出する必要がある．これを栄養スクリーニングという．

栄養スクリーニングにあたっては，誰でも短時間で実施でき，傷病者・要介護者への負担が少ないことが求められる．入院患者であれば，2〜3 日以内，要介護者であれば，1 週間以内に行う．次に，抽出した対象者に対し，詳細な栄養アセスメントを行う．これは，患者の栄養学上の問題点が明確になり，栄養ケアプランを立案するための重要な情報となる．さらに，栄養ケア計画を実施し，そのアウトカムを検証する際にも，栄養アセスメントが用いられる．

b　栄養スクリーニング・栄養アセスメントの方法

1)　栄養スクリーニングの方法

主観的包括的栄養評価（SGA；Subjective Global Assessment）を用いることが多い．SGA は特別な器具や装置を用いることなく患者の病歴と身体所見のみから実施可能な栄養アセスメント法で，広い年齢層に有用である（**図 2.B.1**）．

また，在宅高齢者の場合には簡便で実用的なツールである MNA® (Mini Nutritional Assess-

患者 ID
氏名
性別　　　　　　　　年齢
担当医師

A：病歴
1. 体重の変化
過去 6 か月の体重減少＿＿＿kg 体重減少率＿＿＿%
過去 2 週間の変化　□ 増加　□ 変化なし　□ 減少

2. 食物摂取量の変化（平常時との比較）
□ 変化なし
□ 変化あり　　変化の期間　　週
食べられるもの：□ 固形食　□ 半固形食　□ 完全液体食
□ 水分　□ 食べられない

3. 消化器症状
□ なし　□ 悪心　□ 嘔吐　□ 下痢　□ 食欲不振
□ その他

4. 機能状態（活動性）
機能障害：□ なし　□ あり
持続期間：　　週
タイプ　：□ 日常生活可能　□ 歩行可能　□ 寝たきり

5. 疾患及び栄養栄養必要量の関係
初期診断：
代謝需要（ストレス）：□ なし　□ 軽度　□ 中等度　□ 高度

B：身体検査
□ 皮下脂肪の減少（三頭筋，胸部）
□ 筋肉喪失（四頭筋，三角筋）
□ 下腿浮腫
□ 仙骨部浮腫
□ 腹水

C：主観的包括的アセスメント
□ 栄養状態良好
□ 中等度の栄養不良
□ 高度の栄養不良

〈図 2.B.1〉　SGA 評価用紙（例）

コラム　主観的包括的栄養評価（SGA）の方法

SGA の項目は，体重の変化，食物摂取状況の変化（食事内容，食事摂取量等），消化器症状，身体機能（活動），疾患および既往歴，身体所見，の項目において情報収集を行う．

①体重の変化：過去 6 か月間の合計体重減少と過去 2 週間の変化の聞き取りを行う．浮腫，下痢，発熱，脱水また利尿剤を服用している場合は，体重が変化し栄養状態を反映しない場合がある．また，やせている場合や減量している場合では，低体重や減量のために栄養不良と判定するのでなく，変化を加味して判断する必要がある．

体重減少率（%）＝{通常体重（kg）－現在の体重（kg）}÷通常体重（kg）

②食物摂取状況の変化：食事の内容や摂取量の変化は，栄養状態に大きな影響を及ぼす．変化が起こった時期，食事内容がどのように変わったのか（義歯の不具合で，つぶしたものしか食べなくなった等），摂取量が変化したのかをより具体的に聴取する．

③消化器症状：食思不振，嘔気，嘔吐，下痢などの消化器症状は栄養状態に影響を与えるため，食事摂取状況との関連を考慮しながら聴取する．

④身体機能：栄養障害があると活動性が低下するため，日常生活の動作の把握が必要である．活動性の低下により，食欲不振に陥っている場合や心理的な影響を及ぼす場合がある．

⑤疾患および既往歴：消耗が著しい疾患（褥瘡，重症感染症，進行がん，発熱等）は，代謝要求が高まり，栄養状態に影響するので，考慮しなければならない．また，原疾患ではなく，既往歴が栄養状態に影響を及ぼしている場合がある．特に基礎疾患，手術歴を把握する．

⑥身体所見：患者の食物摂取および栄養状態に影響を与えると考えられる身体的要因について調べる．

これらの情報から，主観的包括的に評価し，栄養状態が良好，中等度不良，高度不良の 3 段階に判定される．

---

ment）が用いられている．MNA は専門的知識が不要で，誰もが使用可能であり，専門職の関わりの少ない在宅では有効であるといえる．

2） 栄養アセスメントの方法

栄養スクリーニングより，さらに詳細な項目から評価を行う．「臨床診査」「臨床検査」「身体計測」「食事摂取調査」の他，環境因子，背景因子，心理状態などの栄養状態に関わるさまざまな情報を収集し，総合的に評価する．在宅要介護高齢者においては，「生活環境評価」が重要な評価項目となっている．

栄養アセスメントの指標は，客観的評価法（ODA；Objective Data Assessment）として静的栄養指標，動的栄養指標，総合的栄養指標の 3 つに分類されている．

静的アセスメント：比較的代謝回転の遅い（半減期が長い）指標であり，身体計測，血清総たんぱく値（アルブミン），免疫能などがある．

動的アセスメント：半減期が短い指標で経時的な変動を評価するものであり，レチノール結合たんぱく質（半減期 0.4～0.7 日），トランスフェリン（半減期 1 週間），血清プレアルブミン，窒素バランスによるたんぱく代謝回転率，間接熱量測定によるエネルギー代謝動態などがある．

総合的栄養指標：複数の栄養指標を組み合わせて栄養障害の危険度（予後判定アセスメント）を用いる．外科領域では，術前の栄養状態から術後合併症の発生率，術後の回復過程の予後を推定する総合栄養判定指数として PNI（prognostic nutritional index），NRI（nutritional risk index）などが用いられている．

C 問診，観察

　臨床診査は，対象者との面談によって十分に訴えを聞く問診から開始され，このときに対象者との信頼関係を築くことも大切である．問診においては，対象者の氏名・性別・年齢・主訴・現病歴・既往病，家族構成，家族歴，職業などの聞き取りを行う．さらに食習慣や嗜好，体重歴を聞き取ることで，栄養と疾患の関係を検討するうえで重要となる．また，観察においては，自・他覚症状，身体状況，精神状態，摂食行動，味覚の変化等の情報を確認する．特に栄養状態の変化により出現する自他覚症状の観察は重要な意味をもつ．さらに栄養・食事摂取状況を観察し，食事摂取量を把握することにより，栄養充足率を算出する．問診のポイントはWho（誰が），When（いつから），Which（どのように），What（何が），Why（その理由），How（どのくらい）の5W1Hで行うようにする．

a　主　　訴

　患者が受診のきっかけになった直接の訴えであり，患者が解決したい症状の1つである．「食欲がない」「急に体重が減った」「食事をするときにむせる」などの主訴がある．

b　自他覚症状

　自覚症状は経時的に変化することが多いので，症状の変化を把握することが重要である．特に食欲不振，嘔気，嘔吐，下痢，便秘，浮腫などの栄養状態に関係する症状については，症状の経過を詳しく聞き取る．また，傷病者および要介護者の身体状況を観察することにより，栄養障害や栄養との関係を推測できる（**表2.C.1**）．さらに，バイタルサイン（体温・呼吸・脈拍・血圧など）を把握し，その変化に気づき，病気の兆候を見逃さないことが必要となる．

c　現病歴，既往歴，家族歴

　現在の患者が訴える症状を現病歴という．主訴となった症状がいつから，どの部位に，どの程度生じているのか，症状の経時変化等，現在に至るまでの経過を明らかにする．

　過去に罹患した疾病（既往歴）が，現在の栄養状態に影響している場合がある．特に栄養状態に深く関係している疾病については，症状，治療内容，経過などを把握する必要がある．

　患者の血縁者の健康状態に関する情報（家族歴）では特に高血圧症，糖尿病，脳血管疾患，代謝疾患，アレルギー性疾患，精神・神経疾患，内分泌性疾患，悪性腫瘍，奇形等の遺伝的影響がある疾病については留意する．

〈表2.C.1〉　自・他覚症状

症状	考えられる要因例
食欲不振	消化器疾患，心不全，腎不全，電解質異常，内分泌疾患，精神疾患（神経性食欲不振症，うつ病など），妊娠悪阻，薬剤の副作用，他の自覚症状（味覚異常，発熱，倦怠感，悪心，嘔吐，下痢，便秘，嚥下障害など）
嘔気，嘔吐	消化器疾患，薬物，中枢神経疾患（脳腫瘍，脳卒中），心筋梗塞，うっ血性心不全，腎不全など
下痢	急性下痢：感染性腸炎，ウイルス性腸炎，消化不良，物理的刺激（冷たいもの，暴飲暴食，食物アレルギー，過敏性腸症候群，食中毒，抗菌薬性下痢（薬物の副作用，腸内細菌叢の変化など）
	慢性下痢：腸疾患（クローン病，潰瘍性大腸炎，吸収不良症候群，腸管手術，乳糖不耐症など），胃疾患（胃切除後など），慢性膵炎，肝硬変など
便秘	器質性便秘（通過障害），症候性便秘，習慣性便秘（弛緩性，痙攣性，直腸型）
浮腫	低栄養，腎疾患，肝硬変（低アルブミン血漿），うっ血性心不全など

その他，現在の栄養状態が生活環境によって構築されていることから，栄養状態に影響を及ぼすと考えられる生活歴を把握することは重要である．

d 身体的・精神的問題，社会経済的問題

高齢者では個人差が大きく，加齢が進むほど身体機能や精神面，健康状態の差が大きい．そのため，食事摂取，摂食状況に影響を及ぼす身体的・精神的問題，経済的・社会的問題を把握する．

身体的問題： 疾病による身体の機能障害・低下などによって買い物や食事づくりなどが困難になり，習慣的な食事摂取量が低下し，エネルギーやたんぱく質が欠乏して低栄養状態に陥りやすくなる．さらに，ADLの低下は栄養障害や**サルコペニア**＊（筋肉減弱症），**悪液質**＊ が要因となっていることが考えられる．サルコペニアの評価が低栄養状態の指標ともなるため，上腕周囲長と皮下脂肪厚から筋肉量を推定する筋肉量の簡易的評価やMNA（Mini Nutritional Assessment）® などが用いられている．

ADLの評価を行う方法としてFIM（機能的自立度評価表；Functionnal Independence Measure）がある．FIMは1983年にGrangerらによって開発されたADL評価法である．介護負担度の評価が可能であり，ADL評価法の中でも最も信頼性と妥当性があるといわれ，リハビリの分野などで幅広く活用されている．

精神的問題： 抱えている疾病や身近な人の死などのライフイベントなどが影響する．また，高齢者と家族や近隣の人々とのコミュニケーションが問題となる場合がある．

社会経済的問題： 収入に限りのある高齢者では，経済的理由で偏食や欠食する場合がある．また，介護力低下の問題なども食に影響を及ぼすことがある．

D 身体計測

栄養アセスメントの評価項目のうち，身体構成成分を把握する手法として，身体計測を用いる．身体測定値から，「日本人の新身体計測基準値」（JARD 2001）に掲載されている性別および年齢区分別の基準値との比較により栄養状態を評価することができる．この基準値を使用しない場合は測定項目の継時的変化の比較は評価指標となる．

身体計測は非侵襲的に実施できるが，測定者によってばらつきが生じる恐れがあるため，測定の手技の練習が必要である．

a 測定項目

1) 身長，体重

①**BMI**（body mass index）： 身長・体重から算出される体格指数で，国際的にも肥満判定に用いられている．日本肥満学会では，合併症の発症率が最も低い値としてBMI＝22を採用している．高齢者では体重の変化を観察することで，評価を行う．身長が測定できない場合には，身体の部位を数か所に分けて測定し，合計して算出する方法，膝高（knee heigh：KH）から推定する方法などがある．立位がとれない場合には，ストレッチャースケールベット型体重計や車いす用体重計などを用いて測定する．

②**健康時（平常時）体重**（usual body weight：UBW）： 日常生活での1か月以上の安定した体重である．

③**体重減少率**（body weight loss：BWL）： 評価する期間に減少した体重の割合を評価する．この場合，腹水，脱水，血液透析など，体水分の増減がある場合には，考慮が必要である．

〈表2.D.1〉 身体計測値・血液データから求める栄養指標

BMI（body mass index）：体格指数	体重（kg）÷身長（m）^{2}
IBW（ideal body weight）：理想体重	身長（m）^{2}×22
％IBW（percent ideal body weight）：理想体重比	現体重（kg）÷IBW（kg）×100
％UBW（percent usual mody weight）：平常時体重比	現体重（kg）÷平常時体重（kg）×100
％LBW 体重減少率（％ loss of body weight）	｛平常時体重（kg）－現体重（kg）｝÷平常時体重（kg）×100
AMC（mid-arm muscle circumference）：上腕筋囲長	上腕周囲長（cm）－3.14×上腕三頭筋部皮下脂肪厚

④**理想体重比**（％ IBW）： 現体重の理想体重に対する割合を評価する．

2) 皮下脂肪厚

皮下脂肪厚は体脂肪量を反映しており，エネルギーの貯蔵状態のアセスメントに利用できる．上腕三頭筋部皮下脂肪厚（TSF）や肩甲骨下部皮下脂肪厚（SSF）がある．

一般に左上腕三頭筋の中間点（測定部位）の1 cm 上方の皮膚を脂肪とともに親指と人差指でつまみ上げ，皮下脂肪測定器で3回連続測定する．

　　　標準の80～90％：軽度脂肪減少
　　　60～80％：中等度
　　　60％以下：高度

3) 上腕周囲長（AC），上腕筋囲長（AMC）

体脂肪量，筋肉量を反映しており，栄養障害により低下する．骨格筋量と除脂肪体重を反映している．

TSFと同じ部位の上腕周囲径（AC）を巻尺を用いて計測する．

　　AMC＝AC－3.14×TSF

　　　標準の80～90％：軽度たんぱく消耗
　　　60～80％：中等度
　　　60％以下：高度

4) 下腿周囲長（calf circumference：CC）

筋肉量と脂肪量を反映しており，栄養障害により低下する．浮腫が認められる場合には，指標とならない．簡易栄養状態評価表（MNA®）の評価項目の1つである．ふくらはぎの一番太い部分を計る．

TSF，AC，AMC の栄養障害の判定の際は，「日本人の新身体計測基準値」（Japanese Anthropometric Reference Data：JARD 2001，日本栄養アセスメント研究会）（**表2.D.1**）と比較して評価する．

b 体組成（表2.D.2）

体組成とは，脂肪（皮下脂肪，内臓脂肪），筋肉（骨格筋・平滑筋・心筋），骨，水分などからだを構成する成分である．体組成は，生体インピーダンス法による体成分分析計などを用いて測定することができる．脂肪組織が絶縁性が高い性質であるのに対して，除脂肪組織（脂肪以外の組織で主に筋肉や水分）は電流を通しやすいという性質を持っている．それぞれの電気抵抗値（流した電気の量と出てきた電気の量の差）を計測することで，か

〈表2.D.2〉 体重の変化の評価
体重減少率の算出法と栄養障害の評価

	明らかな体重減少	重症の体重減少
1週	1～2％	＞2％
1か月	5％	＞5％
3か月	7.5％	＞7.5％
6か月	10％	＞10％

（Nutrition Support Dietetics, ASPEN, 1993）

膝高（KH）からの身長推定式（宮澤式）

男性＝64.02＋（膝高（cm）×2.12）－（年齢×0.07）
女性＝77.88＋（膝高（cm）×1.77）－（年齢×0.10）

体脂肪率と筋肉量：「体脂肪率」とは，からだのなかの脂肪の占める割合をいい，「体脂肪率（％）＝体脂肪量(kg)÷体重(kg)×100」で表される．体重あたり，男性15～20％，女性20～30％を占める．BMIでは，筋肉量を把握することができないため，体重は正常であるが，筋肉が不足で相対的に脂肪量の多い肥満をみつけることができない．そのため，体脂肪量を測定し，隠れ肥満を評価することが望ましい．

体水分量：体脂肪率が標準範囲の場合，一般に男性55～65％，女性45～60％（体重あたり）を占める．筋肉量が少なく，脂肪の割合が高い場合には，体水分量は少なくなる（p.39参照）．

無機質：骨と電解質の構成成分であり，体重の5.5～6.0％程度を占める．

E 臨床検査

病気の診断，治療効果や治癒の判定および患者の栄養状態や病態を解析して治療方針を決定するための客観的指標となる．臨床検査には，①患者から採取した血液，尿，便，分泌物，髄液，組織などを検体として行う検体検査，②患者自身を対象とする生理機能検査，③画像検査がある（**表2.E.1**）．

a 栄養状態の評価指標

血液，尿，免疫能などには栄養状態が比較的鋭敏に反映されるため，栄養指標として用いられる．血液検査では血清中の濃度で評価することが多く，血中半減期の長いたんぱく質は長期的栄養障害の指標となり，短いたんぱく質は短期的栄養障害の指標となる（**表2.E.2**）．

1）血液・生化学検査

アルブミン，急速代謝回転たんぱく質（短半減期たんぱく；栄養状態の改善や悪化を知るための早期指標となる），鉄結合能，フェリチン（鉄貯蔵たんぱく），アミノ酸パターン，脂質（コレステロール，トリグリセリド），各種ビタミン，微量元素，酵素，ホルモンなどが栄養指標となる．

栄養失調状態では貧血がみられ，指標としてヘモグロビン（Hb），ヘマトクリット（Ht），赤血球数（RBC），血清鉄などが用いられる．たんぱく質検査，脂質検査の栄養指標は**表2.E.3**に示す．

〈表2.E.1〉 主な臨床検査

検体検査	生化学検査，内分泌学的検査，血液・凝固・線溶系検査，免疫学的検査，感染症検査，腫瘍マーカー，尿検査，便検査，遺伝子・染色体検査，細胞診検査，穿刺液検査など
生理機能検査	心電図，呼吸機能，脳波，筋電図など．
画像検査	超音波（エコー），X線，CT，MRI（核磁気共鳴検査），内視鏡など

〈表2.E.2〉 動的・静的栄養指標

静的栄養指標	TP，Alb，TC，ChE，Cr，血中ビタミン，微量元素，TLCなど．
動的栄養指標	RTP，たんぱく代謝動態（UN，アミノ酸代謝動態（分子鎖アミノ酸/チロシン比等），尿中3-MHisなど．

注）Albは栄養障害の指標として用いられるが，肝硬変やネフローゼ症候群では低値を示し，栄養評価の指標とはならない場合もあるので注意する）．略語は表2.E.3および表2.E.4参照．

〈表2.E.3〉 血中たんぱく質及び脂質検査による主な栄養状態評価指標とその意義

指標	基準値	特徴
総たんぱく (total protein, TP)	6.5〜8.0 mg/dL	・内臓たんぱく質量を反映するが，Albを用いることが多い． ・低栄養（栄養失調，悪性腫瘍，消化吸収障害），たんぱく合成障害（肝硬変），血漿たんぱく喪失（ネフローゼ症候群，糸球体腎炎）等で低値，脱水で高値を示す．
アルブミン (albumin, Alb)	3.7〜5.5 g/dL (BCG法)	・肝臓で合成され，血漿たんぱくの約6割を占める． ・血中半減期は15〜18日と長く，長期的栄養障害の指標となるが鋭敏さに欠ける． ・2.5g/dL以下で浮腫が出現する． ・栄養障害，ネフローゼ症候群，急性炎症性疾患，ストレス，発熱，肝障害などで低値．
コリンエステラーゼ (cholinesterase, ChE)	200〜495 IU/L	・肝臓で合成され，肝たんぱく代謝の指標． ・血中半減期は11日，Alb値とよく相関する． ・低栄養，重症肝障害，甲状腺機能低下で低値． ・肥満，脂肪肝，ネフローゼ症候群等で高値．
急速代謝回転たんぱく質 (rapid turnover protein, RTP)		・肝で合成され，Tf，TTR，RBPを指す． ・血中半減期は短く，短期的たんぱく欠乏状態を反映する． ・たんぱく質栄養治療の効果判定に用いられる． ・TTRやRBPを継時的測定により栄養ケアの効果を評価．
トランスフェリン (transferring, Tf)	190〜320 mg/dL	・血中の鉄輸送を担う糖たんぱく質．半減期7日． ・鉄欠乏状態の指標となる． ・Albよりは鋭敏に反応するが，TTR，RBPよりも劣る． ・栄養障害，重症肝障害，感染症等で低値．
トランスサイレチン (transthyretin, TTR)	22〜40 mg/dL	・プレアルブミンともいい，半減期1.9日． ・RBPと共に，血中のビタミンA輸送を担っている． ・急性期の内臓たんぱく状態を把握する最も鋭敏な指標 ・栄養摂取不足，術後，肝障害，感染症で低値を示す．
レチノール結合たんぱく質 (retinol binding protein, RBP)	2.2〜7.4 mg/dL	・半減期が0.5日と短く短期的栄養障害の指標となる． ・TTRと共に血中のビタミンA輸送を担っている． ・ビタミンA欠乏症，肝・胆道疾患，甲状腺機能亢進症，感染症，外傷で低値，腎疾患で高値を示す．
総コレステロール (total cholesterol, TC)	120〜220 mg/dL 未満	・半減期が2.5日と短く，早期の栄養状態把握に適する． ・栄養障害や肝障害等で低値． ・脂質異常症の診断に用いられ，低栄養の指標となる． ・TCはLDL，HDLが主である．
低比重リポたんぱく (low density lipoprotein, LDH)	60〜140 mg/dL	・肝臓，小腸で合成されたコレステロールを皮膚や動脈壁などの末梢組織に運搬する．動脈硬化の原因となる． ・脂質異常，肥満，糖尿病，ネフローゼ症候群等で高値，低栄養，肝障害，甲状腺機能亢進症等で低値．
高比重リポたんぱく (high density lipoprotein, HDL)	40〜90 mg/dL (直接法)	・動脈壁や組織に蓄積された余分なコレステロールを肝臓に戻し，動脈硬化を予防． ・脂質異常，肥満，糖尿病，肝硬変等で低値．
中性脂肪 (triglyceride, TG)	50〜149 mg/dL (酵素法)	・トリアシルグリセロールともいう． ・血中では主にキロミクロン，VLDLによって運搬される． ・肥満や脂肪肝などの生活習慣病の原因となる． ・栄養障害，肝障害，甲状腺機能亢進症等で低値．

2) 尿検査

尿素窒素（窒素平衡），クレアチニン（クレアチニン身長係数），3-メチルヒスチジン（3-MHis）などが栄養評価の指標となる（**表2.E.4**）．

〈表2.E.4〉 尿検査による主な栄養状態評価指標とその意義

指　標	基準値	特　徴
尿素窒素 (urea nitrogen, UN)	7〜14 g/日	・尿中尿素由来の窒素量を示す．尿素窒素の約6.25倍が体内で分解されたたんぱく質量と推定． ・窒素平衡や腎疾患によるたんぱく質異常摂取，消耗と増加の評価指標となる． ・血液中の尿素窒素はBUN（blood urea nitrogen）といい，低栄養や低たんぱく食で低値，腎障害および高たんぱく食や手術等のたんぱく異化の亢進する病態で上昇する．
クレアチニン (creatinine, Cr)	1.0〜1.5 g/日	・24時間尿中Crの排泄量は筋肉量に比例し，基準値は女性より男性で高い． ・低栄養で低下，スポーツ選手や肉の大量摂取で増加する． ・血液中のCr値は腎障害の指標となる． ・Crクリアランス値は糸球体ろ過率にほぼ一致する． ・骨格筋たんぱく質の評価に標準体重当たりCr排出基準値（標準Cr排出量）と比較したCr身長係数（creatinine high index，CHI）が用いられる． ・CHI（％）＝24時間尿中Cr排出量/標準Cr排出量×100． ・標準Cr排出量＝男：23 mg/標準体重kg，女：18 mg/標準体重kg． ・CHIが60〜80％は中等度，60％以下は高度低栄養．
3-メチルヒスチジン (3-methylhistidine, 3-MHis)	男：135〜550 μmol/日，女：70〜370 μmol/日	・筋原線維（アクチン，ミオシン）の構成アミノ酸． ・筋肉量の判定や筋たんぱく質の異化量を反映する． ・筋たんぱくの代謝回転速度の指標． ・低栄養や甲状腺機能低下症，骨軟化症等で低値． ・悪性腫瘍，甲状腺機能亢進症，糖尿病，進行性筋ジストロフィー等筋たんぱく異化亢進により尿中排泄が増加．

3） 免疫能検査

免疫能は栄養状態に影響されることから，末梢血総リンパ球数（total lymphocyte count：TLC），皮膚遅延型反応（delayed type hypersensitivity；DTH），**C-反応性たんぱく**＊（C-reactive protein：CRP），免疫グロブリン，補体などは栄養状態を反映し，低値の場合は低栄養状態が推測される．CRPは炎症を示すあらゆる疾患で高値を示し，炎症の重症度が推測できる．

b　病態の評価指標

病態評価のためには疾患ごとに特異的な指標が用いられる（9章の各項目参照）．

貧血：　Hb，Ht，RBC，血清鉄，トランスフェリン，総鉄結合能，不飽和鉄結合能，血清フェリチン，ビタミンB_{12}，葉酸など．

糖尿病：　血糖，HbA1c，糖化アルブミン（GA），フルクトサミン，1,5-アンヒドログルシトール（1,5-AG），尿糖．

HbA1cは過去1〜2カ月間の，GA，フルクトサミンは過去1〜2週間の，1,5-AGは尿糖量（現在）の血糖コントロール状態を各々反映する．また，HbA1c値は貧血状態で見かけより低値を示すので注意する．

脂質異常：　血清総コレステロール（C），LDL-C，HDL-C，中性脂肪など．

肝・胆道系疾患：　Alb，アスパラギン酸トランスアミナーゼ（AST），アラニントランスフェラーゼ（ALT），乳酸脱水素酵素（LDH），アルカリホスファターゼ（ALP），ロイシンアミノペプチダーゼ（LAP），γ-グルタミルトランスペプチダーゼ（γ-GTP），コリンエステラーゼ（ChE），ビリルビン，RBP．

腎疾患：　TP，Alb，BUN，クレアチニン，各種ミネラルなど．

膵疾患： アミラーゼ，リパーゼ，トリプシンなど．

内分泌疾患： 甲状腺刺激ホルモン（TSH），遊離トリヨードサイロニン（FT_3），遊離サイロキシン（FT_4）．

F 栄養・食事調査

a 食習慣の把握

栄養食事調査では①食歴（食習慣，食嗜好，民間療法や栄養補助食品の利用の有無），②食環境（食事の時刻，場所，欠食の有無，調理担当者，外食習慣の有無，間食習慣の有無），③消化機能（嚥下障害，味覚異常，咀嚼困難），④食事の状況（食嗜好，アルコール飲料の常用，アルコール依存，早食い，偏食など）などの食生活全般も含めてより正確に把握できる方法を選択する．

栄養管理記録（食事調査用紙）

職　業： 会社員・自営業・主婦・学生・無職
その他（　　　）

家族構成： ＿＿＿人（本人以外の同居者）

調理担当者： 本人・妻・母・嫁・娘
その他（　　　）

日課（平日１日の過ごし方）

6　12　18

食事： 規則的 ・ 不規則

食生活 ・ 嗜好状況

朝食　食べない ・ 食べる　家庭の食事・自家製手作り弁当・社員食堂・一般食堂・出前の食事・弁当屋・その他（　）

昼食　食べない ・ 食べる　家庭で食べる ＿＿＿回／週

夕食　食べない ・ 食べる　＿＿＿回／日・週

間食　食べない ・ 食べる　＿＿＿回／週・月

外食（昼・夜）　しない ・ する　【主に食べるメニュー】
麺類・丼物・一品料理・定食・寿司・給食・お惣菜・その他（　　）

嗜 好　好きな食品（　　　） ・ 嫌いな食品（　　　）

味の好み　辛口・淡口・塩辛・甘口・酸味・香辛料・油料理

清涼飲料水（お茶、ウーロン茶などは含まない）　飲まない・飲む ＿＿＿cc／日・週

コーヒー・紅茶　飲まない・飲む ＿＿＿杯／日・週　（砂糖：ない・ある　クリーム：ない・ある）

アルコール　飲まない・やめた・飲む　（ビール・日本酒・ウイスキー・ワイン・焼酎・その他）
量： ＿＿＿g　頻度：＿＿＿回／日・週

タバコ　吸わない・やめた・吸う　本・箱／日

食品アレルギー　ない・ある（　　　）

インスタント食品（ハム・かまぼこ・ラーメンなど）　使わない・使う　種類：＿＿＿頻度＿＿＿回／日・週

食事摂取状況

		<塩分>	
豆類（大豆製品）	＿＿回／週・なし		
野菜類	適量・不足（全般・緑黄色）	干物	＿＿切／週
果実類	＿＿個／週・なし	汁物	＿＿杯／日・週
魚介類	干物・白身・n−3系・なし	漬物	＿＿／日・週
肉類	赤身・脂肪あり・なし	麺類	＿＿食／日・週
卵類	＿＿個／週・なし	味付けご飯	＿＿食／週
乳類	＿＿回／週・なし		

消化機能

歯　良い ・ 悪い ・ 総義歯

胃　丈夫 ・ 普通 ・ 悪い（病名：　　　）

便通　便秘気味 ・ 普通 ・ 下痢気味　＿＿＿回／日・週

日常の運動　ない・ある　ジョギング・散歩・なわとび・テレビ体操・その他（　　　）

治療用食品　使わない・使う　減塩調味料・人工甘味料・低エネルギー食品・たんぱく質調整食品（　　）
その他（　　　）

栄養補助食品　使わない・使う　種類：

〈図 2.F.1〉 栄養管理記録（食事調査用紙）

（日本 POS 医療学会雑誌，**9**（1），2004）

F 栄養・食事調査

　患者の食習慣および栄養摂取量を把握する食事調査は栄養アセスメントを行ううえで身体計測，臨床検査に基づく栄養指標の資料になる．食事調査用紙を図2.F.1に示す．

　食事調査は食物摂取状況調査を行い，摂取栄養量を食品成分表の値を参考に計算して指示栄養量と比較し，その充足率を求めて評価する方法である．この方法はあくまでも食物における栄養素含有量を評価しており，摂取・補給後の生体を評価するものではないことに留意する．

〈表2.F.1〉 食事調査法

	方法	概要	特徴および栄養状態判定における意義	長所	短所
過去の食事	食物摂取頻度調査法（FFQ）	・代表的な食品や食物をある一定期間内（1週間・あるいは1カ月間）にどのくらいの量をどのくらいの頻度で食べたかを面接あるいは自記式で調査する 【構成】 ・食物リスト ・摂取頻度 ・目安量	・相対位置づけの把握に適している ・生活習慣病と食事要因との関連性を検討 ・国際的にも一般的になっている	・習慣的な摂取量が把握できる ・大規模な調査に利用しやすい（データ処理を自動化できる） ・比較的簡便で，費用が安い ・被験者の負担が少ない	・食品すべてをリストアップすることができない ・被験者の記憶に依存する ・厳密な摂取量の算出が困難である ・調査表の妥当性を確認するための研究が必要である
	24時間思い出し法	・対象者に前日に摂取した食事の内容を思い出してもらい，栄養士が摂取した重量を推測し，1日の摂取栄養量を算出する 【媒体】 食品名，目安量，調理法などをフードモデル，写真，食器などを用いて推定する	・集団の平均値や中央値が算出できる	・被験者の負担が少ない ・被験者の食事に影響しない ・回答率が高い ・調査時間が明確	・摂取量が推定によるため，誤差が生じる ・訓練された面接者が必要 ・被験者の記憶に依存する
	食事歴法	・面接で通常の食事パターン（各食品の摂取頻度，量，調理法など）を聞き，栄養素の摂取量を計算する	・被験者が摂取している食品の頻度や目安量に加えて，食行動，調理，調味に関する情報も得る	・調理法や食べ合わせの影響も分析できる	・調査項目が多くなる ・特定の食事パターンをもたない人には不向き
現在の食事	食事記録法 ①秤量記録法	・対象者が調理前あるいは喫食前の食品を秤，計量カップ，計量スプーンで量して，食品成分表を用いて，摂取栄養量を算出する	・国民健康・栄養調査で使われている（現在は1日のみ） ・集団の平均値や中央値が算出できる	・摂取量が推定によらないため，正確である ・記憶に頼らず，記載漏れがない ・調査期間が明確	・短期間の調査に限られる ・被験者の負担 ・調査により食事が影響を受ける ・被験者に高い協力性が求められる ・人手，手間，コストがかかるため，多人数の調査が難しい
	食事記録法 ②目安記録法	・対象者が容積や形状などの目安で記録していく	・集団に実施しやすい	・秤量法の利点に加えて，被験者の負担が同法に比べて少ない	・秤量法の欠点と同様（被験者の負担以外） ・摂取量が推定によるため，誤差が生じる
	陰膳法（分析法，買上げ法）	・被験者が喫食した食品の同一量を買い上げて，化学分析を行い，摂取栄養素量を把握する	・成分分析を行うため，成分表が整備されていない栄養成分の推定にも用いることができる	・24時間思い出し法や食事記録法より頻度の高い摂取状況がつかめる	・すべての栄養素の摂取状況を把握するのは困難 ・費用がかかる ・実施・分析に時間がかかる

（医療情報科学研究所編：QUESTION BANK 管理栄養士国家試験問題解説 2014, p.705, メディックメディア, 2014 より一部改変）

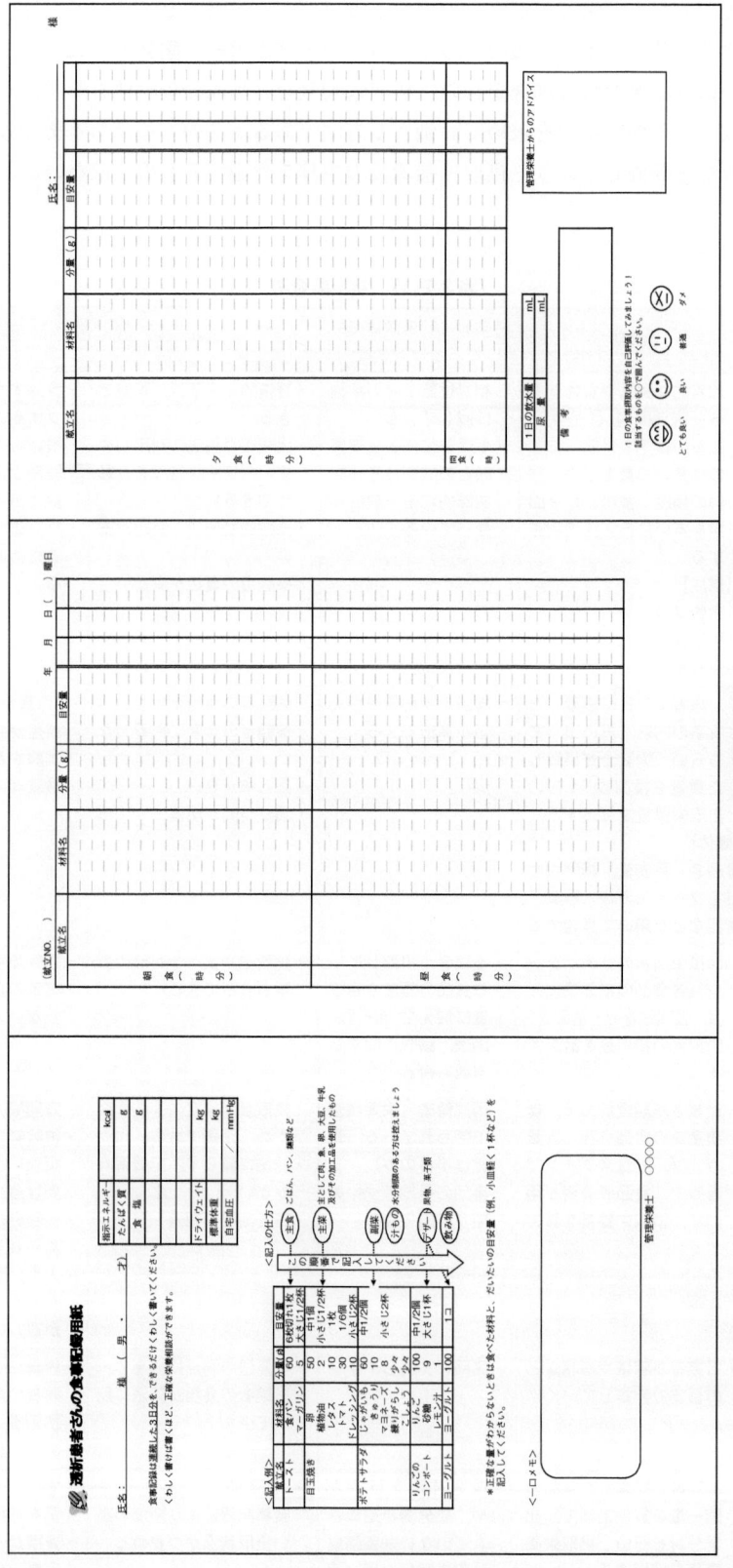

〈図 2.F.2〉 食事記録用紙の例
(著者作成)

b 摂取栄養量の算出

　糖尿病，肝臓病，腎臓病などの疾患では，医師の指示やガイドラインを参考に個々に算定したものを基準にして評価する．

　食事調査には，食事記録法（①秤量記録法，②目安量記録法，③写真記録法），24 時間思い出し法，食物摂取頻度調査法，陰膳法などの方法があり，それぞれに特徴があるため，目的に応じて使い分ける（**表 2.F.1**）．また，必要に応じて記録法の組み合わせを行う．

　入院患者における栄養摂取量の調査では実際に摂取している食事量をできるだけ正確に評価する必要がある．管理栄養士は適正な栄養補給が実施されているか，患者に問診し，経過を観察やカルテからの臨床検査成績の閲覧などから推察していくことになる．食事で必要栄養量は確保されているのか，不足している場合は食品の選択，メニューの変更，栄養量の検討などを行い，調理形態の工夫による経口摂取が可能であるのか，経腸栄養が適応であるのかなどについて検討し適切に対処する．

　経口による摂取エネルギー量を把握することは栄養ケアプランを作成するうえで重要であり，経口摂取が不十分な場合は経腸栄養や経静脈栄養による補給を検討する必要があり，できるだけ正確な経口栄養摂取量を評価するように努める．食事記録用紙を**図 2.F.2** に示す．

G　栄養アセスメントによる栄養必要量の算定

a　エネルギー

　エネルギー必要量は，体組織の増減がない成人では，消費エネルギー量をもとに算出する．一般的には，エネルギー摂取量がエネルギー消費量を充足させればよいことになるが，体重増加や減量を要する場合は，その目標に合わせ摂取エネルギー量を増減する．また，疾病時にはエネルギー代謝の異常があったり，悪性腫瘍や重症感染症など高度な侵襲下にあったりしてエネルギー代謝が亢進して必要量が増大することもあるため，各対象の年齢，性別，体格などの個体差に加え，代謝動態を考慮した必要エネルギーの算出が重要である．

1) 基礎代謝量の算定

　基礎代謝量の推定には以下のような方法がある．

　①間接熱量測定法：　侵襲の大きい手術，外傷・熱傷や発熱，悪性腫瘍など，エネルギー代謝が大きく亢進・低下する場合には，間接熱量測定法を用いて基礎代謝量を把握する．生体のエネルギー量が酸素消費量に比例することから，呼気と吸気から酸素消費量と二酸化炭素排出量を測定し，測定された平均酸素消費量と平均炭酸ガス産生量，1 日の尿中窒素排泄量から間接的にエネルギー消費量を算出する方法である．間接熱量計を用い，早朝空腹時（夕食 12〜14 時間後）に快適な室内において安静仰臥位，覚醒状態で測定する．

　②予測式による算出：　ハリス-ベネディクトの予測式（**表 3.A.1** 参照）は基礎代謝量の推定に広く用いられている．しかし，欧米人を対象として作られた式となっているため，日本人では実測値より高めに算出される可能性があることに留意する．

2) 必要なエネルギー量の算定

　悪性腫瘍や熱傷・発熱，低栄養などでは基礎代謝量をもとに身体活動レベルやストレス（代謝亢進）を考慮して決定する（**表 2.G.1**）．

　　　推定エネルギー必要量（kcal/日）＝基礎代謝量（kcal/日）×ストレス係数×活動係数

ただし，肥満，糖尿病，脂質異常症，腎疾患，肝疾患などでは，それぞれの基準に従う．生活

⟨表2.G.1⟩ ストレス係数と活動係数

ストレス係数		活動係数	
術後　軽度	1.2	寝たきり	1
中等度	1.4	ベッド上で安静	1.1～1.2
高度/超高度	1.6／1.8	ベッド以外での活動あり	1.3
がん	1.1～1.3	低い（身体活動レベルⅠ）	1.5
発熱（36℃から1℃上昇するごとに0.2増加）	1.2～1.8	ふつう（身体活動レベルⅡ）	1.75
熱傷（熱傷範囲10％上昇ごとに0.2増加）	1.0～2.0	高い（身体活動レベルⅢ）	2

習慣病などでは，エネルギーの過剰摂取が問題であり，標準体重を目標に身体活動量を考慮して設定する．

b　たんぱく質

たんぱく質は，生体の筋肉，皮膚，内臓，免疫体などの主成分で，生命維持に必須である．摂取したたんぱく質は体たんぱく質に合成・利用される．ストレスや疾病によりたんぱく質は消耗され，エネルギーやたんぱく質不足の状況下では，たんぱく質はエネルギーとして利用される．体たんぱく質は分解され，尿中尿素として体外に排泄されることから，たんぱく質必要量は，患者個々に尿中尿素窒素排泄量を測定し求めることが望ましい．窒素出納検査では，尿の24時間蓄尿で尿素窒素を測定し，尿素出納を以下の式で算出する．

窒素出納＝たんぱく質摂取量（g）/6.25－［24時間尿中尿素（g）＋4*］

（*便，皮膚，汗などから排泄される窒素喪失を4gとして換算して加える）

窒素出納が負の場合は体たんぱく質の崩壊，正の場合は筋肉形成などでの蓄積（合成）を知ることができる．窒素出納は，術前術後や代謝の変化が著しいときに有効な指標となる．

たんぱく質の必要量は，健常成人の場合，「日本人の食事摂取基準（2015年版）」を用いる．「日本人の食事摂取基準」では，体たんぱく質の維持を目的として，被験者の窒素出納結果から，

推定平均必要量：成人 0.72 g/kg（体重）/日，高齢者 0.85 g/kg（体重）/日

推奨量：推定平均必要量×推奨量算定係数（1.25）（g/日）

としている．

傷病者の場合，疾患による侵襲や代謝異常により，たんぱく質の損失や利用効率の低下を考慮しなければならない．体たんぱく質の異化亢進や合成が促進される，手術・外傷・急性感染症・悪性疾患など侵襲が大きい場合は，たんぱく質の必要量は増加する．目安として，軽度の侵襲：1.0～1.2 g/kg（体重），中等度の侵襲：1.2～1.5 g/kg（体重），重症の侵襲：1.5～2.0 g/kg（体重）を投与する．

投与されたたんぱく質が有効に体たんぱく質合成に利用されるためには，窒素1gに対して150～200 kcalのエネルギー量が必要である（米国静脈経腸栄養学会ガイドライン，2002年）．これは，この範囲内で窒素平衡が正になるためであり，これを**非たんぱくカロリー窒素比（NPC/N比）**＊という．健常者におけるNPC/N比は150～200とされる．中等度侵襲で100～150，高度侵襲で80～100を目標とするが，腎不全患者はたんぱく質代謝の亢進を改善するために，健常者よりエネルギー必要量が高くなることから，NPC/N比は300～500が目安となる．

c　炭水化物

炭水化物は糖質と食物繊維の総称である．糖質は脳・神経組織，赤血球，腎尿細管などの主なエネルギー源として，食物繊維は血清コレステロール・血糖の上昇抑制，排便促進作用など

生理効果があり重要である．

　必要量は総エネルギー必要量を決定した後，たんぱく質と脂質のエネルギー量を引いて，得られたエネルギー量を炭水化物のアトウォーター係数（エネルギー換算係数）で除して求める．一般的に，炭水化物の必要量は総エネルギー量の 50％以上（50〜70％）が望ましいとされており，最低必要量は 100〜150 g/日とされている．

　術後高血糖や耐糖能異常がある場合は，炭水化物エネルギー 40〜50％が良いとされる．

　　　炭水化物必要量（g）
　　　　＝（必要エネルギー量－たんぱく質由来エネルギー量－脂質由来エネルギー量）/4
　　　炭水化物エネルギー比は，特別な場合を除いて，50％以上 70％未満

　食物繊維は小腸で消化されず，腸内細菌により発酵分解され，エネルギー（0〜2 kcal/g）となる．目標摂取量は 20〜25 g/日とされ，10 g/1000 kcal が目安である．通常の食事では「日本人の食事摂取基準」に準じる．糖質の単独摂取よりも，食物繊維や脂質を組み合わせた摂取のほうが，血糖値の急激な上昇を防げる．

d　脂　　質

　脂質はエネルギー源として，細胞膜の構成成分やステロイドホルモンの主成分として重要である．過剰摂取は肥満や脂質異常症の誘因となり，逆に不足すると，エネルギー補給がなされず，体重減少を招いたり必須脂肪酸（リノール酸，リノレン酸，アラキドン酸）の欠乏，脂溶性ビタミンの取り込みが低下したりする．

　脂質の必要量は総エネルギーに対する割合で示され，一般的にはエネルギー摂取量の 20〜25％程度とする．「日本人の食事摂取基準（2015 年版）」の目標量は 20〜30％である．また飽和脂肪酸は総エネルギー比率 7％以下，n−6 系脂肪酸は 7〜11 g（18 歳以上で性別・年齢で異なる），n−3 系脂肪酸は 1.6〜2.4 g を目安量としている．

　脂質はエネルギー比率の適正な設定に加え，疾病の種類や状態によって脂肪摂取量や摂取する脂肪酸の種類を適切に選択することも重要である．脂質異常症の場合はタイプ別に摂取量，コレステロールの制限，脂肪酸の種類や比率を検討する．また飽和脂肪酸のうち，炭素数が 8〜10 の中鎖脂肪酸は，胆汁酸による乳化やミセル形成がなくてもリパーゼの作用を受け，また小腸細胞内でキロミクロンを合成せず門脈から直接肝臓に運ばれるため，術後や膵炎，脂肪吸収不全時などの脂質制限が必要な疾病において，エネルギー増加目的での使用に適している．

e　ビタミン

　ビタミンは生理機能の調整や補酵素としてはたらき，水溶性ビタミンと脂溶性ビタミンに分類される．一般に十分な食事摂取量があれば，ビタミン不足が生じることはまれである．しかし，厳しいたんぱく質制限食を摂取している患者や高カロリー輸液を行う患者では，ビタミン不足が生じやすい．ビタミンが投与されていない輸液の投与では，ビタミン B_1 の不足によってウェルニッケ脳症やアシドーシスを発症することがある．したがって静脈栄養実施時には，ビタミン B_1 欠乏とならないよう輸液に含まれるビタミン量を考慮し，市販されている高カロリー輸液用の総合ビタミン製剤を用いることも重要である．また静脈栄養に限らず，経口摂取，経腸栄養であっても，自他覚症状の観察を行い，臨床経過を経時的にモニタリングしながら適正量を決定する（9 章 A 節参照）．

　ビタミン必要量は，特別な疾患がなければ「日本人の食事摂取基準（2015 年版）」を参照して設定する（**表 9.A.1** 参照）．

〈表2.G.3〉 おもなミネラルの生理作用と症状

	機能・作用	欠乏による症状	過剰による症状
カルシウム	骨・歯の形成，血液凝固，筋収縮	骨粗鬆症，骨や歯の形成障害，成長障害	脱力，食欲不振，尿路結石，幻覚
リン	骨・歯の構成成分，pH保持	骨や歯の形成障害	下痢，悪心，嘔吐
カリウム	pH・浸透圧の保持，心筋の活動	疲労感，脱力感，高血圧	腎機能障害，不整脈
ナトリウム	pH・浸透圧の保持，神経・筋肉の興奮	食欲低下，悪心，嘔吐，意識障害，けいれん，全身倦怠感，糖代謝異常，低血圧	高血圧，浮腫
マグネシウム	酵素活性化，骨の構成成分	骨や歯の形成障害，虚血性疾患，筋肉けいれん	下痢，悪心，嘔吐
鉄	ヘモグロビンの成分	貧血，運動機能低下	ヘモクロマトーシス
亜鉛	酵素の構成成分	味覚喪失，成長障害，下痢，血糖上昇，低アルブミン血症	貧血，悪心，銅の吸収障害
マンガン	酵素の構成成分，酵素活性化	成長障害，軽度の皮膚炎，血糖上昇	パーキンソン病様症状
ヨウ素	甲状腺ホルモンの成分	甲状肥大症，成長障害	甲状腺機能低下（軽度），甲状腺腫（重度）
セレン	抗酸化作用	克山病，成長障害，筋委縮症，不妊症	胃腸障害，腎臓障害，毛髪・爪の脆弱化
クロム	糖代謝に関与	耐糖能低下，高コレステロール血症	肝臓障害，腎臓障害

f ミネラル（無機質）

　ミネラルとは，生体を構成する元素のうち，水素，炭素，窒素および酸素を除いた元素のことである．ミネラルは体内で合成できないため，体外から取り込む必要がある．「日本人の食事摂取基準」では，ナトリウム・カリウム・カルシウム・マグネシウム・リンを多量ミネラル，鉄・亜鉛・銅・マンガン・ヨウ素・セレン・クロム・モリブデンを微量ミネラルとして推奨量や目安量が示されている．

　通常の食生活では欠乏することはないが，静脈栄養や経腸栄養実施時，特定の食品を偏って摂取した場合などでは欠乏症をきたすことがある．また，サプリメントの服用によって過剰となることもあるため，食事からの摂取量に加えてサプリメントなどの経口補助食品の摂取確認が必要である．

　目安量として，健常者の食事摂取基準が参考値となる．自他覚症状の観察を行い，臨床経過を経時的にモニタリングし評価する必要がある．ミネラルの主な生理作用を**表2.G.3**に示す．

g 水　　分

　水分のはたらきは，浸透圧・pHの調節，血液濃度・粘度の調整保持，体温保持などがある．体水分量は，成人において体重の約60％を占め，40％は細胞内に，15％は細胞間に，残りの5％が血漿中に存在しており，加齢とともに減少する．体内水分の10％を失うと機能障害が生じ，20％を失うと死を招く．健康時には摂取と排泄により出納が保たれているが，疾病時には調節機能が低下し，バランスがとれなくなるため，水のアセスメントが必要となる．

　水分の必要量は，

　　　尿量＋不感蒸泄量＋体液喪失量－代謝水
　　　尿量＋体液喪失量－700 mL

が目安である．実際には 30～40 mL×現在の体重（kg）/日，または投与エネルギー量×1 mL/日で簡易式を用いて算定することが多い．浮腫が存在する場合は，30 mL/kgを上限とし，脱

水がみられる場合では 50～60 mL/kg を投与する．しかし，過剰な水分補給は水中毒（過剰の水分補給により低ナトリウム血症を生じる）を引き起こすことから，自・他覚症状の観察を含め，2～3 日ごとにアセスメントを行い，補正が必要である．

経腸栄養剤の水分含有量は 80～85％の製品が多い．

3 栄養ケアの計画と実施

栄養ケア（nutrition care）とは，栄養面から医療機関，福祉機関や在宅における治療と予防に必要なケアを実施することである．個々の患者の問題点を明らかにし，目標設定，栄養ケアプラン作成，実施，モニタリング，効果の評価からの総括的調整・管理は栄養ケアマネジメント（システム）として重要である（図 3.A.1）．医療・福祉の多職種の専門家との連携（カンファレンスラウンドなどでの問題点の討議）により，高度の栄養ケアを実施し，患者の健康年齢延伸，QOL を高める．

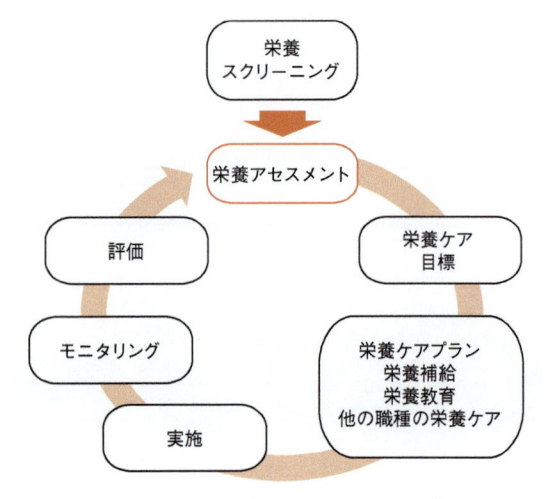

〈図 3.A.1〉 栄養ケアマネジメントの流れ

A 栄養ケアの目標設定と計画作成

a 短期目標と長期目標

栄養ケアプラン（栄養管理計画）を作成するために，栄養アセスメントにより患者の栄養状態と病態生理を評価する．はじめに栄養スクリーニングによってハイリスクの患者が抽出され，患者の優先すべき問題点を把握するために栄養アセスメントが実施される（2章参照）．

①入院時，退院時，外来時，在宅時の栄養管理計画を作成する．
②疾患・介護の栄養状態により，短期目標と長期目標を作成する．

短期目標は栄養スクリーニングで問題となった患者の1週間，2週間，1ヵ月の栄養管理計画（栄養・食事の目標）と栄養指導計画を作成する．入院時は各医療機関のクリニカルパス（CP，治療工程）の栄養・食事ケアに準ずる．クリニカルパスは治療介入，ケア介入を時間軸でケア計画を標準化して実施されているが，患者の病態，症状など予測できない変化，すなわち標準化からの逸脱（ヴァリアンス）時の目標変更も考慮する．

退院時・外来時・在宅時は栄養指導での栄養ケアのポイント（指示栄養基準・食品選択・食生活，身体活動などの指導と実際の食行動・食事摂取量の自己管理など）を1週間〜1ヵ月単位で継続できる行動変容の目標を作成する．

長期目標は3ヵ月，6ヵ月，1年から数年，疾患の病態と栄養状態をモニタリングし，再評価しながら，栄養管理計画と栄養指導計画の修正を行う．疾患により病状の回復，栄養状態の改善もみられるが，改善も悪化もしていない疾患もあるので，患者個々の病態と栄養状態に適した長期目標を立てる．慢性疾患の場合，生涯継続の栄養ケアであることを忘れてはならない．

b 患者個々の栄養必要量（栄養基準）

栄養治療目標，食事摂取の栄養アセスメント，栄養補給法，栄養指導のときに患者個々の基準が必要である．

〈表3.A.1〉 代謝亢進時（ストレス）の係数×活動係数

ハリス-ベネディクトの式
男性＝66.47＋13.75×体重（kg）＋5.00×身長（cm）－6.76×年齢
女性＝655.10＋9.56×体重（kg）＋1.85×身長（cm）－4.68×年齢
身長が測定できないときは膝高計で推定できる．
日本人に当てはめると，エネルギーはやや高値を示す．

日本人のための簡易式
男性＝14.1×体重（kg）＋620
女性＝10.8×体重（kg）＋620
推定必要エネルギー量は以下により算出する．
基礎代謝量×代謝亢進時（ストレス）の係数×活動係数

〈表3.A.2〉 目標とするBMIの範囲（18歳以上）

年齢（歳）	BMI（kg/m²）
18～49	18.5～24.9
50～69	20.0～24.9
70以上	21.5～24.9

1） エネルギー必要量

基礎代謝の算出： 間接熱量測定法，ハリス-ベネディクトの予測式，日本人のための簡易式，体重からの算出（体重×25 kcal/kg），日本人の食事摂取基準の基礎代謝基準値を用いる（**表3.A.1**）．**表3.A.2**に目標とするBMI値を示す．

2） たんぱく質必要量

窒素出納がマイナスでは体たんぱく質の崩壊，プラスは筋肉形成などの蓄積を意味する．

必要量目安は健常人は1.0 g/kg（体重）/日，軽度ストレス・内科的病態1.0～1.2 g/kg（体重）/日，低栄養・中等度ストレス1.2～1.5 g/kg（体重）/日，侵襲期（外科的病態・敗血症・重症熱傷）1.5～2.0 g/kg（体重）/日．

輸液処方時に**NPC/N（非たんぱく質熱量/窒素量）比*** が重要な指標となる．

3） 脂質必要量

疾患により脂肪摂取量，脂肪酸の種類と比率を検討する．

4） 炭水化物・糖質

脳・神経組織のエネルギー源であり，最低必要量は100～150 g/日とする．

5） ビタミン・ミネラル

日本人の食事摂取基準を参考に，栄養評価から訂正量を算出する．

6） 1日の水分の簡易的必要量

体重1 kgあたり30～40 mL．

c 栄養補給法の選択

経消化管栄養法は経口栄養法・経腸栄養法，静脈栄養法は中心静脈栄養法（TPN）と末梢静脈栄養法（PPN）がある（4.D節参照）．

B 栄養ケアの実施

a 栄養・食事療法の実施

医療・福祉機関と在宅での栄養・食事療法のケアが継続して実施されている．患者個々の各疾患の病態と合併症の有無，症状，栄養状態（やせ・低栄養・肥満など），年齢別，性別，ADL（日常生活活動），ストレスなどから必要栄養量が算出され，栄養基準，食品構成，献立作成，栄養成分計算，調理，喫食することにより栄養・食事療法が実施されている．

各医療機関・福祉施設では各診療科・医局・専門医と栄養部門と協議のうえ，各疾患の栄養基準が作成されている．医師の発行する食事箋に基づいて食事療法が実施されている．食事箋

は食形態別の一般治療食と疾患別の特別治療食に区分され，食品構成に基づいて予定・実施献立が作成されている．治療の一環の栄養・食事療法であるので患者訪問を優先する．主治医・看護師・薬剤師など医療スタッフからの情報としてカンファレンス，診療録などから，患者の病態，症状，栄養状態，食欲，嗜好などの情報を把握し，見て・食べて美味しい治療食献立を作成する．実際の喫食状況・摂取量を調査し，栄養不足に対して栄養補給法・栄養補助食品の検討をする．栄養上問題のある患者はNSTで改善を図る．

食形態の区分は流動食と軟菜食と常食に区分される．

1) 流動食の種類と適応疾患

流動食は普通流動，ブレンダー食，濃厚流動食，特殊流動食に分類される．対象疾患により流動食の形態と栄養素量は異なる．普通流動食はコンソメタイプとポタージュタイプがあり，エネルギーやたんぱく質などの栄養量が低いので，3日以上継続する場合は経腸栄養法，静脈栄養法の検討が必要になる．アイスクリームやゼリーなども流動食として取り扱う．

2) 軟菜食

半固形食（ソフト食），三分粥食，五分粥食，七分粥食，全粥食があり，消化器機能の低下，口腔・咽頭・食道・胃腸などに負担をかけない食形態を指す．

3) 介護食の咀嚼・嚥下食

流動食・軟菜食に準ずる．

b 栄養教育の実施：栄養指導，栄養相談

疾患の治療と同時に栄養教育を実施することによる栄養状態の改善は患者のQOLの確保と維持につながる．栄養教育は患者の自己管理への動機づけ（motivation）である．

多様性のある各疾患の一次予防，二次予防，三次予防の栄養教育がある．

1) 栄養教育システム

栄養教育は行動変容の動機づけであり，患者が自己管理できるまで継続できるシステムを確立させておく．指導者自身のカウンセリング・コーチング能力，コミュニケーション能力が影響するため自己研鑽が必要である．また，専門職の多職種との連携が要である．

2) 集団指導と個人指導

集団指導は予防と治療の患者を対象に各医療機関などで各疾患別に企画・実施されている．教育入院時，定期的継続（3ヵ月コース，年2回など）の集団指導もある．内容はチーム医療スタッフの専門的講演，患者のワークショップ，食事会（バイキング，治療食のコース料理など）などがある．実施後に患者立脚型のout-come評価を行い，次回の集団指導の参考と指導者の指導方法を見直す手段でもある．診療報酬では指導人数は15名以下，45分以上の条件がある．

個人指導は医師の指示による栄養教育と管理栄養士からの逆依頼の場合もある．患者個々の病態・症状・栄養状態などを栄養評価し，行動変容の可能な継続して実施できる指導計画を作成する．継続の方法の1つは，指導後次回の指導予定日を設定し，次回までに負担にならない程度の食事摂取記録などをつけてもらうなど，患者とのコミュニケーションをとり信頼関係を築くことが大切である．診療報酬では指導時間15分以上である．

3) 指導メディア（媒体）

患者用メディアとして，各疾患のわかりやすい病態や食事療法のパンフレットを作成し配布している医療機関もある．各食品の成分と効果，献立・調理法，食事摂取記録紙も一種の媒体である．糖尿病食事療養のための食品交換表，腎臓病食品交換表，栄養摂食量調査計算できるパソコンもメディアの1つである．

4) 患者情報の把握と栄養教育の記録

　外来・入院中・在宅の環境により異なる．患者情報は必ず直接面談・問診することが重要である．診療録・電子カルテ，医療スタッフから得た情報と実施した栄養教育内容は栄養管理計画書，栄養食事指導録に記録する．全スタッフが共有できる記入方法を実施する（1.C節参照）．

c　多職種との連携＝チーム医療

　栄養食事指導に直接関わる医師（主治医），看護師，薬剤師などの専門職と患者情報と指導方針を共有化し，カンファレンスラウンド時に適切な専門知識で対応する．

4 栄養・食事療法，栄養補給法

　病院や診療所など臨床の場における管理栄養士の業務は，適正な栄養素の補給により疾患や病態を改善して，病気の治療，進展予防，疾患の回復・維持に向けた栄養・食事計画にある．また，傷病者や要介護者を対象とした栄養補給は，疾患・病態や消化管機能の利用程度により決定される．栄養・食事療法の経口摂取の可否，加療による副作用や食欲不振，疾患上の代謝亢進など，さまざまな理由で栄養摂取不足の場合がある．医療の高度化に伴い，摂取不足に対応するための栄養補給方法も多様化している．

A 栄養・食事療法と栄養補給法

a 栄養・食事療法と栄養補給法の歴史

　我が国ではオランダ軍医ポンペの建言により，1861（文久元）年9月，長崎に日本最初の西洋式病院（長崎養生所）が開設された．この養生所では入院患者に食事を提供するため，洋食用と和食用の2つの調理室が備えられた．これが日本の洋式病院食事のはじまりとされる．1917（大正6）年には慶応義塾大学医学部付属研究所として「食養研究所」が設立され，同病院内に1933（昭和8）年「食養部」が初めて設立された．そして1936（昭和11）年には日本内科学会総会において「食餌療法」という考え方が唱えられた．

　近年では2006（平成18）年の診療報酬で「入院患者栄養管理」加算が導入され，2010（平成22）年に「栄養サポート」加算などの新規導入により，医師・看護師・薬剤師・管理栄養士などのチーム医療としての栄養管理体制に発展している．医療技術の進歩により，経口栄養補給をはじめさまざまな方法が普及している．これら多様な栄養・食事療法は，臨床の場で栄養治療として活用されている．

b 栄養・食事療法と栄養補給法の特徴

　栄養補給の方法として口から摂取する経口法と，強制的に経管から摂る非経口投与法があり，実施される栄養補給の内容や形態は，栄養補給の方法によってさまざまである（図4.A.1）．

1）食事・栄養療法の選択基準

　これら栄養補給法は腸管の吸収機能を通じて栄養素を補給する，消化管使用の経腸補給法と消化管使用が不能な場合の静脈栄養補給

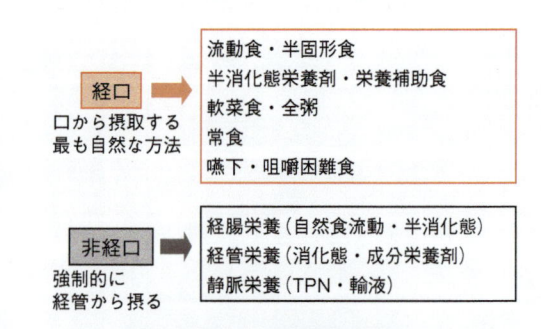

経口 → 流動食・半固形食
口から摂取する 半消化態栄養剤・栄養補助食
最も自然な方法 軟菜食・全粥
　　　　　　　常食
　　　　　　　嚥下・咀嚼困難食

非経口 → 経腸栄養（自然食流動・半消化態）
強制的に　　　経管栄養（消化態・成分栄養剤）
経管から摂る　静脈栄養（TPN・輸液）

〈図4.A.1〉 栄養補給の方法

法がある．どんな栄養投与法を選択するかについては消化管機能や病態・病期によって決定され，その選択は，**図4.A.2**のような栄養補給法の選択基準に基づき，対象者の消化管機能が使えるか否かによって決められていく．栄養補給法として選択される栄養療法のうち，完全静脈栄養は，中心静脈栄養と同意語として我が国ではとらえられている．この中心静脈栄養法は，経口的な摂取が不可能な場合や，経腸栄養法として腸管の使用が不能な病態，術後急性期，悪

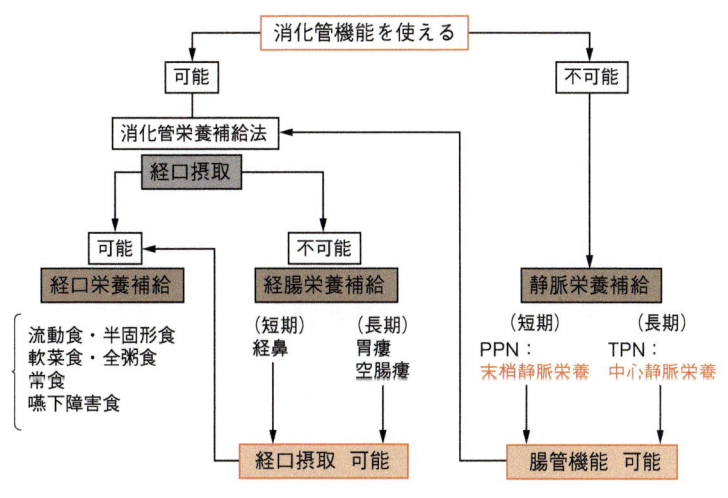

〈図4.A.2〉 栄養補給法の選択アルゴリズム
（日本静脈経腸栄養学会監修：成人および小児患者に対する静脈・経腸栄養の施行に関するガイドラインより引用作成）

〈表4.A.1〉 栄養補給法の種類

分類		内容
経口栄養法	一般食	常食（普通食）
		軟食（全粥，分粥，軟菜食）
		流動食（半固形食）
		嚥下困難食（ソフト食，トロミ食など）
	特別治療食	病態別治療食（糖尿病，腎臓病，他など）
		調乳，離乳食，小児食
		検査食
経腸栄養法	経口投与	天然濃厚流動食
	経管投与（鼻，胃，小腸）	半消化態栄養剤，消化態栄養剤
		成分栄養剤
静脈栄養法	末梢静脈栄養（PPN）	低カロリー輸液
	中心静脈栄養（TPN）	高カロリー輸液（完全静脈栄養）

性腫瘍に対する強制的な栄養治療の場合に選択される．

2） 栄養補給法の種類

栄養補給と食事形態は，栄養補給の対象者によって異なった栄養補給法が用いられている（**表4.A.1**）．医療機関，社会福祉施設では，栄養管理の手段として多様な栄養補給の方法が用いられる．

[経口栄養]

栄養投与法には大きく3つの方法（経口栄養法，経腸栄養法，経静脈栄養法）に大別できる．経口栄養（oral feeding）は一般食，特別治療食と検査食に分類される．また病態別の治療食には，それぞれ一般食で示した内容の食事形態も用いられ，多種多様な分類となる．

①**一般治療食**：常食，軟食，流動食に区別され，常食は健常者の食事内容と変わらない普通の食事であり，軟食はさらに全粥，七分，五分，三分粥に区分され，副菜もそれに合わせたものが用意される．流動食は固形物の摂取が困難な場合や，絶食（食止め）から食事の再開時などに用いられる．いずれも傷病の治療，回復の促進という意味で栄養素バランスの配慮が必要

> **コラム　栄養バランスのための食事配分**
>
> 　経口栄養法の普通食（常食）では，食品構成表などを作成して，主な栄養比率の目安を基本に，各食品群の重量を決めていく．その他栄養素は「日本人の食事摂取基準」を参考にする．
>
> 栄養比率の基準値（成人）
>
> | 栄養比率 | 算出式 | 目安値（％） |
> |---|---|---|
> | 穀類エネルギー比 | 穀類エネルギー/総エネルギー×100 | 50〜60 |
> | 動物性たんぱく比 | 動物性たんぱく質/総たんぱく質×100 | 40〜50 |
> | たんぱく質エネルギー比 | たんぱく質摂取量×4/総エネルギー摂取量×100 | 10〜20 |
> | 脂質エネルギー比 | 脂質摂取量×9/総エネルギー摂取量×100 | 20〜30 |
> | 炭水化物エネルギー比 | 炭水化物×4/総エネルギー摂取量×100 | 50〜65 |

である．

　②**特別治療食**：それぞれの疾患や病態に対応する，疾患別の特別な治療食であり，医師の発行する食事箋により供給される．食事箋の形式は，各病院において対象の疾患別学会ガイドライン（肥満学会，糖尿病学会，腎臓病学会，他）などに沿った栄養基準量が**約束食事箋**＊として決められており，病態別では多種類となり煩雑なため，成分別コントロール食として整備されていることが多い．

［経腸栄養］

　栄養補給法は，経口法による食事形態からの摂取が不可能な場合において，経腸栄養法（EN：enteral diet）が選択される．この EN は TPN に該当する以外の，消化管機能が可能な疾患に対して，経口・経管的に経腸栄養剤や濃厚流動食品を補給する方法であり，TPN に比べると生理的である．よって EN は代謝的合併症や，消化管の副作用も少ないため，腸管が使用可能な疾患に優先的に施行される．これら経腸栄養補給の方法（EN 投与）としては，経口摂取もあるが，腸管・胃瘻管・経鼻管などからチューブ使用で強制的に栄養補給される方法でもある．

　①経腸栄養の投与アクセスとして，消化管は機能しているが，経口摂取のみでは必要栄養量を満たせない場合などに適応される．この経腸栄養法の投与は，経口からの摂取もあるが経鼻管，胃瘻・空腸瘻（術中チューブ留置），経皮内視鏡的胃瘻造設術，経皮内視鏡的空腸瘻造設術，経皮経食道胃管挿入術などの注入経路が利用される（コラム参照）．

　対象者の消化管の構造や機能，予想される経腸栄養の実施期間，誤嚥の可能性に基づいて適切な経腸栄養の投与経路として，経管栄養の方法と投与アクセスや器具が選択される．

　②経腸栄養剤の組成と特徴

　天然濃厚流動食：　普通の食品だけを素材として調製した流動物であり，濃厚なため粘度が高く，太いチューブの適応となる．経口摂取の障害や，嚥下機能障害などの場合は胃内挿入に用いられる．栄養組成として普通の食材や，糖質はデキストリン，脂質は大豆油，とうもろこし油などが主である．各ビタミン，ミネラルが添加されている製品もある．

　半消化態経腸栄養剤：　医薬品と食品の 2 種類があり，近年では栄養組成や機能性に特徴ある食品の経腸栄養剤の開発が主流である．また下痢防止の食物繊維や微量元素が配分され，疾患別の栄養剤組成なども多く開発されている．窒素源は大豆たんぱく，乳清カゼインでアミノ酸が添加されている製品などもある．脂質も必要量を含有し，ある程度の消化を必要する組成になっている．消化管機能に問題がない症例では，本剤が第一選択となる．

A 栄養・食事療法と栄養補給法

〈表4.A.2〉 経腸栄養剤の適応・選択

栄養剤の選択	適応する疾患例
成分栄養剤	上部消化管術後，上部消化管縫合不全，消化管瘻，急性膵炎，短腸症候群Ⅱ期，たんぱく漏出性胃腸炎，アレルギー性腸炎
成分栄養剤が第一選択，程度により半消化態栄養剤でもよい	炎症性腸疾患（クローン病，潰瘍性大腸炎），短腸性症候群Ⅲ期，慢性膵炎
半消化態栄養剤が望ましい	上部消化管通過障害，化学療法，放射線治療中，神経性食思不振症，重症外傷，熱傷
特殊病態用の経腸栄養剤が望ましい	肝不全，腎不全，耐糖能異常

消化態栄養剤： 医薬品と食品の2種類があり，窒素源としてアミノ酸，オリゴペプチド組成で，たんぱく質を含まないため消化が不要であるが，脂肪は十分含有されている．対象は消化不良や周術期などで用いられる．

成分栄養剤： 医薬品の栄養剤であり，窒素源が合成アミノ酸，脂質も微量であるため，小腸粘膜から吸収され，消化管刺激がなく腸管安静が保たれる．しかし浸透圧が高いことや，必須脂肪酸欠乏に対する配慮が必要である．適応は膵炎，クローン病，短腸症候群や肝不全などに用いられる．また流動性も高いので細いチューブでの使用が可能である．

経腸栄養法で注入する投与経路の選択にもよるが，それぞれの疾患や経腸栄養剤組成，製品特徴などによって適応と選択が決められる．主な適応・選択基準を**表4.A.2**にまとめた．

[経静脈栄養（PN：parenteral nutrition）]

栄養補給として消化管機能の使用が不可能な症例に栄養成分を輸液として，静脈に直接注入し補給する方法である．

①末梢静脈栄養（PPN：peripheral parenteral nutrition）

栄養補給で短期間経静脈的に注入する際に適応される．5～10%程度のグルコース，アミノ酸，脂肪乳剤などの投与に用いられる．しかし浸透圧の関係から静脈炎を起こし内膜肥厚や，血栓を生じ，十分な輸液量（高カロリー）投与は得られない．さらに，PPNは投与としてルート管理からも上肢留置であり，同じ部位に72時間以上留置しない．

②中心（完全）静脈栄養（TPN：total parenteral nutrition）

高カロリー輸液の投与が可能である．基本液（グルコース10～12.5%）にはアミノ酸，脂質，電解質などを含み輸液を投与する維持輸液法の1つである．ルート管理は鎖骨下静脈から挿入

コラム　経皮経食道胃管挿入術（PTEG）

PTEG（Percutaneous Trans Esophageal Gastrotubing）は，頸部食道（左鎖骨の上付近）にエコー（超音波）と透視で確認しながら食道瘻を作成し，そこに長いチューブを留置して先端を空腸に留置する手術である（**図4.A.3**）．

1998（平成10）年に保険適用＋胃切除者の高齢化などで普及した．胃切除術後で経皮内視鏡的胃瘻造設術（PEG）ができないケースにPTEGを行う．PTEGは頸部の自由度が向上し，QOLが改善するとされている．

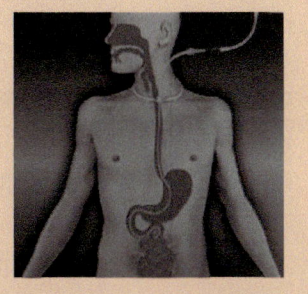

〈図4.A.3〉 PTEG（経食道胃管挿入術）
（経腸栄養の最新トピックス12号，ジェフコーポレーション 2012）

〈表4.A.3〉 輸液の目的

体液管理	水分の補給，電解質の是正，酸塩基平衡異常の是正
栄養補給	経口摂取が不十分・不可能な場合の栄養補給
血管確保	薬剤投与ルートの確保

〈表4.A.4〉 栄養補給で輸液の適応基準

N - balance	負の値が1週間以上継続
%標準体重	80％以下
アルブミン	3.0 g/dL 以下
トランスフェリン	200 mg/dL 以下
総リンパ球数	1,000 μL 以下
PPD 皮内反応	直径5 mm 以下

（テルモ輸液マニュアル，2006）
注）N-balance が最も重要である．上記のいずれか1つ満たした場合，栄養障害ありと診断し，栄養療法の適応となる．

して，先端を右心房近くの中心静脈に留置する．よって持続注入が可能であり，必要十分な栄養量を補給することができる．高カロリー基本液にはアミノ酸，総合ビタミン，微量栄養素などを混合した輸液も市販されている．TPN は長期投与も可能であり，感染症，代謝性合併症の予防に使用される一方，腸管免疫機能の低下による**バクテリアルトランスロケーション**＊（BT：bacterial translocation）現象を招くことがある．

③静脈栄養の目的と適応基準

輸液の種類は次の3つに分類される．①水分・電解質の補給・補正をする（開始液，脱水補給液，維持液，術後回復液など）．②栄養輸液剤で三大栄養素を補給する（末梢静脈，中心静脈）．③その他：血漿，血液量欠乏や低たんぱく血症の改善を目的とする（血漿増量剤，浸透圧利尿剤など）である．静脈栄養法の輸液で最も重要な目的は体液管理にある（**表4.A.3**）．栄養補給としての輸液の適応基準を**表4.A.4**に示す．

医療施設における栄養・食事療法と栄養補給は，経口，非経口投与，経腸栄養，静脈栄養法など高度化，多様化している特徴がある．それぞれの補給法は重要な役割を発揮し，栄養管理リスク比較など，多様な栄養療法や補給方法の種類と位置づけを理解することが求められており，医師，管理栄養士，看護師，薬剤師などで，栄養サポートチーム（NST）を編成し，患者に適切な栄養管理が選択され実践していく必要がある．

c 保健機能食品と特別用途食品

「保健機能食品」の位置づけは，「トクホ（特定保健用食品）」と「栄養機能食品」と「機能性表示食品」に分類される．トクホも栄養機能食品も一般の食品では表示することのできない「特定の保健効果」や「栄養成分の機能」等を表示することができ，自分に合った食品を選択するための情報を得ることができる（**図4.A.4**）．「トクホ」は個々の製品ごとに

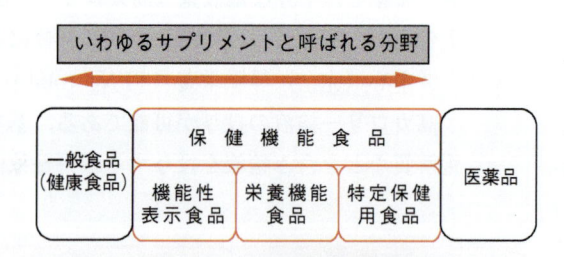

〈図4.A.4〉 保健機能食品の位置
（日本サプリメントアドバイザー認定機構編：サプリメントアドバイザー必携第3版，薬事日報社，2008 より引用・改変）

消費者庁長官の許可を受けており，保健の効果（許可表示内容）を表示することのできる食品に，「トクホ」マークを表示する．

1) 保健機能食品

本来，食品には3つの役割（機能）があり①「栄養」，②「おいしさ（嗜好性）」，③「病気の予防」の機能があり，その中で「栄養」や「おいしさ」については現代社会で充分に満たされているため，これからは食べ方を工夫して，生活習慣病などを予防することに食品の関心が移っている．この関心を満たすために，「機能性食品（functional foods）」という言葉が生まれた．

また病後の健康回復や食品による健康維持，健康リスクの低減などの意味の表示を可能とした食品群として，保健機能食品としての役割がある（**図4.A.4**）．

機能性表示食品： 特定の保健の目的が期待できる（健康の維持増進に役立つ）という食品の機能性を表示できる食品．平成27（2015）年に食品表示法改正によって新たに設定された．機能性食品は病者や妊産婦・授乳婦を対象とするものではない．

栄養機能食品： 高齢者や不規則な生活のなかで1日に必要な栄養成分をとれない場合に，栄養成分の補給を主な目的として摂取する．不足を補うための栄養成分の機能を表示している食品である（表示マークはない）．何らかの理由で食事から必要な栄養素を十分摂取することができない場合の補助として利用するものだということを十分に理解して使用する．

特定保健用食品（トクホ）： 健康が気になる人を対象とする食品．患者や消費者には，医薬品とは異なり病気の治療のために使用するものではないことを注意させる．なお，医師による治療を受けている患者が摂取する場合には，主治医に相談する必要がある．

2） 特別用途食品

特別用途食品制度に基づいて，特別用途食品として食品を販売するには，その表示について国（消費者庁）の許可を受ける必要がある．また特別用途食品には，「病者用食品」「妊産婦・授乳婦用粉乳」「乳児用調製粉乳」および「えん下困難者用食品」で，表示の許可に当たって，許可基準がある製品については，その適合性を審査される．許可基準のないものについては，個別に評価が行われる．さらに健康増進法に基づく「特別の用途に適する旨の表示」の許可には特定保健用食品も含まれる．特別用途食品の分類は新制度における（平成21年4月1日～）特別用途食品の分類（**図4.A.5**）で示されている．

対象とする乳児，幼児，妊産婦，病者などの発育または健康の保持，もしくは回復の用に供することが適当な旨を医学的，栄養学的表現で記載し，かつ用途を限定したものをいう．

特別用途食品として許可されたものには，許可証票がつけられている．

特に病者用食品の「特別な用途に適する旨の表示」とは，次に該当するものを指す．

①単に病者に適する旨を表示するもの．たとえば「病者用」「病人食」など．

②特定の疾病に適する旨を表示するもの．たとえば「糖尿病用」「腎臓病食」「高血圧患者に適する」など，また，「低たんぱく質食品」「アレルゲン食品」「総合栄養食品」（濃厚流動食）など．

コラム　栄養療法に用いる栄養剤

①栄養補助食品（dietary supplement）：食事に加えて摂取される製品である．栄養補助食品は経口で摂取され，通常は1種類または複数の食用成分（ビタミン，ミネラル，ハーブ，アミノ酸，酵素など）を含んでいる．「nutritional supplement（栄養補助食品）」とも呼ばれるものが該当する．

②経腸栄養法：液体で消化器系に投与される栄養補給の方式．栄養補給飲料や調整剤を経口摂取することであり，経管栄養法も経腸栄養の方式である．食物や飲料では栄養の確保が難しく，嘔吐や下痢がない場合に，経管栄養が用いられる．細い栄養チューブは使用する器官により，鼻を通して胃や小腸に配置する（経鼻管），または手術で腹部外側に作った開口部を通し，胃や腸管（PEG・PEJ）から投与される場合がある．

③非経腸栄養，腸管外栄養（静脈栄養）：栄養法の一種で，静脈内に栄養を注入する．非経腸栄養では消化器系が使われることがない．この方法は，嘔吐や重度の下痢，腸の疾患などのために腸管からの栄養吸収が不可能な患者に用いられる．大量化学療法や放射線療法，骨髄移植などの患者にも用いられることがある．非経腸栄養法で必要となるグルコース，アミノ酸，ビタミン，ミネラルを投与できる高栄養療法（hyperalimentation）であり，完全腸管外栄養（total parenteral nutrition：TPN）とも呼ばれる．

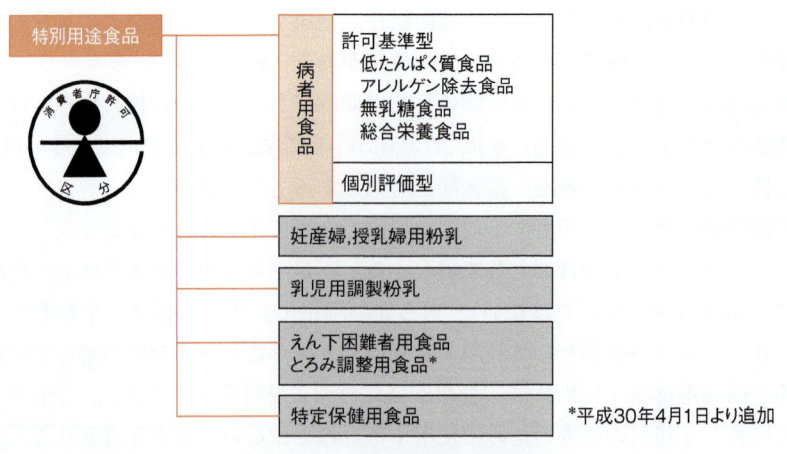

〈図 4.A.5〉 特別用途食品の分類

B 経口栄養補給法

　　入院患者に提供される食事は，「医療の一環として提供されるべきものであり，患者個々の性，年齢，体位，身体活動レベル，病状によって適正量が算定され，医師の発行する食事箋による栄養補給量または栄養管理計画に基づく栄養補給であることを原則としている」食事の質の向上と患者サービスの改善を目指して行うべきであると**入院時食事療養*** に定められている．経口摂取による栄養補給は，最も生理的な栄養摂取方法となる．

a 目　　的

　　経口栄養補給は，患者の食欲や食べる意思が存在し，咀嚼・嚥下機能において摂食行為が可能なこと，消化管機能や腸管に閉塞性病変が存在しないことが経口摂取の適応となる．補給される内容は，食事として摂取するので必要なエネルギー量・栄養素量を充足し，栄養状態の維持，改善につながることや各病態に応じた栄養素の量的・質的調整によって疾病の改善，治癒に貢献することが目的となる．

b 病人食と療養食

　　病人食とは，身体の栄養状態や病態に適した必要エネルギー量，必要栄養素量であり，バランスおよび形態も考慮された食事である．療養食は，障害者の療養状況や年齢を勘案し提供する食事で，高齢者施設では，咀嚼力，嚥下機能，消化器機能などを考慮したミキサー食，とろみ食など形態も考慮した食事が多い．

c 種類（一般治療食，特別治療食）

　　各医療機関では院内における食事基準が示されている．これを一般的に**食事箋*** あるいは**約束食事箋*** と称し，医師は適応する治療食の指示を行う．

　　食事の種類は日本人の食事摂取基準（2015年版）をもとに性・年齢別，身体活動レベルを配慮したライフステージ別の一般食と各疾患ガイドラインに基づく特別食に大きく分類される．

　　また，治療食の主成分別分類とその栄養基準を**表4.B.1**に例示する（p.10も参照）．

　　食事基準として示されている基本的事項について以下に示す．

　　①各食種の栄養素量は，平均的な値であり実際値には多少の日差変動がある（±5～10%未満）．エネルギー調整食のエネルギー量，たんぱく質調整のたんぱく質量，脂質調整食の脂質量，塩分制限の必要な食種の塩分量など，治療上数量の正確さを必要とする食種については出来る限りの日差変動は少なくする．

〈表 4.B.1〉 治療食の主成分別分類とその栄養基準

食種		エネルギー (kcal)	たんぱく質 (g)	脂質 (g)	炭水化物 (g)	食塩* (g)	適応疾患	算出根拠など
調整エネルギー食	E1200	1200	55	35	165	9・6・3 g	糖尿病，高度肥満症，脂質異常症，高血圧，急性・慢性肝炎，脂肪肝，高尿酸血症，妊娠高血圧症，心疾患	エネルギー： 25～30 kcal/kg IBW P：1.1～1.2 g/kg F：25% E
	E1400	1400	60	40	200			
	E1600	1600	65	45	235			
	E1800	1800	70	50	270			
	E2000	2000	75	55	300			
幼児食	幼児 1400	1400	50	35	220	5 g	4～6 歳	「日本人の食事摂取基準 2015 版」を参照 おやつを 2 回提供
調整たんぱく質食		1600	30	45	270	9・6・3 g	慢性腎臓病（糖尿病性腎症，ネフローゼ症候群，腎不全），腹膜透析，肝不全（肝性脳症）	エネルギー： 30～35 kcal/kg IBW P：0.6～0.8 g/kg IBW F：25% E
	P40E1400	1400	40	40	230			
	P40E1600	1600	40	45	260			
	P50E1800	1800	50	50	290			
調整脂質食	F10E1200	1200	55	10	225	6・3 g	胆のう炎，胆石症，膵炎，炎症性腸疾患（クローン病，潰瘍性大腸炎）	エネルギー：35～40 kcal/kg IBW P：1.1 g/kg IBW F：7～16% E
	F10E1400	1400	60	20	245			
	F10E1600	1600	65	30	270			

* 食塩 3 g は個別対応となる．

　②付加塩分の基準は，一般食は 7～9 g 未満/日とし，制限が必要とする場合は（6 g 未満/日・3 g 未満/日）の指示をする．

　③食事回数は，原則として成人は 3 回，幼児は 5 回（定時食事以外に 10 時・15 時の 2 回）を標準提供し，治療上，捕食など必要とする場合は指示をする．

d 常食，軟食，非固形食（ミキサー食，嚥下食など）

　各食種とも食べやすさを基本としてある．食事形態や硬さは，常菜では米飯に合う硬さ，軟菜では全粥に合う硬さに調節した食事である．

1) 常 食

　常食は，内科的疾患がなく，特別な栄養的調整を必要としない食事である．患者のライフステージ，病状を配慮し，適正エネルギー量・各栄養素必要量がバランスよく整えられている．食事形態は，主食が米飯で，副菜はそれに見合う食品の種類，調理であって特別な調整はない．適応疾患・対象は前項（「c 種類（一般治療食，特別治療食）」）を参照．

2) 軟 食

　食事形態が消化しやすく刺激の少ない食事であり，食事形態は，粥を主食とし全粥と重湯の配合比により七分粥，五分粥，三分粥，一分粥（お交り）に分けられる．適応疾患・対象は，消化器系疾患（胃・十二指腸潰瘍），術後，さらに食欲低下や消化・吸収力低下，口腔・嚥下機能低下時に提供される．献立・食品の対応は，主食の濃度によって選択する．

3) 非固形食

　流動食，ミキサー食，嚥下食，きざみ食があり，形態を調整した食事となる．

　流動食：　経口摂取開始時に用いられる食事で水分補給が主な目的である．主食は，重湯やくず湯で，味噌スープ（上澄み），すまし汁，ポタージュや白身魚，鶏卵，牛乳などにだしや野菜スープなどで流動状にし，野菜，果物は，ジュースにして提供する．栄養素必要量は満たせないため短期の提供となる．長期となる場合は，濃厚流動食（経腸栄養剤）や静脈栄養となる．適応病態は，口腔・食道疾患，消化器系疾患，術後の経口摂取開始時，嚥下障害，食欲不振，消化機能低下などである．

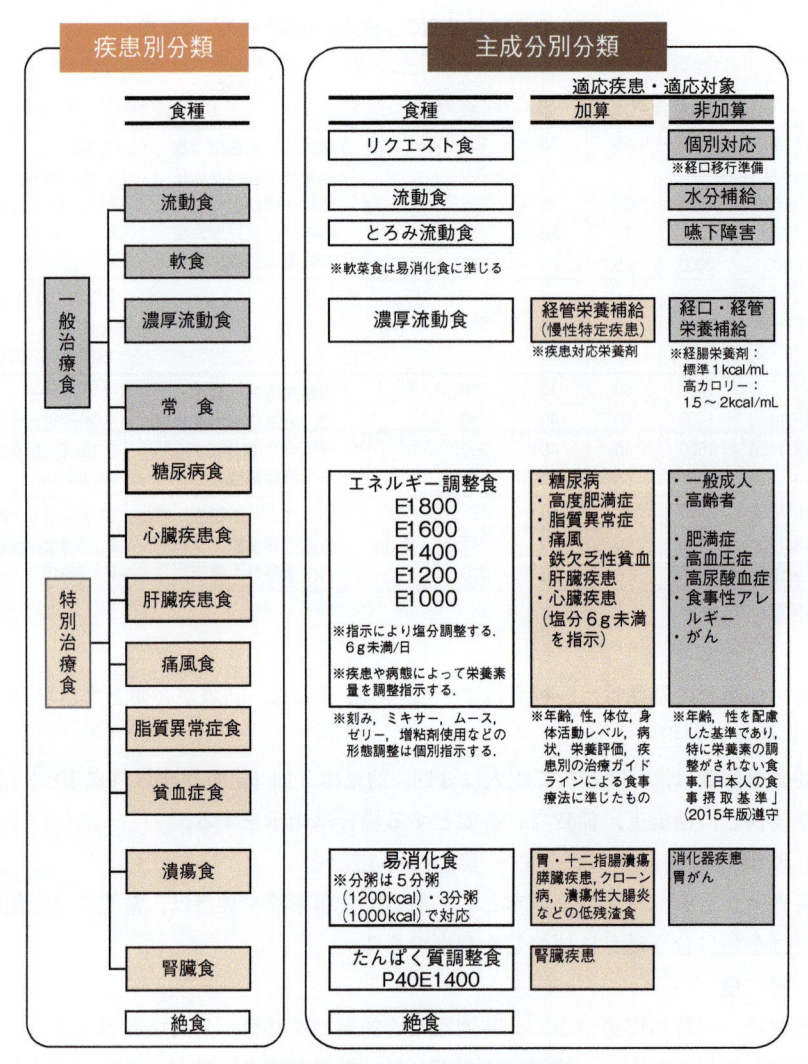

〈図4.B.1〉 病人食分類の対照表
(療養型医療施設の約束栄養箋から筆者作成)

疾患別分類

食種
- 一般治療食
  - 流動食
  - 軟食
  - 濃厚流動食
  - 常食
- 特別治療食
  - 糖尿病食
  - 心臓疾患食
  - 肝臓疾患食
  - 痛風食
  - 脂質異常症食
  - 貧血症食
  - 潰瘍食
  - 腎臓食
- 絶食

主成分別分類

食種	適応疾患・適応対象 加算	適応疾患・適応対象 非加算
リクエスト食		個別対応 ※経口移行準備
流動食		水分補給
とろみ流動食 ※軟菜食は易消化食に準じる		嚥下障害
濃厚流動食	経管栄養補給（慢性特定疾患）※疾患対応栄養剤	経口・経管栄養補給 ※経腸栄養剤：標準1 kcal/mL、高カロリー：1.5～2 kcal/mL
エネルギー調整食 E1800 E1600 E1400 E1200 E1000 ※指示により塩分調整する。6g未満/日 ※疾患や病態によって栄養素量を調整指示する。※刻み、ミキサー、ムース、ゼリー、増粘剤使用などの形態調整は個別指示する。	・糖尿病 ・高度肥満症 ・脂質異常症 ・痛風 ・鉄欠乏性貧血 ・肝臓疾患 ・心臓疾患（塩分6g未満を指示）※年齢、性、体位、身体活動レベル、病状、栄養評価、疾患別の治療ガイドラインによる食事療法に準じたもの	・一般成人 ・高齢者 ・肥満症 ・高血圧症 ・高尿酸血症 ・食事性アレルギー ・がん ※年齢、性を配慮した基準であり、特に栄養素の調整がされない食事、「日本人の食事摂取基準」(2015年版)遵守
易消化食 ※分粥は5分粥(1200kcal)・3分粥(1000kcal)で対応	胃・十二指腸潰瘍、膵臓疾患、クローン病、潰瘍性大腸炎などの低残渣食	消化器疾患 胃がん
たんぱく質調整食 P40E1400	腎臓疾患	
絶食		

ミキサー食：　軟食として作った食事（加熱した料理）をミキサーやフードプロセッサーを利用し，物性・粘度はペースト状の食事である．維持流動食として用いられる．適応病態は，脳障害（球麻痺）で嚥下障害，咀嚼障害，口腔障害などである．

嚥下食：　摂食・嚥下障害者を対象とした，物性や食形態を重視した食事の総称で，摂食・嚥下機能の評価レベルに対応する嚥下訓練食，嚥下食，介護食がある．障害の部位などに合わせ安全に食べることができるよう工夫され，経管栄養から経口栄養へ移行する訓練食として，さらに残存する摂食・嚥下機能を保持し，誤嚥を防ぐための食事である．対象者に合わせたきめ細かな対応が求められる．適応病態は，う歯や入歯など咀嚼力低下，高齢者（老化に伴う機能低下）などである．

きざみ食：　提供される食事の食材もしくは料理を細かく刻んだもので，一口大からみじんまで病態に合わせ調整される．かたい食材などは，細かい粒が口全体に広がり，飲み込むときにまとめることができずむせやすくなり誤嚥を起こす危険性がある．

B 経口栄養補給法

〈表 4.B.2〉 入院時食事療養における特別治療食算定

食種名	加算（算定条件）
腎臓疾患食	腎臓食に準じて扱う心臓疾患，妊娠高血圧症候群等の減塩食は食塩 6.0 g 未満の減塩食をいう．
肝臓疾患食	肝臓食とは肝庇護食，肝炎食，肝硬変食，閉塞性黄疸食（胆石症および胆嚢炎による閉塞性黄疸の場合も含む）などをいう．
胃・腸疾患食	十二指腸潰瘍の場合も胃潰瘍食として取り扱っても差し支えない．（手術前後に与える高カロリー食は，加算の対象としない．術後において胃潰瘍食を提供する場合は加算が認められる．）
腸疾患食	クローン病，潰瘍性大腸炎等に対する低残査食は特別食となる．
高度肥満食	高度肥満症（肥満度＋70％以上または BMI が 35 以上）に対する食事療法を行う
検査食	大腸 X 線検査，大腸内視鏡検査のために残渣の少ない調理済み食品を使用した場合は，特別な検査食となる．
脂質異常症食	脂質異常症食の対象となる患者は LDL コレステロール値 140 mg/dL 以上または HDL-コレステロール値 40 mg/dL 未満若しくは中性脂肪値が 150 mg/dL 以上
貧血食	貧血食の対象となる患者は血中ヘモグロビン濃度が 10 g/dL 以下，その原因が鉄分の欠乏に由来する．
無菌食	無菌食の対象となる患者は入院環境料に係る無菌治療室管理加算を算定しているもの．
経管栄養（鼻腔栄養）	経管栄養（鼻腔栄養）であっても特別加算の対象となる食事として提供される場合は当該特別食も準じて算定することができる．胃瘻より流動食を注入した場合は，経管栄養に準ずる．
先天性代謝異常	フェニルケトン尿症食，楓糖尿病食，ホモシスチン尿症食，ガラクトース血症食をいう．
痛風食	痛風
てんかん食[※1]	難治性てんかん（外傷性のものを含む．）の患者に対し，グルコースに代わりケトン体を熱量源として供給することを目的に炭水化物量の制限及び脂質量の増加が厳格に行われた治療食をいう．ただし，グルコーストランスポーター 1 欠損症又はミトコンドリア脳筋症の患者に対し，治療食として当該食事を提供した場合は，「てんかん食」として取り扱って差し支えない．
治療乳	乳児栄養障害に対する直接調製する治療乳

※1 平成 28 年診療報酬改定時に特別食の対象に，てんかん食を追加された．

e 特別治療食

疾患の治療を目的とする経口栄養補給であり，疾患別栄養管理と栄養成分別管理の 2 つに分類され，栄養成分別管理の食事基準が主流となっている（**図 4.B.1**）．

入院時食事療養を行う保険医療機関は医師の発行する食事箋に基づき，適切な栄養量および内容を有する献立作成，疾病治療のために提供された特別治療食において，一定額の診療報酬加算が認められている．入院時食事療養に基づいて非加算食と加算食の対象とに分けられる．加算食となる治療食とは，腎臓食，肝臓食，糖尿食，胃潰瘍食，貧血食，膵臓食，脂質異常症食，痛風食，てんかん食，フェニルケトン尿症食，楓糖尿症食，ホモシスチン尿症食，ガラクトース血症食および治療乳である（**表 4.B.2**）．

特別治療食として提供する食事は，栄養成分や栄養比率以外にも患者の嗜好面を含めた配慮も大切となる．一方で患者個々の病態は複雑化し，栄養補給も個別に栄養管理を実施するようになり，治療食は多様化している．

近年，治療食は糖尿病，高血圧，脂質異常症，肝臓・腎臓疾患で積極的な治療食の有効性や術後の早期回復を目的とした役割以外にも感染防止など術前からの予防的な役割も報告され確立されてきている．病態に応じた栄養補給は，各疾患の治療効果を高め，予後を改善する．

f 食品選択と献立作成

医療機関における治療食の食品選択と献立作成は各施設によって設定され，食事箋の栄養素基準量に基づいて献立作成される．献立の実際は在院日数を考慮した 10 日〜2 週間単位から 1 ヵ月や四季単位として作成・プランニングされている．献立の作成にあたっては，疾患の治療，回復が前提となり，療養中では「食事がたのしみのひとつ」となることも念頭に季節感，彩どり，切り方，味付け，盛り付けなどの工夫した献立が大切となる．

常食や軟菜食を「基本献立」として疾患別の献立に展開する．「献立の展開」について基本的な考え方を以下に示す．

①展開する治療疾患名と栄養素基準量，食品構成を決定し把握する．
②基本献立から食品材料の使用量を調整する．
③基本献立から食品材料の種類を調整する．
④基本献立から調味料の種類，使用量を調整する．
⑤基本献立以外からの新たな料理と一部入れ替える．
⑥基本献立から料理や食品材料を削除する．
⑦基本献立に他の料理や食品材料を追加する．
⑧**病者用食品**＊などの特性を理解し利用する．
⑨調理法を見直しをする．

治療食の調理は衛生的に考慮した安全・安心でなければならないため，施設設備（厨房，配膳室）の環境も加味した食品の選択，調理法，調理器具，配膳方法などの作業工程を基に実施されることが求められる．

C 経腸栄養補給法

a 目　　的

経管を介して栄養や水分を補給する方法を経管栄養法という．経腸経路による栄養投与は患者の食欲や摂食能力に依存しないために経口摂取が長期間行えない場合や栄養が不十分な場合に最適な栄養投与法である．侵襲や合併症の発生率も静脈栄養法に比べて低く，意識レベルの低下や嚥下困難，気管切開や人工呼吸器を装着している患者の栄養ルートとして用いることができ，患者の症状，胃腸管の構造と機能や胃内容物の誤嚥リスク，経管栄養補給法による投与期間に応じて胃瘻，腸瘻等，栄養ルートを決定する．経腸栄養補給法は静脈栄養に比べて生理的であり，自然な栄養補給法として，個々の患者に即した必要栄養量を適切に投与することを目的とした手法である．

b 適応疾患

腸管が機能している場合疾患に適応する（**表4.C.1**）．

[経腸栄養剤（食品）の選択基準]

経腸栄養剤（食品）の組成により患者の消化・吸収能力および患者の病態，水分ほか，栄養成分などの制限などにより選択する（**表4.C.2**）．

c 投与ルート（経鼻経管法，瘻管（胃瘻，空腸瘻））

経腸栄養の投与ルートは，投与期間や身体状況や諸症状によって，消化管アクセスを選択する．**図4.C.1**はASPENのガイドラインを一部改変したものであるが，おおむね4週間以内の栄養管理期間では経鼻経管栄養法を選択し，4週間以上にわたる栄養管理期間では胃瘻または空腸瘻を用いた方法を考慮する．胃・食道逆流の有無を考慮する必要がある．逆流の危険性がなく短期間投与の場合は経鼻・胃ルートを採用し，長期間投与の場合は胃瘻を採用する．反対に逆流の危険ありと判断した場合は，短期では経鼻・幽門後にルート留置し，長期間を想定する場合は空腸瘻あるいはPEG（経皮内視鏡的胃瘻造設術）の瘻孔を用いて長いチューブを空腸の起始部に留置（PEG-J）する，または外科的空腸瘻造設により栄養投与を施行する．

経腸栄養剤の投与方法には，持続的，周期的，間欠的，ボーラス投与の4つがある．

C 経腸栄養補給法

〈表4.C.1〉 経腸栄養剤の種類と特徴

(a) 区分

区分		半消化態栄養剤	消化態栄養剤	成分栄養剤
取扱い区分		医薬品・食品	医薬品	医薬品
栄養成分	窒素源	たんぱく質ポリペプチド	アミノ酸 ジペプチドおよびトリペプチド	アミノ酸
	糖質	デキストリンなど	デキストリン	デキストリン
	脂質と	LCT と MCT	LCT と MCT	LCT と MCT
	脂質含有量	25〜40%	6〜30%	1〜15%
	他の栄養成分	不十分〜十分	不十分	不十分
	繊維成分含有	水溶性・不溶性を添加したものも多い	無添加	無添加
製剤の性状	消化	多少必要	ほとんど不要	不要
	吸収	必要	必要	必要
	残渣	少ない	きわめて少ない	きわめて少ない
	浸透圧	比較的低い	高い	高い
	溶解性	比較的良好	良好	良好
	粘稠性	やや高い	やや高い	低い
	味・香り	比較的良好	不良	不良
	剤形	粉末製剤 液状製剤	粉末製剤 液状製剤	粉末製剤
適応		制限あり	制限あり	広い
栄養チューブ		(8Fr〜12Fr)	(8Fr)	(5Fr)

(ASPEN Board of Directors, 1993 より一部改変)

(b) 医薬品と食品の相違

	医薬品（経腸栄養剤）	食品（濃厚流動食）
法規	薬事法	食品衛生法
製造の条件	医薬品製造承認の取得	なし
成分の保証	規格	自主規格
配合できるもの	日本薬局方収載医薬品 日本薬局方外医薬品 食品添加物収載化合物	天然物 食品添加物収載化合物
診療報酬上の取り扱い	医薬品	特別治療食（経管投与のみ）
保険適用	あり	なし
患者負担 入院時	薬剤費に対する法定負担率	食事療法費の一部自己負担
患者負担 外来・在宅	薬剤費に対する法定負担率	全額負担
費用請求	薬価請求	給食費請求
管理	薬剤部	栄養部

(東口高志編：NST 完全ガイド，照林社，2005 より一部改変)

持続的投与： 一定の投与速度で24時間かけて栄養を投与する．

周期的投与： 通常1日12〜20時間をかけて連続投与する．

間欠的投与： 3〜4時間おきに30〜40分/回かけて投与する．

〈表 4.C.2〉 経腸栄養剤（食品）の選択基準

基本状況	栄養剤の特徴	栄養素の選択基準
年齢	成分組成	たんぱく質（NPC/N 比）
基礎疾患	水分	アミノ酸スコア
病状	電解質	必須アミノ酸含有量
栄養状態	栄養素	炭水化物（質・量）
消化管機能	たんぱく不耐	脂質量
栄養ルート	薬剤・食品	長鎖・中鎖脂肪酸（MCT）の比率
逆流	費用	必須脂肪酸含量
電解質バランス		ビタミン
必要水分量		ミネラル
その他，薬剤など		

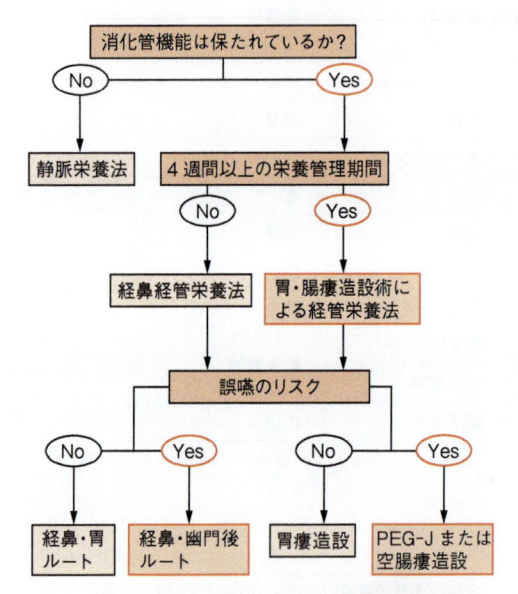

〈図 4.C.1〉 投与ルートの選択基準
（ASPEN Board of Directors, 2002 より一部改変）

〈表 4.C.3〉 経腸栄養剤投与における選択基準

選択項目	選択区分
栄養療法の実施基準	経鼻；投与期間 4 週間以内
	胃瘻・腸瘻；投与期間 4 週間以上
チューブの留置場所	胃
	十二指腸
	空腸
経腸栄養剤の投与方法	持続的
	周期的
	間欠的
システム	自然落下
	ポンプ

ボーラス投与：注射器を用いて 5～15 分かけて投与する．

d 経腸栄養剤の種類と成分

医薬品と食品扱いの経腸栄養剤がある．その種類は大きく半消化態栄養剤，消化態栄養剤，成分栄養剤に分かれ，日本人の食事摂取基準に基づいた経腸栄養剤と特殊な病態別の経腸栄養剤に大別される（**表 4.C.1**）．

e 投与方法

また，患者の病状や身体状況によって，経腸栄養剤投与期間，投与方法（**表 4.C.2**）などを決定する．その選択基準を**表 4.C.3**に示す．

f 経腸栄養の合併症と対応

1) 経腸栄養法の合併症

①機械的合併症
- 栄養チューブによる刺激（びらん，炎症）
- 誤嚥性肺炎
- 栄養チューブの閉塞

コラム　カテーテルの素材

ポリ塩化ビニール（PVC）：時間が経過すると硬くなりやすく，こまめな交換が必要．10日を超えて使用しない．
ラテックス：安価であるが，チューブの劣化や破損の可能性があり，胃液との摂取に適さない．シリコン製は，長期間使用可能で適切な位置にとどまる可能性が高い．胃瘻，腸瘻に適し，PVC製品と比べて物理的刺激も少なく，誤嚥性肺炎のリスクも低い．ポリウレタンは耐久性に高く，X線に不透過で患者に快適な素材であるPVCに比べて高価であるが，その耐久性と合併症のリスクが低い．
D節（静脈栄養補給法）も参照．

②消化器系合併症
・腹痛，嘔気・嘔吐，腹部膨満感
・下痢・便秘

③代謝性合併症
・脱水，電解質異常，酸・塩基平衡の異常
・リフィーディングシンドローム（9章A節2)項参照）
・高血糖，高炭酸ガス血症

2) 合併症と対応

①栄養チューブによる刺激・びらん，炎症
・栄養チューブの大きさ，材質などを考慮する．エレファント・ノース型に固定し，固定の絆創膏を毎日交換し，固定する部の皮膚を清潔に保つ必要がある．
・胃瘻（PEGを含む）および空腸瘻においては瘻孔の大きさに合ったチューブを使用し，消化液の漏出を防止する．

②誤嚥性肺炎（aspiration pneumonia）
・嚥下機能の障害で口腔内の汚染物質が気道へ流れて起こるため，口腔ケアを丁寧に行う．
・大きな栄養チューブを使用しない．
・経鼻栄養チューブの挿入留置は医師が行い，X線によるチューブ先端位置の確認を行う．
・経鼻栄養チューブ先端の位置確認は定期的に施行する．
・逆流による肺炎の場合には，胃の運動が十分なのか否かの判断を行う．
・胃内注入時は上半身を30〜45度起こし逆流を防止する．
・胃内に短時間で多量の栄養剤を注入しない．
・幽門後に栄養剤を投与する（必ずポンプを使用）．

③栄養チューブの閉塞
・間欠注入の場合，栄養剤注入終了時に約20〜30 mLの微温湯でチューブ内をフラッシュした後，チューブ内を10%の食用酢で充填する（10%の食用酢による閉塞防止）．
・持続注入の場合には4時間ごとに20〜30 mLの微温湯でチューブをフラッシュする．

④消化器系合併症
・腹痛，嘔気・嘔吐，腹部膨満感，下痢・便秘
・注入速度，栄養剤の組成，浸透圧，細菌汚染（栄養剤の細菌汚染）を考慮する．
・注入開始時は，25〜50 mL/時でポンプを使用する．

⑤代謝性合併症
・脱水，電解質異常，酸・塩基平衡異常，高血糖，高炭酸ガス血症などがある．

> **コラム　在宅栄養**
>
> 在宅栄養に使用する栄養剤は，患者の自費負担の軽減も1つの視野に入れて検討する．
> 　経腸栄養剤は，薬価と食品に分かれるが，薬品は薬剤と同様に処方され，診療報酬として算定される．反対に食品は全額自己負担である．継続した投与を行わなければならない場合は，薬価のものを使用することが多い．

- 脱水：水分の投与不足を注意する．必要熱量が1,200 kcal/日以下の長期の経腸栄養法；低ナトリウム，低クロール血症を呈することがある．
- リフィーディングシンドローム：長期の低栄養状態において栄養投与開始時にしばしばみられ，血中リン酸濃度が1.0 mg/dL以下になると，発熱，心不全，呼吸不全，中枢神経障害などの重篤な症状を呈するため，開始当初の栄養量は必要栄養量の1/2以下より開始する．
- 高血糖，高炭酸ガス血症：栄養投与開始時には毎日，少なくても週1回，慢性期においては2週に1回の各モニタの測定を行う．

g 在宅経腸栄養管理

　在宅成分栄養経管栄養法とは，諸種の原因によって経口摂取ができない患者または経口摂取が著しく困難な患者について，在宅での療養を行っている患者自らが実施する栄養法をいう．

D 静脈栄養補給法

a 目的

　腸管の使用が困難なとき，補助的あるいは病態によってはすべての栄養素を静脈に直接注入することを静脈栄養という．静脈栄養法は，経口，経腸栄養がともにできない場合，または経口，経腸栄養のみでは必要な栄養量を補給できない場合に，栄養補給を行うために実施される．

b 適応疾患

　ヒトは経口的に栄養素を摂取し，腸管から吸収することがきわめて生理的である．それゆえ，腸管が使用不可能，あるいは腸管を安静状態とすべき病態があれば静脈栄養の適応となる．静脈栄養の絶対適応となる疾患には，短腸症候群急性期，炎症性腸疾患急性期，消化管瘻発症期，イレウス，重症膵炎急性期，活動性消化管出血，汎用性腹膜炎などがある．相対的適応となる疾患としては，消化管手術直後，消化管出血，強い嘔吐，異化亢進時，抗がん剤や放射線治療副作用による経口摂取障害，神経性食欲不振症，心臓悪液質や栄養不良などがある．

c 中心静脈栄養と末梢静脈栄養

　PNには，中心静脈栄養法（TPN）と末梢静脈栄養法（PPN）がある．1986年にASPENから提示されたPN施行のガイドラインを示す（**表4.D.1**）．PNの投与経路選択については，栄養療法も施行目的，実施期間などに加え，投与熱量および輸液の浸透圧なども考慮する必要がある．

1）TPN

　TPNは心臓近くの鎖骨下静脈から上大静脈を介して留置した中心静脈カテーテルを通じて，高濃度，高浸透圧の輸液剤を投与する方法である．その他に中心静脈圧のモニタリング，末梢ルートから投与するのが危険な薬剤を投与するなどの目的でも使用される．高カロリー輸液を投与するため，PPNと異なり必要な栄養量を補給できる．高カロリー輸液を2週間以上投与する必要がある場合，適応となる．消化管が器質的原因または機能的障害によって全く使用で

〈表 4.D.1〉 高カロリー輸液ガイドライン（成人）

1. 日常治療の一部として行う場合
1）消化管の栄養素吸収能がない場合 　a．小腸広範囲切除患者 　b．小腸疾患〔強皮症，SLE（全身性エリテマトーデス），スプルー，CIIPS（慢性特発性偽性腸閉塞），クローン病，多発性小腸瘻，小腸潰瘍〕 　c．放射線腸炎 　d．重症下痢 　e．重症で長期間続く嘔吐 2）化学療法，放射線療法，骨髄移植 3）中等度〜重症膵炎 4）消化管機能の障害を目前にひかえている高度栄養障害患者 5）消化管が 5〜7 日間以上機能しないと思われる高度異化期患者 　　（敗血症，拡大手術，50% 以上の熱傷，多臓器外傷，重症炎症性腸疾患）
2. 通常，役に立つことが期待できる場合
1）大手術（大腸全摘，食道がん手術，膵頭十二指腸切除，骨盤内臓全摘，腹部大動脈瘤など） 2）中等度侵襲：中等度の外傷，30〜50% 熱傷，中等度膵炎 3）消化管瘻 4）炎症性腸疾患 5）妊娠悪阻 6）集中的治療を必要とする中等度栄養障害患者 7）5〜7 日間に十分な EN を行うことが不可能な患者 8）炎症による小腸閉塞 9）集中的化学療法を受けている患者
3. 十分な価値が認められない場合
1）消化管を 10 日以内に使用可能で軽度の侵襲や外傷を受けた栄養状態良好な患者 2）7〜10 日以内に消化管が使用できるかもしれない患者の手術・侵襲直後 3）治療不能な状態にある患者
4. 施行すべきでない場合
1）十分な消化吸収能をもった患者 2）高カロリー輸液が 5 日以内にとどまる場合 3）緊急手術が迫っている患者 4）患者，あるいは法的保護者が強力な栄養療法を希望していない場合 5）強力な化学療法を行っても予後が保証されない場合 6）高カロリー輸液の危険性が効果を上回る場合

(ASPEN Board of Directors, 1986)

きない，小腸疾患や小腸切除後で十分な消化吸収機能がない場合，重症急性膵炎，大手術の周術期，消化管瘻などは適応となる．また，経口摂取は可能であるが，化学療法などで強い嘔吐を認め，摂取量が少なく PPN では十分な栄養投与がなされない場合，経腸栄養を開始しているが，経腸栄養と PPN では十分な栄養投与がなされない場合などにより高カロリー輸液の投与が必要な場合は TPN の適応となる．

　TPN のメリットは，腸管をほぼ完全な安静状態に保てることである．デメリットは，十分な栄養量を補給するためには中心静脈カテーテルの留置が必要であり，挿入時や留置時にカテーテル関連血流感染症や血管壁穿孔などの合併症が発生する危険性を伴うことである．

2）PPN

　PPN は上肢または下肢の静脈を経由して栄養剤を投与する方法である．PPN はグルコース，アミノ酸，脂質を末梢から補給でき，異化亢進を抑制できる利点があり，TPN に比較して手技が簡便で合併症も少ない．末梢静脈から投与できる輸液製剤は浸透圧比で 3 以下のものに限られるため，1 日に投与できる栄養量は 1000〜1300 kcal/日である．ASPEN ガイドライン

では2週間以内はPPNの適応とされているが，実施にあたっては，施行期間だけでなく，末梢静脈の状態や必要とするエネルギー量なども考慮する必要がある．

PPNの適応としては，以下のような場合が挙げられる．

　①経口摂取や経管栄養は可能であるが，必要量が充足できない場合．

　②術前の栄養状態が良好で，早期に経口摂取が再開できると予想される場合．

　③イレウスや胃腸炎で一時的に経口摂取を中止する必要があるが，短期間で経口摂取が再開できると予想される場合

d　輸液の種類と成分（高カロリー輸液，維持液，糖，アミノ酸，脂質，ビタミン，ミネラル）

1)　高カロリー輸液（total nutrient admixture：TNA）

　糖濃度12％以上で，アミノ酸，脂肪，ビタミン，微量元素を含む輸液．脂肪が含まれない場合もある．TPNを用いる輸液には，高カロリー輸液用基本液，アミノ酸製剤，脂肪乳剤，これらを1バッグに配合した高カロリー輸液用キット製剤，総合ビタミン剤，微量元素製剤がある．

　①高カロリー輸液基本液：高カロリー輸液用基本液は，糖質，ナトリウム，カリウム，クロール，マグネシウム，カルシウムなどの電解質，微量元素と亜鉛が含まれている．糖質の濃度は15～36％まであり，糖質の種類は主としてグルコースのみあるが，グルコース，キシリトール，フルクトースが配合されたトリパレンがある．

　②アミノ酸製剤：たんぱく質の補給用として使用され，10～12％のアミノ酸製剤が市販されている．アミノ酸組成としては，必須アミノ酸/非必須アミノ酸（essential amino acid/non essential amino acid：EAA/NEAA）比を約1としたFAO/WHO基準と，分枝鎖アミノ酸（BCAA）を約30％に増量しEAA/NEAAを約1.4としたTEO基準（アミノ酸輸液検討会が1980年に設定）がある．TEO基準のアミノ酸製剤は侵襲期の使用に適する．病態別としては，腎不全用アミノ酸製剤や，肝不全用アミノ酸製剤がある．腎不全用アミノ酸製剤は，BCAAの配合比率が40％以上と高くEAA/NEAAが3前後と高めに設定されている．肝不全用アミノ酸製剤はBCAA配合率が35～37％，フィッシャー比（BCAA/芳香族アミノ酸，フェニルアラニン＋チロシン，AAA）が37や54と高めに設定されている．

　③脂肪乳剤：TPNにおける脂肪乳剤の役割は長期間（3週間以上）の無脂肪静脈栄養管理での必須脂肪酸欠乏の予防，糖質の過剰投与による高血糖や脂肪肝の防止である．わが国で発売されている脂肪乳剤はすべて大豆油トリグリセリドを主成分とするため，長鎖脂肪酸ですべて構成されn-6系必須脂肪酸であるリノール酸を主な構成成分とする．

　④総合ビタミン剤：TPN時には乳酸アシドーシスを防止するためのビタミンB_1投与はもちろんのこと，他の水溶性，脂溶性ビタミンの欠乏や過剰投与に注意する必要がある．ビタミンA，B_1，B_2，B_6，C，Kは光線によって不安定になるため，投与時には遮断が必要である．

　⑤微量元素製剤：微量元素のうち生体に必要とされている微量元素は鉄，亜鉛，銅，マンガン，ヨウ素，コバルト，クロム，セレン，モリブデンの9種類である．高カロリー輸液には亜鉛のみが含まれているため，その他の微量元素を投与するため微量元素製剤を添加すべきである．ただし微量元素製剤にはコバルト，クロム，セレン，モリブデンは含有されていないため，長期TPNではこれらの欠乏症に注意が必要である．

　⑥高カロリー輸液キット製剤：混注作業を簡便にし，静脈ラインを介した感染症を防ぐために，電解質液にグルコース，アミノ酸，13種類のビタミンと亜鉛を1つのバッグに調合したキット製剤が発売されている．また，糖質，アミノ酸，電解質にあらかじめ水溶性・脂溶性ビタミンが配合された製品や，糖質，アミノ酸，脂肪が配合された製品，水溶性・脂溶性ビタミン

および微量元素が配合された製品などが発売されている．これらの製剤は輸液剤調剤に伴う人件費や時間的コストの節約には有用である．一方で組成の変更の自由度が低いため，きめ細かい設定を要する場合には不向きである．

2) 末梢静脈栄養剤

PPN に使用する輸液剤には，7.5～12.5％糖電解質液，アミノ酸加総合電解質液，10～20％脂肪乳剤がある．

①7.5～12.5％糖電解質液：末梢静脈から糖質でエネルギー補給を行う場合に使用する．10％以上の糖質輸液剤では浸透圧が高く静脈炎を起こしやすい．

②アミノ酸加総合電解質液：糖とアミノ酸を同時に投与可能な維持電解質液である．約3％のアミノ酸と7.5％のグルコース投与ができる．従来のアミノ酸加総合電解質液にビタミン B_1 をあらかじめ配合した製剤も発売されている．

③脂肪乳剤：TPN に用いられる脂肪乳剤と製剤は同じである．PPN における脂肪乳剤投与の目的は①必須アミノ酸欠乏の予防，②エネルギー効率の高い栄養素の使用，③静脈炎発生の抑制（浸透圧比1，血管内皮保護作用）があげられる．投与速度は 0.1 g/kg/時以下で投与する．速すぎると加水分解できず，血中脂質の増加，発熱・発汗などの副作用，利用率の低下などが生じやすい．

④電解質輸液製剤：生理食塩水，リンゲル液，1号液，2号液，3号液，4号液などがある．グルコースに代表される炭水化物が配合されているが，水分とナトリウムを補給することが目的であり，必要栄養を満たすことは不可能である．1号液はカリウムを含まず，術後の開始液，あるいは水分を抑えてナトリウムを増量したいときなどに利用される．3号液はナトリウムとカリウムを含むので維持液ともいわれる．4号液はカリウムを含まずナトリウムが少ないので，術後回復液とも呼ばれ，高ナトリウム血症の治療液にもなる．

e 栄養補給の算定（輸液の調整）

1) 中心静脈栄養

導入期の1日目は，TPN 基本液1号，アミノ酸製剤または1号液と同等の糖濃度の高カロリー輸液キット製剤から開始する．TPN 導入期は，ならし期間であり血糖管理に注意しながら，目標栄養量まで徐々にカロリーアップする．

導入後4日目くらいの維持期には，設定した目標栄養量を投与する．維持期には，比較的血糖値も安定していることが多いが1回/週程度の血糖値や生化学検査を実施することが望ましい．また，投与量の10～20％は脂肪乳剤を用いて補給する．

TPN から離脱する場合には，導入期と反対に2～3日かけて徐々にエネルギーを少なくしていく．急に TPN を中止することは，低血糖を起こす危険性がある．

2) 末梢静脈栄養

経口摂取の不足を補う場合，食事摂取量の程度によるが水分，ナトリウム不足にならないようにする．食事量が1/2程度摂取できている場合は，アミノ酸加総合電解質液 500 mL 程度と維持輸液である3号液 500 mL 程度で食事量のモニタリングを行う．

末梢静脈栄養のみの場合，アミノ酸加総合電解質液を基本にアミノ酸を補う．輸液 1000 mL，アミノ酸 30 g 程度の内容は末梢静脈栄養が短期あるいは見通しがつかない初期に使用される．アミノ酸加総合電解質液 2000 mL と脂肪乳剤の組み合わせにより 1000～1300 kcal，アミノ酸 60 g 程度が補給でき，イレウスなど比較的短期間で経口へ移行できる場合に用いられる．脂肪乳剤の総投与量に占める割合は 20～30％とし，投与速度は 0.1 g/kg 体重/時を超えないように

する．

f 栄養補給に必要な用具・機械

静脈栄養を安全に実施するための基本は確実な輸液ルートの作成である．末梢静脈ルートの作成は容易であるが，短期間しか留置できない．中心静脈ルートは長期間留置できるが，その作成自体に合併症の危険があり，長期留置にも特別の工夫が必要である．

①カテーテル

・末梢静脈カテーテル：末梢静脈内に留置する短いカテーテルである．短時間の使用に用いられる翼付静注針，一定期間確実な輸液路を確保するための留置針がある（図4.D.1）．

・中心静脈カテーテル（CVC）：先端を中心静脈内に留置するカテーテル．抗血栓性にすぐれた材質のカテーテルを使用する．現在用いられているのはシリコーン製とポリウレタン製がほとんどである．シリコーン製は軟らかく長期留置用カテーテルとして最も多く使用されている．ポリウレタン製は温度依存性があり，挿入時には適度な硬さを保ち，留置後は軟らかくなる．短期留置用カテーテルとして多く用いられている．

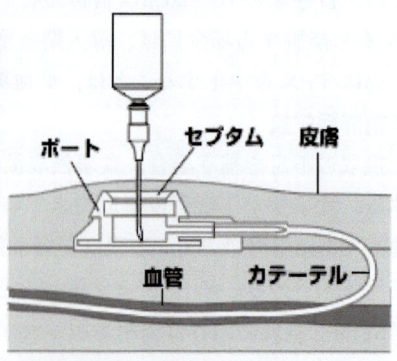

・完全皮下埋め込み式カテーテル（ポート）：血管内に留置するシリコン製カテーテルと皮下に埋め込むリザーバーからなる．非使用時には体外露出部分がないことが最大の特徴である（図4.D.2）．

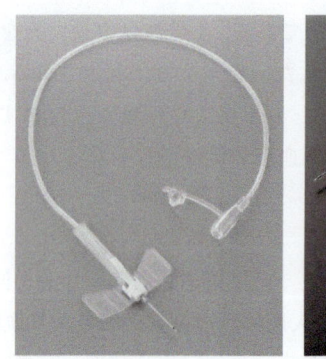

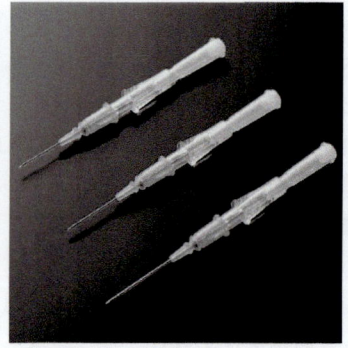

〈図4.D.1〉 末梢静脈カテーテル

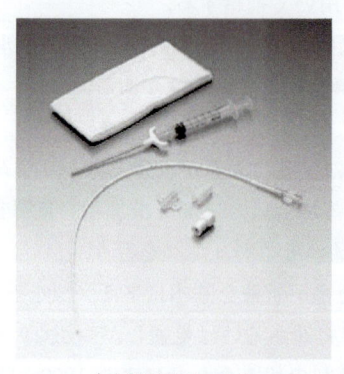

〈図4.D.2〉 中心静脈カテーテル
（メディコンホームページより）

②輸液ライン

・導入針，点滴筒（ドリップチャンバー），連結管，クランプからなる．通常，フィルターが組み込まれている．CVC 用輸液ラインでは closed system とするため，これらがあらかじめ組み込まれた一体型のものが用いられる．

③輸液フィルター

輸液の混合調整時や輸液ラインの接続操作に伴って細菌，真菌などの微生物や微粒子などが体内に入り静脈炎や敗血症を起こすのを予防する目的で輸液フィルターが輸液ラインに組み込まれる．脂肪乳剤，血液製剤などはフィルターを通らないので別の輸液ラインから投与する．

④輸液ポンプ

精密な注入速度が必要な場合にはポンプを利用する．ICU や CCU，小児あるいは心機能に問題がある症例などに際してはポンプの使用が必要である．

g 静脈栄養の合併症と対応（リフィーディングシンドローム，感染など）

1）リフィーディングシンドローム

栄養投与の開始前に水，電解質（リン，カリウム，マグネシウム），血糖値をモニタリングし，異常があれば補正の後，栄養投与を開始する．エネルギーは必ずゆっくり段階的に増量し，電解質のモニタリングを継続するとともに必要に応じてビタミン類や他のミネラルも補給する（9章 A 節参照）．

2）バクテリアルトランスロケーション

長期の中心静脈栄養法を行うと腸管の上皮粘膜が萎縮し細菌や毒素などが容易に体内に侵入できるようになる．このような現状をバクテリアルトランスロケーションという．腸管が使用可能な場合には早期に腸を用いた栄養投与へ移行することが予防となる．

3）カテーテルのトラブルによる合併症

血管内に留置したカテーテルを感染源とした血流感染をカテーテル関連血流感染と呼ぶ．カテーテルの種類，留置部位，留置期間，管理の問題などさまざまな要因が関係する．

h 在宅静脈栄養管理

在宅（中心）静脈栄養法（home parenteral nutrition: HPN）は原因疾患にかかわらず，中心静脈栄養以外に栄養維持が困難で，当該療法を行うことが必要であると医師が認めたものとされている．在宅（中心）静脈栄養法ガイドラインでは，状態が安定していて HPN によって QOL が向上すると考えられる場合，病院における TPN 管理が医師，看護師，薬剤師，栄養士が協調して問題なく行っており，在宅管理も訪問看護師や往診を含む協調のよいチーム医療体制で行えることなどを実施の条件としてあげている．

5 傷病者・要介護者への栄養教育

　傷病者のみならず要介護者も種々の栄養学的問題を有する場合が多い．栄養学的問題を解決できれば傷病者・要介護者はより安全な社会生活を送ることが可能となるであろう．また，傷病者・要介護者は問題解決のために支援者を必要とするケースもある．傷病者・要介護者ならびに支援者が主体的に栄養問題に取り組む姿勢を湧き立たせる栄養教育が必要である．そのためには医療，福祉，保健，社会，食品や調理などの広い分野の知識が必要となる．

A　傷病者への栄養教育

　栄養教育は各種疾患を有する患者やその家族を対象として，疾患の治癒・改善，病態の進展や増悪の抑制と阻止，合併症の予防，予後の改善ならびに QOL を高めることを目的として行われる．したがって，さまざまな疾患の病態や栄養管理・食事療法に関する幅広い知識と適切な食生活の実践に結び付ける栄養教育のスキルが必要となる．また，患者を取り巻く心理面・社会面・経済面などの環境を全人的にとらえた関わりが必要である．

　栄養教育の実施にあたっては，患者の情報から問題点の分析・整理を行い，教育目標や方法・媒体を決定する．栄養教育実施後には教育の評価を行う．栄養教育実施の記録は医療チーム共通のスタイルで診療録に残す．

　傷病者への栄養教育は，医師，看護師，薬剤師，管理栄養士，臨床工学技師，言語聴覚士などの医療専門職種との連携と統一見解での関わりが必要となる．

　また，効果的な栄養教育の実施には，各施設における教育システムの構築が必要である．

a　外　　来

　入院患者以外の外来患者に対して，患者自身が在宅で適切な栄養食事療法が実践できることを目的として行われる．指導方法には個別教育と集団教育の2種類がある．

1）個別教育

　患者個々の社会的背景や食習慣・嗜好，理解度，栄養状態など個人の特性に合ったきめ細やかな教育ができる．主に生活習慣病の患者に行われることが多い．

　厚生労働大臣が定める基準を満たせば，特定疾患治療管理料として外来個別栄養食事指導料130点の算定が可能である．

　糖尿病透析予防指導管理料は，増加する糖尿病の診療において課題となっている腎症の予防と進展の抑制を目的として平成24年4月の診療報酬改定時に新規に保険収載された．糖尿病性腎症第2期以上の患者に対し，医師が糖尿病透析予防に関する指導の必要性があると認めた場合に，腎症の治療に経験をもつ医師，看護師，管理栄養士からなるチーム医療で教育を行えば月1回に限り350点が算定できる．

2）集団教育

　同じ疾患をもつ患者に対して，糖尿病教室や腎臓病教室などの教室方式や栄養講座で行われる場合が多い．患者同士の会話や意見交換などにより患者間の人間関係が構築され，病気に対する不安の軽減，前向きに食事療法に取り組もうとする動機づけになりやすい．

A 傷病者への栄養教育

〈表 5.A.1〉 栄養教育の媒体

媒体	ツール	特徴
印刷物	パンフレット：テーマに関する内容を数枚綴じたもの．	絵や図・表，写真などを組み入れて視覚に訴え，理解されやすく持ち運びが簡単な媒体であり，指導後家庭においても食品や料理の再現性が容易である． リーフレットはオリジナルだけではなく市販品の使用も効果的である．
	リーフレット：テーマに関する内容の1枚もの．	
	日本標準食品成分表：多くの食品100gあたりの各種栄養素が示されている．	
	糖尿病食品交換表：糖尿病の栄養成分のコントロールを簡便に満たすことができるように工夫された交換表．	
	腎臓病食品交換表：腎臓病の栄養成分のコントロールを簡便に満たすことができるように工夫された交換表．	
	雑誌，料理の本	
	食品カード：食品や料理をカードにしたもの．	
掲示物	ポスター，パネル	視覚に訴え，実際に食べる量，個々の食品量の把握が容易である．栄養バランスのとれた組み合わせや，指示栄養量にあった量を認識できる． 実際の食品や料理は手間とコストがかかる．
	写真	
	食品模型（フードモデル）：ロウ細工で作られた実物大の食品・料理．	
	実際の食品や料理	
映像	映画，ビデオ	見る人の意識が画面に集中されるため，理解されやすく，効果的である．一方向にならないように注意する．
	スライド，OHP	
演示・演劇	デモンストレーション，紙芝居，人形劇	視覚媒体と併せて使用すると効果的である．
聴覚媒体	ラジオ，CD，放送	

（寺本房子ほか編：医療・介護老人施設における臨地実習マニュアル 臨床栄養学 第3版，建帛社，2006より一部改変）

効率的な栄養教育が可能であるが，指導者から患者への一方向の指導にならないような運営が必要である．教育媒体は，ビデオやスライドなどの映像も効果的である．**表5.A.1**に栄養教育の媒体を示す．

厚生労働大臣が定める基準を満たせば，特定疾患治療管理料として集団栄養食事指導料80点の算定が可能である．

b 入　　　院

入院患者に対して，退院後の在宅で患者自身が適切な栄養食事療法が実践できることを目的として行われる．指導方法は外来患者と同様に個別教育と集団教育の2種類があり，基準を満たせば，それぞれ外来と同じ栄養食事指導料が算定できる．

1）個別教育

疾病による不快な自覚症状を呈している時期を避けて行う．疾病治療の直接的手段となる特別治療食を摂取している患者が多く，入院食の喫食を通した教育も期待できる．

入院患者すべてに作成される栄養管理実施計画を通して栄養状態不良の患者をリストアップし，医師，看護師，薬剤師，管理栄養士などが共同して関われば教育効果が上がる．なお，厚生労働大臣が定める基準を満たせば，栄養サポートチーム加算200点/週が算定できる．

教育入院を目的とする場合も多く，各種疾患の教育入院用のクリティカルパスを施設の実情に合わせ作成しておく．

2) 集団教育

入院期間の短縮などより集団教育の機会は一般的に少ないものの，集団教育により多くの疑問が発生しやすいが入院時にはスピーディに対応が可能である．ベッドサイドでは患者と目線を合わせた位置で話すなど人間関係におけるマナーの遵守がどの栄養教育の場でも求められる．

c 退　　　院

病状の安定や身体活動量が入院時と異なることにより，入院中の栄養食事療法が変化する場合がある．新たな栄養食事療法の説明と，食事療法の実践に必要なリーフレットなどの媒体を資料として配布する．

栄養教育を含めた治療や病状変化の評価のために定期的な病院受診を促す．また，退院後に地域医療施設などに移行する場合も多い．食事療法に関する基本情報と栄養ケアマネジメントに関する情報書を作成し，退院後の施設に提供する．

d 在宅ケア

通院が困難な患者とその家族が対象となる．在宅患者は高齢で ADL が低く，咀嚼や嚥下機能が低下し，療養の継続に介護者の協力が不可欠なケースが多い．症状の安定，低栄養の予防，QOL を高めることを目的として栄養教育が行われる．

なお，通院が困難で在宅で療養を行い，特別治療食を必要とする患者に対して，管理栄養士が訪問して具体的な献立による実技を伴う教育の実施，他に厚生労働大臣が定める基準を満たせば在宅患者訪問栄養食事指導料が算定できる．保険医療機関と同一建物居住者以外の場合 530 点，同一建物居住者の場合は 450 点である．

B 要介護者への栄養教育

要介護者とは何らかの生活支援や介護が必要な状態にある．**表 5.B.1** に介護度別の心身の状態例を示す．

要介護者への「食べること」の支援は身体機能や生活機能の維持や改善に密接に関わり，要介護状態の重度化予防につながる．また，食べる楽しみは要介護者の生きがいの上からも重要な側面である．要介護者自身が望む自己実現を支援する栄養教育が求められるものの，介護度が高くなれば要介護者本人への栄養教育が困難な場合も多く，家族やヘルパー，ケアマネージャーなどの支援者との協働が重要になる．

a 入　　　所

種々の理由より自力で自宅生活が困難な要介護者が生活の場として施設に入所する．在宅への復帰を目標とせず終末期の看取りまでの場となる施設や，病気や障害の進行と悪化により退所し他の施設への入所が必要な施設，在宅復帰を目標にしているためおおむね3か月ごとに退所か入所継続の判定が行われる施設に分けられ，事業所形態により目的が異なる．

食事・排泄・入浴・就寝・健康管理などの日常生活全般の介護と，事業所形態により看護や医学的管理下における介護，機能訓練，その他必要な医療なども行われる．

また，要介護者の心身状況や病状の悪化，居宅における介護者の病気・冠婚葬祭などによる介護者の不在や介護者の**レスパイトケア***を目的として，短期間入所生活介護を利用する場合がある．

入所生活の楽しみに「食事」を第1位にあげる要介護者は多い．栄養状態の維持・低栄養状

〈表 5.B.1〉 介護度別の心身の状態例

介護度の目安	心身の状態例
要支援 1	部分的な支援を要する状態 日常生活動作はほぼ自立．手段的日常生活動作の一部に見守りや支援が必要．介護予防サービス利用により改善が見込まれる．食事や排泄はほとんど自力で行えるが，身の回りの世話，複雑な動作に支えが必要．
要支援 2	部分的な支援を要する状態 日常生活動作と手段的日常生活動作両方の一部に支援が必要な状態．介護予防サービス利用により改善が見込まれる．食事や排泄はほとんど自力で行えるが，身の回りの世話，複雑な動作に支えが必要．
要介護 1	部分的な介護を必要とする状態 日常生活動作の一部に支援が必要で，手段的日常生活動作に部分的な介護が必要．身の回りの世話や移動，複雑な動作に見守りや介助が必要．あるいは，問題行動や理解の低下がみられることがある．
要介護 2	軽度の介護を必要とする状態 日常生活動作と手段的日常生活動作の両方に部分的な介護が必要．身の回りの世話の全般，排泄，食事，移動，複雑な動作に見守りや介助が必要．あるいは，問題行動や理解の低下がみられることがある．
要介護 3	中等度の介護を必要とする状態 日常生活動作と手段的日常生活動作の両方が著しく低下し，ほぼ全面的な介護を要する．身の回りの世話や排泄，食事，移動，複雑な動作に全面的な介助が必要．あるいは，いくつかの問題行動や理解の低下がみられることがある．
要介護 4	重度の介護を必要とする状態 日常生活動作と手段的日常生活動作の両方が著しく低下し，介助なしには日常生活を営むことが困難．身の回りの世話や排泄，食事，移動，複雑な動作がほとんど自力ではできずに全面的な介助が必要．あるいは，多くの問題行動や理解の低下がみられることがある．
要介護 5	最重度の介護を必要とする状態 日常生活動作と手段的日常生活動作の両方が著しく低下し，介助なしには日常生活を営むことが不可能．身の回りの世話や排泄，食事，移動，複雑な動作がほとんど自力ではできずに全面的な介助が必要．あるいは，多くの問題行動や全般的な理解の低下がみられることがある．

日常生活動作：食事，排泄，更衣，整容（身だしなみ），入浴，起居（体を垂直方向に動かす，立つ，座る），移動（体を水平方向に動かす，歩行）など日常生活上の基本的動作．
手段的日常生活動作：日常生活動作の応用動作．

態の予防，基礎疾患を有する場合は療養食提供など栄養に配慮しながら，懐かしさをもたらす郷土料理や季節を感じる行事食などを積極的に取り入れ日々の食事が楽しくなるよう努めなければならない．

　また，食事摂取にリスクを抱えるものも多く，医師，看護師，介護士，理学療法士，作業療法士，言語聴覚士，介護支援専門員など多領域のスタッフとの連携が必要となる．咀嚼，嚥下，食事のスピード，要介護者本人の感想も確認しながら安全で適切な食事形態と栄養管理に関して決定する．

　なお，入所者ごとに栄養ケア計画に従った栄養管理を行い，定期的な栄養状態の記録と評価，見直しを行った場合，栄養マネジメント加算 14 単位が算定できる．経管栄養から経口摂取を進めるために栄養管理を行った場合には経口移行加算 28 単位の算定が可能である．著しい摂食機能障害を有し造影または内視鏡検査により誤嚥が認められる経口摂取の入所者に対し，経口維持計画に従った食事摂取を進めるための特別な管理を行った場合は経口維持加算 I 28 単位，摂食機能障害を有し誤嚥が認められる栄養管理では経口維持加算 II 5 単位が算定できる．医師の指示に基づく療養食の提供栄養管理をした場合は療養食加算 23 単位が算定できる．

b 通　　所

　要介護者の社会的孤立感の解消や心身機能の維持・向上と，介護者である家族の心身的な負担の軽減を図り，要介護者が住み慣れた地域で尊厳を保持しながら長く社会生活を継続できる

支援に主眼がおかれる．食事や入浴，排泄の介護のほか日常生活に関わる機能訓練などの支援を日帰りで行う機能訓練などの支援を行うが，他者との交流が苦手な高齢者もいるため，本人の意向を確認しながらサービスを提供する．

通所施設で提供される食事とおやつは利用者個々の摂食・嚥下機能の状態に合った形態であり，食事を通した栄養教育も可能である．

また，要支援1・2の認定を受けた利用者が要介護状態になることを防ぐことを目的とした介護予防通所介護では，運動機器向上サービス，栄養改善サービス，口腔機能向上サービス，**アクティビティ***を選択できる．栄養改善サービスでは，管理栄養士，看護職員，介護職員などが協働して栄養アセスメントを行い，栄養ケア計画を作成し，栄養食事相談などの栄養管理と定期的な栄養状態の評価を行う．

低栄養状態またはそのおそれのある利用者に，個別の栄養食事相談の栄養管理を行うなど厚生労働大臣が定める基準を満たせば，介護報酬として栄養改善加算150単位の算定が可能である．

c 居　　宅

高齢者は生活習慣病をはじめとした，さまざまな疾患を有し，病状も進行している場合が多い．さらに加齢により心身の諸機能が低下するなどで，年齢が高くなるほど介護を必要とする者は増加する．

居宅における主たる介護者は家族などの同居者が約61%，事業者が約15%，別居の家族が約10%，その他が不詳となっている．同居介護者の年齢は男女とも約7割が60歳以上で，うち4割は70歳以上の介護者が占めている．

在宅においても栄養食事療法の継続は病状や症状の安定のために不可欠で，良好なコントロールによって連鎖的に低栄養状態に陥ることや介護度の重症化を予防する．住み慣れた居宅で生活を送るために，栄養教育の果たす役割は大きい．

なお，特別食を必要とする，または低栄養状態の利用者に栄養管理に係る情報提供，指導，助言など厚生労働大臣が定める基準を満たせば，介護報酬として居宅療養管理指導費530単位の算定が可能である．

無理が少ない・負担が少ない方法は，主体的に取り組みやすい．居宅療養管理指導時には，要介護者と介護者の年齢や理解力，経済状況，要介護者宅の調理器具などの実情に合わせて食べ方，摂食・嚥下機能に沿った食事づくりの実際，食材の購入方法や配食サービス，レトルト食品，自助食器の紹介を適宜行う．要介護者が利用している他の介護サービス状況を把握し，ケアマネージャーを介してヘルパーや訪問看護師と栄養ケアマネジメントの連絡・調整を図る．

6 モニタリング,再評価

　モニタリングは,設定した栄養療法の目標に対する達成度を定期的に検討し,必要に応じて栄養療法の内容を修正するために行われる.また栄養管理が長期間に施行されている場合は定期的に「動的栄養評価」を用いて週1回程度,患者の栄養アセスメントを実施し,栄養状態の把握と共に栄養障害の有無とその状況について確認する.栄養療法の効果判定は,栄養指標だけではなく,病態も考慮して多角的に行う必要がある.栄養ルートの選択から,栄養素の組成,投与量の決定を行い,栄養管理を開始する.

A 臨床経過のモニタリングと再評価

a 臨床症状や栄養状態のモニタリング

　栄養管理の流れ(**図6.A.1**)をもとにモニタリングと再評価について示す.
　臨床症状や栄養状態におけるモニタリングのポイントは,栄養指標に関するものでは,
　①患者の状態を把握して栄養療法の適応・方法を決める(静的栄養評価).
　②定期的に測定して栄養療法の効果的判定を行う(動的栄養評価).
　③どこまで治療に耐えられるか.その適応はどうかを判定して適切な栄養法を選択する(予後判定栄養評価).
の3つに分類される(「静脈経腸ガイドライン第3版」p. 149-151).栄養ルートに伴う合併症や影響に対するモニタリングについて**表6.A.1**〜**表6.A.3**に示す.

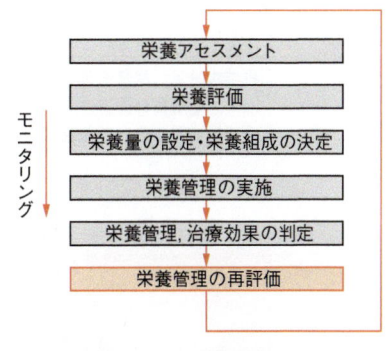

〈図6.A.1〉 栄養管理の流れ

モニタリング：栄養アセスメント → 栄養評価 → 栄養量の設定・栄養組成の決定 → 栄養管理の実施 → 栄養管理,治療効果の判定 → 栄養管理の再評価

b 栄養と投与量の再評価

　栄養設定および決定において,一番注意すべき事項は,過度な急激な栄養投与を避け,リフィーディングシンドロームに注意しなければならない.モニタリング,再評価においても状態変化の観察は重要である(**表6.A.4**).
　患者の栄養状態のリスク分類については,**図6.A.2**を参考に栄養管理を選択する.

c 栄養補給法の再評価

　現栄養ルートに伴うリスクを考慮し,モニタリングと評価を実施する.臨床症状や栄養状態については,モニタリングで述べたとおりである.**表6.A.2**,**表6.A.3**に基づき,再評価を行う(**図6.A.3**).

> **コラム　モニタリング時の注意**
> 　血液生化学検査などの基準は,測定方法などによって変わる.そのため,他院の検査データと自施設のデータ基準が異なることも想定に入れ,検査値の変化を確認する必要がある.

〈表 6.A.1〉 栄養管理における栄養指標

栄養指標に関するもの

身体計測	身長，体重，体重減少率，AC（上腕周囲長），TSF（上腕三頭筋皮下脂肪厚）
尿量	尿比重，尿糖，尿ケトン体，尿中尿素窒素
	尿中 3-メチルヒスチジン排泄量
血球検査	
皮膚症状	
生化学検査	血清電解質，血清総たんぱく，アルブミン，RTP（rapid turnover protein）
	肝，腎機能，血清脂質，骨格筋力（握力），呼吸筋力
摂取量	
精神症状	

栄養療法施行時の血糖管理（静脈経腸ガイドライン第 3 版，p. 154-156）

- 定期的に血糖管理をモニタリングする．
- 定期的に尿糖，尿中ケトン体をモニタリングする．
- 導入期は毎日，安定期は週 1 回を目安に血糖値をモニタリングする．
- 血糖値は通常 100～200 mg/dL の範囲内に維持することを目的とする．
- 中心静脈栄養を急に中断・中止する場合には，低血糖に注意する．

水，電解質に関する合併症予防のためのモニタリング（静脈経腸ガイドライン第 3 版，p. 156-157）

- 体重を定期的にチェックする．
- 投与水分量，尿量を正確に把握し，水分バランスを毎日チェックする．
- 水分，電解質の欠乏症を予防するため，経腸栄養剤に含まれる水分・電解質量を考慮して補充する．
- 血清電解質濃度と酸塩基平衡の定期的なモニタリングを行う．

〈表 6.A.2〉 栄養管理別モニタリングのポイント

静脈栄養管理	輸液ライン，カテーテル，カテーテル挿入部の皮膚 代謝性合併症
経腸栄養管理	消化器症状；嘔気・嘔吐，腹部膨満感，腹痛，下痢，胃食道逆流 呼吸器症状；誤嚥性肺炎など 代謝性合併症
経口栄養管理	嚥下状態 代謝性合併症

〈表 6.A.3〉 代謝性合併症のモニタリングのポイント

血糖	高血糖，低血糖
浸透圧	浸透圧利尿，非ケトン性候浸透圧性昏睡
水・電解質	脱水，水，電解質異常
酸塩基平衡異常	
肝機能	肝機能障害，脂肪肝，胆石
高アミノ酸血症	
血漿アミノ酸値異常	
栄養	必須脂肪酸欠乏症 ビタミン欠乏・過剰症 微量元素欠乏症
痛み	関節痛，骨痛
精神状態	うつ

〈表 6.A.4〉 リフィーディングシンドロームを引き起こしやすい状態

- 慢性低栄養状態（PEN）
- マラスムス
- クワシオルコル
- 長期間の絶食（1 週間以上の飢餓状態）
- 長期間の低エネルギー量
- 神経性食思不振症
- 心疾患およびがん悪液質

A 臨床経過のモニタリングと再評価

> ### コラム　モニタリング
>
> 　栄養設定量の評価つまり，栄養評価はアウトカムで評価が行われるため，最初の栄養設定は何を用いて設定を行ったか，記録し把握しておく必要がある．
> 　たとえば，現体重に体重当たりのエネルギー量を乗じて算出したものか，標準体重に体重当たりのエネルギー量を乗じて算出したものか，もしくはハリス–ベネディクトの式を用いて算出したものかによって，再評価時の設定の正確性は左右される．用いた算出方法も含めて再評価の対症であり，栄養設定および決定において，注意すべき事項である．
> 　また，栄養投与量が適切であるか否かは，先に述べた臨床症状や栄養状態のモニタリング（**表6.A.1**，**表6.A.3**）に基づき，再評価を実施し，栄養投与量を再決定する（**表6.A.5**）．
>
> 〈表6.A.5〉　栄養に関するモニタリングおよび再評価
>
> | | |
> |---|---|
> | エネルギー投与量 | 体重，体重減少率，AC，TSFをモニタリングし，エネルギー投与量を再評価する． |
> | 水分投与量 | 病脈栄養の場合は特にIn．Outで管理する．また，投与または摂取エネルギー量は少ない場合は代謝水も少なく，水分量が少なくなるため，注意が必要である． |
> | たんぱく質 | たんぱく質含有量，NPC/N比*，および実際の投与量を確認し，BUN*（血中尿素窒素）を含めた腎機能をモニタリングする． |
> | 脂質 | 静脈栄養の場合は，過剰投与（基本；1.0 g/kg/日以下），投与速度（0.1 g/kg/時以下）に注意確認．血清トリグリセライド値を注意深く確認する．必須脂肪酸の血清濃度を定期的に測定し，評価する． |
> | 糖質 | 静脈栄養の場合は，過剰投与（グルコース5 mg/kg/分）以下，（侵襲時4 mg/kg/分以下）に注意確認． |
> | ビタミン・微量元素 | 日本人の栄養摂取基準による1日推奨量に準拠し確認する．ただし，疾病については考慮する．血中濃度を定期的に測定する． |

d　栄養ケアの修正

　患者の身体状況，疾病状況，栄養状態，栄養ルートなどによって個々の患者に応じて栄養ケア計画は立てられる．その計画に基づき実施し，再評価する．再評価の段階で栄養ケア計画は栄養療法と栄養補給法選択の考え方に基づき再計画され，患者にとって一番有効的な方法で栄養療法を実施する．再評価までの期間は個々の患者によって異なるが，少なくとも入院時や栄養手法の変更時などは2〜3日程度で確認を行う必要がある．経口摂取可能な患者で，設定どおりの栄養提供を行っていても必ずしも栄養摂取の充足は行えているものではない．栄養ケア計画は，患者のQOLや精神状態など多くのケアを考慮し，他職種と連携して行わなければならない．

Step1	BMIスコア
BMI (kg/m²)	スコア
>20 (>30肥満)	=0
18.5～20	=1
<18.5	=2

Step2	体重減少率
過去3～6カ月間の意図しない体重減少率	
%	スコア
<5	=0
5～10	=1
>10	=2

Step3	最近の栄養摂取状態
5日間以上の栄養摂取を障害する可能性のある急性疾患の存在	
	スコア
無	=0
有	=2

Step1＋Step2＋Step3
↓

Step4	栄養障害の危険度の診断
Step1～3のスコアを合計し，栄養障害の危険度を診断する	
スコア0＝危険度低，スコア1＝危険度中等度，スコア2以上＝危険度高	

↓

Step4	栄養管理法の選択基準		
Score0（危険度低）	特別な管理を要しない	標準的な患者管理を行う．スクリーニングは入院中は週1回程度でよい
Score1（危険度中等度）	経過観察	厳重な観察が必要．食事摂取の状況に改善がみられなければ介入を要することもある
Score2（危険度高）	栄養療法を施行	栄養士あるいはNSTによる積極的な介入を要する

＊上記フローチャートはMalnutrition Universal Screening Tool (MUST)（静脈経腸ガイドライン第3版，p.154-156）に基づく．MUSTとは，英国静脈経腸栄養学会（British association for parenteral and enteral nutrition：BAPEN）の栄養障害対策委員会（malnutrition advisory group：MAG）によって考案された栄養障害スクリーニングの方法．

〈図6.A.2〉 患者の栄養状態のリスク分類

コラム　再評価時の注意

　強制栄養（静脈栄養，経腸栄養）に比べて，食事からの摂取量，特にきざみ食やペースト，ミキサーといった食事提供は，見た目の量が増えるために実際の献立よりも提供が少なくなる傾向が強い．再評価を行うにあたり，実際の提供量の確認も必要である．

コラム　栄養補給法の検討時の注意

　経口栄養は人間にとって，最も自然でかつ生理的ではあるが，患者の食欲，味覚，咀嚼，嚥下機能によって摂取量は影響を受けるため，必要栄養量を十分に供給できないこともある．必要栄養量や調整が十分に行えていない場合は，経腸栄養剤を経口併用するなど，方法を検討する必要がある．

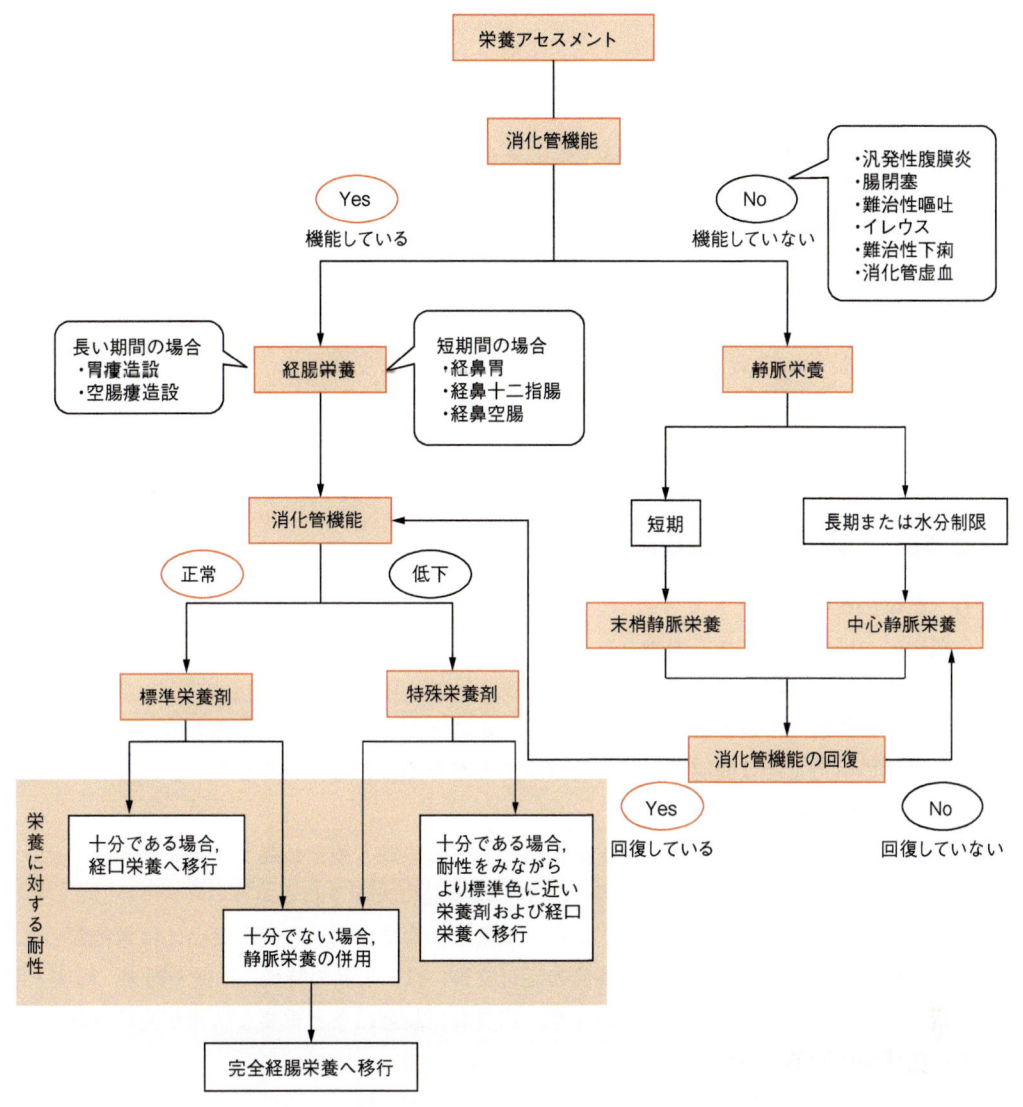

A 臨床経過のモニタリングと再評価

〈図 6.A.3〉 栄養療法と栄養補給法の考え方（ASPEN2002）
（日本静脈経腸栄養学会編：静脈栄養ハンドブック，南江堂，2011）

フローチャート：

- 栄養アセスメント → 消化管機能
  - Yes（機能している）→ 経腸栄養
    - 長い期間の場合：胃瘻造設、空腸瘻造設
    - 短期間の場合：経鼻胃、経鼻十二指腸、経鼻空腸
    - → 消化管機能
      - 正常 → 標準栄養剤
      - 低下 → 特殊栄養剤
    - 栄養に対する耐性
      - 十分である場合，経口栄養へ移行
      - 十分でない場合，静脈栄養の併用
      - 十分である場合，耐性をみながらより標準色に近い栄養剤および経口栄養へ移行
    - → 完全経腸栄養へ移行
  - No（機能していない）：汎発性腹膜炎、腸閉塞、難治性嘔吐、イレウス、難治性下痢、消化管虚血 → 静脈栄養
    - 短期 → 末梢静脈栄養
    - 長期または水分制限 → 中心静脈栄養
    - → 消化管機能の回復
      - Yes（回復している）
      - No（回復していない）

7 薬と栄養・食事の相互作用

　心筋梗塞や脳梗塞などの予防薬を服用しているときに納豆を食べたり，高血圧症治療薬をグレープフルーツジュースで飲んだりすると，副作用が現れる．また，治療薬の服用によって味覚や食欲が低下し，低栄養状態を生じうることもある．このように，薬と栄養素，飲食物との間に生じる相互作用はきわめて複雑で多岐にわたっている．すべての薬は有効な作用をもっている反面，有害な側面ももっている．したがって，患者の栄養管理に及ぼす医薬品の影響を熟知しておかなければならない．本章では，医薬品に関する基礎知識と，薬と栄養・食事の相互作用について学ぶ．

A　医薬品に関する基礎知識

1）医薬品とは
　医薬品とは，次のように定義されている．
- 日本薬局方に収載されているもの．
- 疾病の診断，治療または予防に使用されることが目的とされているもの．
- 身体の構造または機能に影響を及ぼすことが目的とされているもの．

2）医薬品の種類と特徴
　医薬品は，医師が処方する医療用医薬品と，医師の処方箋を必要としない薬局やドラッグストアなどで自由に購入可能な一般用（OTC）医薬品に大別される．
　基本的に医療用医薬品には各剤形に単一の薬しか含まれず，一般医薬品には数種類の医薬品が1つの剤形に含まれている．医薬品の添付文書には，製品の特徴，効能・効果，用法・用量，使用上の注意，保管・取り扱い上の注意，消費者相談窓口など重要な情報が記載されている．

3）医薬品の剤形
　医薬品の特性や使用目的に合わせて，内服薬（液剤，散剤，顆粒剤，カプセル，錠剤など），外用薬（うがい薬・点鼻剤，点眼剤，軟膏，貼付剤，座剤），注射剤などがある．

4）医薬品の代謝
　薬は，注射による血管内への直接注入をはじめ，経皮や粘膜，経口から胃や小腸で吸収され血液中に入り，血液循環に乗って全身を回っている間に患部に作用し，その後，肝臓などで代謝を受け，腎臓から体外へと排出される．このように，体内に取り込まれた薬が目的の臓器に到達して薬効を発揮して，体外へと排出されるまでの過程（吸収 absorption →分布 distribution →代謝 metabolism →排泄 excretion）を薬の体内動態といい，英語のイニシャルをとってADME（アドメ）と称している（図7.A.1）．

B　薬と栄養・食事の相互作用

　薬物相互作用は，その作用メカニズムの違いから，薬の吸収や代謝（薬物動態）に食事や食品成分が影響を及ぼす場合と，薬の効き方（薬動力学）に食品成分が影響を及ぼす場合に分類される．相互作用の程度としては，薬の作用が相加的（足し算的），相乗的（かけ算的）に増大

B 薬と栄養・食事の相互作用

代謝　肝臓に送られた薬は、体の細胞に吸収されやすい形に変化したり、分解されたり、毒性を弱められたりする。こうした肝臓での化学変化のことを薬物代謝という。

吸収　口から入った薬は、胃で溶けて小腸から血液中に取り込まれ、門脈を経由して肝臓に運ばれる。

排泄　薬として働き終えたものは、体外に排出される。水溶性のものは腎臓から尿として体外に出る。肝臓から胆汁中に出て便の中へ出るもの、呼気や汗、乳汁、唾液に出るものもある。

分布　肝臓で代謝されなかった薬は大循環に移り、血漿たんぱく質と結合して全身へ送られる。目的とする患部に直接作用したり、中枢や細胞の酵素に働きかけて病気を治す。

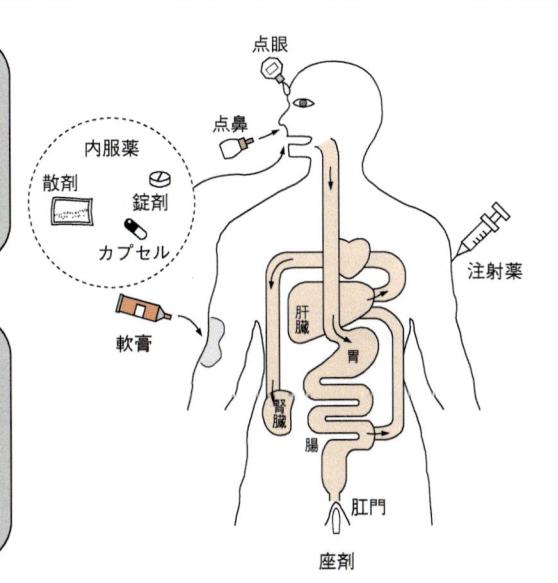

〈図 7.A.1〉　薬の体内動態

コラム　薬の正しい飲み方

　服用した薬の効果を最も効率的に発揮させるには、それぞれの薬に特有な血中薬物濃度を維持するように服用する（**表 7.A.1**）。
量：服用量を守ると同時に、錠剤をかみ砕いたり、カプセルを開けて飲んだりしない。
間隔：薬が代謝・排泄されて血中濃度が低下する頃にまた服用し、血中の薬物濃度を一定に維持する。
時期：指示どおりの時間に服用する。

〈表 7.A.1〉　薬の正しい飲み方

用法	服用時間	主な薬
食前	食事のおよそ 30〜60 分前	胃液の分泌促進薬、食欲増進薬、鎮咳薬、制吐薬、糖尿病治療薬など
食後	食後のおよそ 30 分後（食後 2 時間まで）	胃腸を刺激しやすい薬や消化を助ける薬など
食直後	食事のすぐ後	胃腸障害の副作用を防ぐ、または、食直後の方が効果のある薬など
食間	食後およそ 2 時間後	空腹時の胃粘膜保護薬や、食物の影響で吸収が減少する薬など
○時間ごと	食事に関係なく一定の間隔	抗生物質やぜんそく薬など
寝る前	寝る直前か、およそ 30 分前	睡眠薬や就寝中や早朝に起きる発作を予防する薬、便秘薬など
頓服	その症状が起きたときに必要に応じて	痛み止め、下痢止め、解熱剤、狭心症発作を抑える薬など

コップ 1 杯の水で服用：薬は水あるいは白湯に溶けることによって、腸の粘膜から吸収されやすくなりその効果を発揮する。
勝手な判断で服用を中止しないこと：高血圧治療薬などの服用を突然中止すると、これまで薬によって抑えられていた血圧が異常に高くなってしまうことがある。したがって、服用量の増減や服薬の停止は必ず医師の指示に従う。

する場合と、減弱（拮抗作用）する場合がある。

a　栄養・食物が医薬品に及ぼす影響

1）薬理効果に対する栄養・食物の作用

　栄養や食物が薬の体内動態に影響を与える因子は、①食事の有無や特定の食物によって薬の吸収量や吸収パターンが変化する。②食品中の特定成分が薬の代謝に影響を与える。③血中たんぱく質が低下する低栄養状態では薬の体内分布が変わる。また、ある種の食品成分との間には、④目的とする薬効を打ち消すような相互作用や、逆に⑤薬効が増幅して副作用が出るよう

コラム　医薬品とサプリメント

〈表7.A.2〉 医薬品とサプリメント

法律	薬事法		健康増進法・食品衛生法		
区分	医薬品（医薬部外品を含む）		サプリメント		
	病気の予防や治療をするために，名称，成分，分量，用法容量，効能効果，副作用について，品質・有効性及び安全性に関する調査を行い厚生労働大臣が認めたもの．		医薬品と食品としての性格を持ち，かつ原材料が食品であるものをいい，「健康の維持増進を目的として利用される食品」（日本臨床栄養協会）．こうした食品のうち，カプセルや錠剤，粉末，顆粒，抽出エキスなど，通常の食品とは異なる形態をしたものをサプリメントと呼んでいる．		
名称	医療用医薬品	一般用（OTC）医薬品	栄養機能食品	機能性表示食品	いわゆる健康食品
定義	主に病院などの医療機関の医師の診断と処方に基づき使用される医薬品．	医師による処方箋がなくても薬局・ドラッグストアーで購入できる医薬品．	定められた基準にしたがって，製造者の自己認証により表示を行った食品	事業者の責任において，科学的な根拠に基づいた機能性を表示した食品	これらの食品は品質や製品の規格を保証しているものであり，効果を保証しているものではない
表示内容	効果・用法・用量を記載．医療用医薬品の添付文書あり．	効果・用法・用量を記載．一般用医薬品の添付文書あり．	1. 栄養機能食品である旨及び当該栄養成分の表示 2. 栄養成分の機能 3. 一日当たりの摂取目安量 4. 栄養成分の量及び熱量 5. 摂取の方法 6. 摂取する上での注意事項 7. バランスの取れた食生活の普及啓発を図る文言 8. 消費者庁長官の個別の審査を受けたものではない旨 9. 一日当たりの摂取目安量に含まれる機能に関する表示を行っている栄養成分の量が，栄養素等表示基準値に占める割合 10. 栄養素等表示基準値の対象年齢及び基準熱量に関する文言 11. 調理又は保存の方法に関し特に注意を必要とするものは，当該注意事項 12. 特定の対象者に対し注意を必要とするものにあっては，当該注意事項	1. 機能性表示食品である旨 2. 科学的根拠を有する機能性関与成分及び当該成分又は当該成分を含有する食品が有する機能性 3. 栄養成分の量および熱量 4. 1日当たりの摂取目安量当たりの機能性関与成分の含有量 5. 1日当たりの摂取目安量 6. 届出番号 7. 食品関連事業者の連絡先 8. 機能性及び安全性について国による評価を受けたものではない旨 9. 摂取の方法 10. 摂取する上での注意事項 11. バランスのとれた食生活の普及啓発を図る文言 12. 調理又は保存の方法に関し特に注意を必要とするものにあっては当該注意事項 13. 疾病の診断，治療，予防を目的としたものではない旨 14. 疾病に罹患している者，未成年者，妊産婦（妊娠を計画している者を含む．）及び授乳婦に対し訴求したものではない旨 15. 疾病に罹患している者は医師，医薬品を服用している者は医師，又は薬剤師に相談した上で摂取すべき旨 16. 体調に異変を感じた際は速やかに摂取を中止し医師に相談すべき旨	特別な，機能や効果の表示はできない．
審査許可	厚生労働省による審査		国への許可申請や届出は不要	消費者庁に届け出，国の審査・許可不要	日本健康食品規格協会（JIHFS・GMP）が認定
処方箋	必要	不要	不要	不要	不要
特徴	各剤形に単一の薬しか含まれていない．そのため，解熱剤，咳止め，胃薬等々複数が処方される．	数種類の医薬品が1つの剤形に含まれている．そのため，1カプセルまたは1錠服用すればよい．	表示できる成分 【脂肪酸】n-3系脂肪酸 【ビタミン】ナイアシン・パントテン酸・ビオチン・ビタミンA・ビタミンB_1・ビタミンB_2・ビタミンB_6・ビタミンB_{12}・ビタミンC・ビタミンD・ビタミンE・葉酸 【ミネラル】亜鉛・（カリウム）・カルシウム・鉄・銅・マグネシウム	サプリメントや加工食品，飲料に限らず，野菜や魚，肉などの生鮮食品も同制度の適用 「おなかの調子を整える」「内臓脂肪を減らす」など具体的な体の部位を挙げて健康効果を表示できる 受理された届け出情報はすべて，消費者庁Webサイトで公開される	食品から抽出された物質で，人体にも存在し活用されている物質である．基本的には栄養素，ビタミン，ミネラル，ハーブ，食物繊維，アミノ酸・DHA，青汁，グルコサミン，コラーゲン，コエンザイムQ10，セサミン，ブルーベリー，ウコンなど

GMPマークを目印に健康食品を選びましょう！

※ GMP：Good Manufacturing Practice の略で，適正製造規範と訳されている．原料の入庫から製造，出荷にいたるすべての過程において，製品が「安全」に作られ，「一定の品質」が保たれるように定められた規則とシステムのこと．
健康食品（特に錠剤やカプセル状のもの）は，製造の過程で濃縮や混合などの作業が行われるため，製品中に含まれる成分量にバラつきが出たり，汚染などにより有害物質が混入したりする可能性がある．この問題を未然に防ぐためにGMPが導入されるようになった．健康食品GMPガイドラインの3原則は，①各製造工程における人為的な誤りの防止，②人為的な誤り以外の要因による製品そのものの汚染および品質低下の防止，③全製造工程を通じた一定の品質の確保である．

な相互作用がある．

①薬の吸収に影響を与える

食事の有無：食後は肝臓の血流量が一時的に増加し，薬物代謝は減少するといわれている．非ステロイド性消炎鎮痛薬（インドメタシンファルネシル）やEPA剤（イコサペント酸エチル）は，脂溶性が高く吸収に胆汁酸を必要とするため，空腹状態ではほとんど吸収されないが，食後に服用すると吸収されて血中濃度が上昇する．高血圧治療薬（ラベタロール，メトプロロール），抗てんかん薬（カルバマゼピン）も食物は吸収を増加させる．一方，ACE阻害薬（カプトプリル），抗生物質（セファクロル）などは，食物が吸収を減少させるので空腹時に投与する．

牛乳（乳製品）：牛乳（乳製品）に含まれるカルシウムは，抗生物質（テトラサイクリン），ニューキノロン系抗菌薬や骨粗鬆症治療薬（ビスホスホネート）などと強く結合し，薬の吸収を低下させる．一方，角化症治療薬（エトレチナート）や抗真菌剤（グリセオフルビン）は吸収を増大し作用を高める．また，アルミニウム塩を主剤とする制酸剤は大量の牛乳との併用でミルク-アルカリ症候群（高Ca血症，アルカローシスなど）が現れる．

高たんぱく食：高たんぱく食やアミノ酸により，β遮断薬（プロプラノロール）は血中濃度を上昇させ作用を増強させる．パーキンソン治療薬（レボドパ）は腸管からの吸収阻害により効果が減弱する．

pHの低いコーヒーや炭酸飲料：禁煙補助薬（ニコチンガム）は，かむことによりニコチンが口腔中に溶けだし，口腔粘膜より吸収されることを利用したものである．しかし，コーヒーや炭酸飲料，ビール，ワインを飲みながら，また，飲んだ後使用すると，口腔内が酸性になるためのニコチンの吸収が低下し効果が脆弱する．

②食品成分が薬の代謝に影響を与える例

グレープフルーツジュース：代謝酵素の活性を抑制する．吸収された薬は主として肝臓で代謝されるが，小腸粘膜にも薬物代謝酵素（CYP3A4）が存在しており，吸収時に服用した薬の一部が代謝され薬効を失う．グレープフルーツジュースに含まれる苦味成分の1つであるジヒドロキシベルガモチンがこの酵素の活性を低下させると考えられている．

高血圧治療薬の一種であるカルシウム拮抗薬（フェロジピン，ニフェジピンなど）をグレープフルーツジュースで服用すると，水で服用した場合に比べて血中の薬物濃度が2～3倍に増加し，血圧低下や心拍数の増加，頭痛，顔面紅潮，めまいなどの副作用を生じることがある．また，免疫抑制薬（シクロスポリン），HIV治療薬（サキナビル），HMG-CoA還元酵素阻害薬-スタチン系（シンバスタチン），鎮静睡眠薬（トリアゾラム），喘息・アレルギー治療薬（テルフェナジン）なども同様である．

喫煙：喫煙は，肝薬物代謝酵素（CYP1Aなど）を誘導する．この酵素を経由する薬物の代謝・排泄速度を増大させ血中濃度を低下させる．そのため，喘息治療薬（テオフィリン），β遮断薬（プロプラノロール），抗不整脈薬（メキシレチン），抗うつ剤（イミプラミン），鎮痛剤（ペンタゾシン），ベンゾジアゼピン系抗不安剤（ジアゼパム）などは喫煙により作用が減弱する．

インスリン依存性糖尿病（1型）患者では，喫煙に伴う末梢血管収縮作用により皮下からのインスリンの吸収が遅れるため，非喫煙者よりインスリンの必要量が増大する．さらに，交感神経興奮による血糖値上昇作用も加わり，血糖コントロールが不良となる恐れがある．

セントジョーンズワート（セイヨウオトギリソウ）：抗うつ作用やリラックス効果があるといわれ，健康食品として流通している．このハーブには薬物代謝酵素（CYP3A4）を誘導する働きがあり，免疫抑制薬（シクロスポリン）や経口避妊薬（エチニルエストラジオール），抗

HIV治療薬（サキナビル），強心薬（ジゴキシン），抗不整脈薬（ジソピラミド），喘息治療薬（テオフィリン，アミノフィリン）などと一緒に飲むと，薬の代謝が亢進し作用を脆弱させる．

③栄養状態が薬の体内分布に影響を与える

吸収された薬のほとんどは血液中でたんぱく質（主にアルブミン）と結合して体内を循環している．しかし，低栄養状態が続き血中のたんぱく質濃度が低下することによるたんぱく質と結合しない遊離型薬物濃度の上昇と肝薬物解毒代謝活性の低下により，組織に薬が取り込まれやすくなり作用が増強される．

④食品成分が治療効果を打ち消す

ビタミンK： 血液凝固に必要ないくつかの因子の生合成は肝臓で行われ，ビタミンKが関与している．血栓症の予防薬である抗凝固薬（ワルファリンカリウム）は，ビタミンKの作用に拮抗して血液の凝固を妨げている．しかし，納豆（納豆菌），青汁，クロレラおよびビタミンKの多い緑黄色野菜を大量摂取すると体内のビタミンK量が増加し，その作用が脆弱する．

⑤食品成分が治療効果を増幅して副作用が出る

アルコール： 酒やビールなどに含まれるアルコールは，中枢神経の働きを抑制する作用をもつ．一方，睡眠導入薬トリアゾラムをはじめ抗不安薬ジアゼパム，ハロペリドール，抗精神病薬クロルプロマジン，抗てんかん薬カルバマゼピンやフェノバルビタールなども神経の抑制作用を有することから，両者の効果が相加的になる．また，抗凝固薬ワルファリンカリウム，抗うつ薬アミトリプチリン，強心剤ジゴキシンなどは薬剤の分解抑制により作用が増強される．さらに，断酒薬＊としてのシアナミドやジスルフィラム，抗菌薬としてのセフォペラゾンやラタモキセフなどは，アルデヒド脱水素酵素の阻害作用によりアセトアルデヒドが蓄積し，少量の飲酒によっても極度に不快な副作用が出現する．

糖尿病治療薬（インスリン，経口血糖降下薬）とアルコールの併用は，アルコールによる糖新生阻害により低血糖が生じる．また，血圧降下剤は，アルコールの血管拡張作用による血圧降下作用増強により，立ちくらみ，起立性低血圧が生じる．

b 医薬品が栄養・食物に及ぼす影響

1）味覚，食欲，栄養素の消化，吸収，代謝，排泄に及ぼす薬物の作用

①味覚の変化

薬剤が亜鉛とキレートを形成し亜鉛の排泄を促進し二次的亜鉛不足を生じたり，薬剤が味蕾を直接障害したり，薬剤の副作用で唾液の分泌量が減少し味を感じにくくなったりと味覚障害（味覚不全，味覚減退）を引き起こす原因はさまざまである．抗腫瘍薬（メトトレキサート），関節リウマチ治療薬（ペニシラミン），解熱鎮痛薬（アスピリン），降圧剤としてのカルシウム拮抗薬，ACE阻害薬（カプトプリル），抗生物質，抗菌薬（スルホンアミド）など多数存在する．

②食欲

統合失調症やうつ病に使用される向精神薬（クロルプロマジンやジアゼパムなど）や抗ヒスタミン薬（シプロヘプタジン），胃液の分泌を促進するステロイド剤（テストステロン誘導剤やグルココルチコイドなど）などは食欲亢進作用があり，いずれも体重が増加する．

食欲低下をきたす薬剤には，中枢神経興奮薬（アンフェタミンやメチルフェニデートなど），抗ヒスタミン薬（ジフェンヒドラミン），マクロライド系抗生物質（ジョサマイシンなど）がある．がん化学療法剤（シクロホスファミドやカルボプラチンなど）は細胞障害性の薬物であるが，強い悪心・嘔吐をもたらす．食欲不振による摂食量の減少は低栄養を生じ，これがチアミン，亜鉛，たんぱく質欠乏を招き，さらなる食欲不振を引き起こす．

③栄養素の消化，吸収，代謝，排泄

　胃酸分泌を抑制することによって消化性潰瘍の治療に用いられる H_2 受容体拮抗薬（シメチジンなど）は食物の消化・吸収を促進する.

　一方，多くの薬は栄養素の吸収を抑制する．痛風治療剤（コルヒチン）は，消化管粘膜の障害を引き起こし脂肪，カロテン，ナトリウムおよびビタミン B_{12} などの腸管吸収を阻害する．多量の飲酒は，チアミンと葉酸の吸収障害を生じ，その結果，末梢神経炎と貧血を生じる．制酸剤（炭酸水素ナトリウム，酸化マグネシウム，水酸化マグネシウム）は，腸管における pH の上昇をもたらしビタミン B_2 の吸収を阻害する．抗菌薬（硫酸フラジオマイシン）は，腸の繊毛の組織変化を生じ，膵リパーゼの阻害による脂肪の消化障害，胆汁酸の吸収抑制により，脂肪便，脂溶性ビタミンの吸収障害を生じ，カルシウム欠乏を招くこととなる．抗がん剤（メトトレキサート）は，葉酸拮抗物質で核とたんぱく質の合成を障害したり，腸管におけるカルシウムの吸収も抑制したりする．抗結核薬（パラアミノサリチル酸）は，脂肪吸収の障害や Ca，Mg，Fe，葉酸およびビタミン B_{12} の働きを抑制する．

　消化障害を起こす薬として，α-グルコシダーゼ阻害薬は，二糖類分解酵素（α-グルコシダーゼ）の作用を阻害し，糖質の消化吸収を遅延させることによって，食後の過血糖を抑制する．

　肝臓で代謝された薬は腎臓より尿中へ排泄される．一般的には，水溶性の高い物質ほど尿中に排泄されやすくなる．解熱鎮痛剤（アスピリン）のように pH が変化するとイオン化する薬は，尿が弱アルカリ性になると薬は水に溶けやすい型となり排泄を促進させる．

2） 水・電解質に及ぼす薬物の作用

①水

　浮腫や腹水の治療は，通常，塩分・水分制限と利尿薬の投与を行う．ループ系・サイアザイド系利尿剤，下剤の大量投与による脱水を招く．また，副腎皮質ステロイド薬は浮腫を招く．

②電解質異常をきたす薬物

　高ナトリウム（Na）血症： 中枢神経系抑制薬は水分摂取を減少させる．副腎皮質ステロイド，浸透圧利尿剤，リチウム，コレスチラミン，ラクツロースなどは薬物によって尿濃縮能が低下し，過剰の水が排泄されると高 Na 血症をきたす．

　低ナトリウム（Na）血症： 抗ヒスタミン薬，抗うつ薬は過剰の水分摂取により，ループ系利尿剤，サイアザイド系利尿剤は尿の希釈機能の低下により低 Na 血症を起こす．

　高カリウム（K）血症： 強心配糖体，抗がん薬は細胞内から細胞外へ K が放出され，β遮断薬，非ステロイド抗炎症薬，カリウム保存性利尿薬（アミロライド）は腎からの K 排泄の障害により高 K 血症をきたす．

　低カリウム（K）血症： 下剤・緩下剤の長期使用や利尿薬，甘草，炭酸脱水酵素阻害薬などは消化管や腎からの K 喪失により低カリウム血症となる．

　高カルシウム（Ca）血症： 大量の制酸剤と牛乳を長期間使用するとミルク-アルカリ症候群を呈し高 Ca 血症となる．腎からの Ca 排泄を減少させるサイアザイド系利尿薬や血中 Ca 濃度を増加させるビタミン D，ビタミン A の大量摂取は高 Ca 血症の原因となる．

　低カルシウム（Ca）血症： 抗てんかん薬はビタミン D 代謝を増加させ腸管での Ca 吸収を減少させる．ループ利尿薬は腎からの Ca 排泄を増加させ低 Ca 血症をきたす．

　高マグネシウム（Mg）血症： Mg 含有薬物の腎不全患者への投与は高 Mg 血症をきたす．

　低マグネシウム（Mg）血症： 下剤の長期投与，利尿薬，アミノグリコシド系抗生物質，抗がん剤（シスプラチン）は腎からの Mg 排泄を促進させ低 Mg 血症をきたす．

8　栄養ケアの記録

　診療録には患者の基本情報，主訴，現病歴，既往歴，家族歴（遺伝性が関与する疾患や家族構成など），システムレビュー（問診），患者プロフィール，社会歴，身体所見と検査，臨床検査，治療方針，治療経過などが記録されている．管理栄養士は医療の記録である診療録から患者情報を正確に把握し，栄養ケアを確実に実施し記録する責務がある．栄養ケアの情報はチーム医療スタッフへの情報でもある．

A　栄養ケア記録の意義

　臨床栄養管理の栄養評価，栄養補給法，栄養指導内容などの記録は医療機関内，施設内，病病連携，病診連携，地域連携，在宅診療の治療の一環としての栄養情報である．
　栄養ケア記録は初期の栄養管理録と継続の栄養食事管理録がある（図8.A.1）．

B　問題志向型システム（POS）の活用

a　POSの概要

　リストアップされた患者の基礎情報から1つ1つの問題点をとらえ，効果的な問題解決のための初期計画を作成し，実行しその経過記録をとる診療記録で，POS（problem oriented system）はケア記録と監査と修正から構成されている（図1.C.3参照）．
　監査（Audit）とは栄養ケア計画時に問題解決の目標設定と実行の結果の栄養状態の変化，効果達成度，新たな問題などを監視・評価することである．修正とは監査での問題点を修正してケアのさらなる向上を目指すことである．
　チーム医療の医師，看護師，管理栄養士，薬剤師，医療技術者などの専門職が記録方法を統一することにより情報の共有化ができ，患者の視点に立った問題解決を目指すシステム・方策でもある．
　Problem（問題）とは患者の栄養状態，食生活，社会的・経済的情報などである．これらを科学的にリストアップし，解決すべき問題点を整理する．
　Oriented（志向・指向）とは問題点を解決させるための策略である．栄養ケアプランでもある．

b　POMR

　問題志向型診療記録（POMR：problem oriented medical record）は4つのプログラムがある（図8.B.1）．
　①基礎情報（data base）：　患者・クライアントの栄養ケア・栄養補給法・栄養指導に必要な情報を診療録記録や医療スタッフや患者・家族から収集する．
　②問題リスト（problem list）：　基礎情報から重要な問題点をリストアップして，#1，#2，…などと番号をつける．
　・栄養食事に関わる主な問題は食事時間，食事回数，欠食，間食，アルコール量，偏食，早

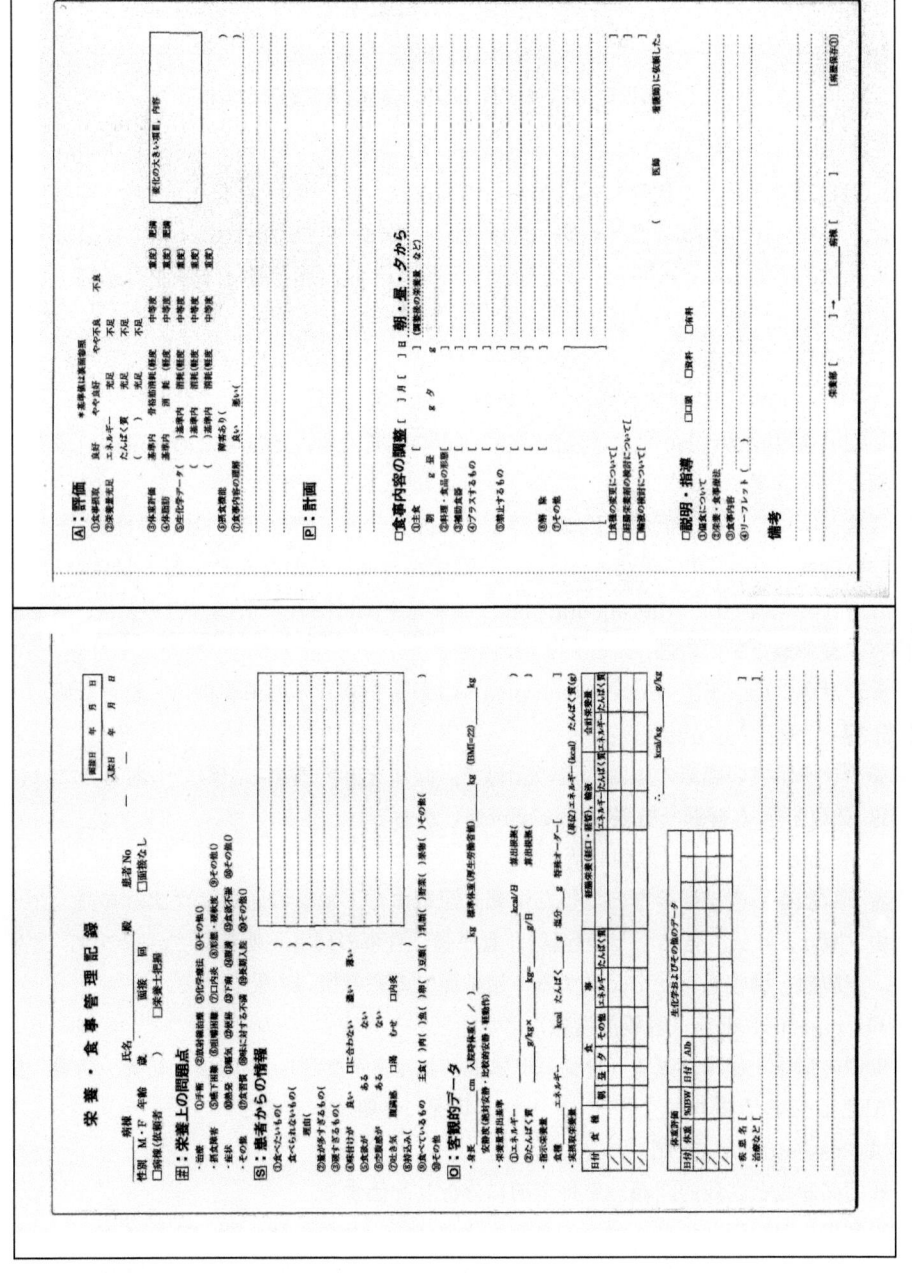

B 問題志向型システム（POS）の活用

〈図 8.A.1〉栄養食事管理記録の例

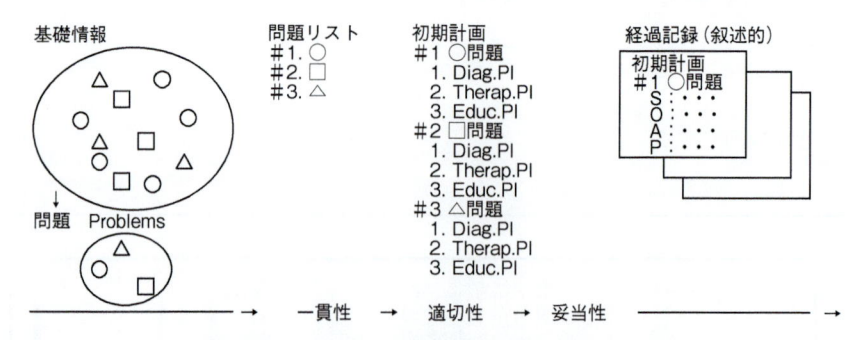

〈図8.B.1〉 POMR（問題志向型診療記録）の流れ

食い，過食，少食などの食生活の状況からの問題点
　・エネルギー・たんぱく質・脂肪・炭水化物（糖質）の摂取量の過不足，微量栄養素（カルシウム・鉄・亜鉛など）の不足，水溶性ビタミンの不足，脂溶性ビタミンの過剰，食物繊維不足の問題点
　・個人の病識への取り組み・自己管理への意志・行動変容（実行性），家族環境（家庭家族，単身赴任，一人暮らし），居住地区，社会的・経済的，宗教上などの問題点
　③初期計画（initial plan）：　問題解決のための診断計画，治療のための計画，栄養教育・指導計画などを立案する．
　④栄養ケアプラン：　計画記録は目標ごとに診断計画・治療計画・教育計画を記載する．
　・診断計画（Dx・DP：diagnostic plan）は栄養評価に必要な基礎情報の収集のための計画．
　・治療計画（Rx・TP：therapeutic plan）は栄養療法に関わる栄養素の必要量，食品構成，食事内容，食形態などの計画．
　・教育計画（Ex・EP：Educational plan）は患者・家族への栄養指導・教育計画．

C 経過記録（Progress notes）

　栄養ケアや治療の臨床の追跡経過の記録で，問題を再評価する記録でもある．これには叙述的記録（SOAP）と経過一覧表（flow sheets）がある．
　①S：subjective data（主観的情報）
　患者・家族から直接問診などで得た情報を記載する．食事の面では食欲の有無，食べられない理由（嘔吐，吐気，発熱などの症状），食事量，食事の硬さ・軟らかさ，味つけ，食品の好き嫌い，空腹感・満腹感などを記載する．精神面での患者情報も記載する．
　②O：objective data（客観的情報）
　医療側の情報．身体計測値（身長・現体重・上腕筋囲など），臨床検査結果，病態，食事摂取量，ADLからの消費エネルギー，ストレス状況，体組成測定など．
　③A：assessment（評価）
　主観的問題点と客観的問題点を科学的に分析し評価する．
　栄養食事摂取評価と栄養と関わる血液生化学data（総たんぱく質，アルブミン，ヘモグロビン，コレステロール，総リンパ級数など）の評価，食生活・環境の評価，栄養補給法・食事療法の評価，栄養教育・指導・相談の評価，自己管理・エンパワーメント評価を記載する．
　定期的に評価するシステムの構築が必要である．
　④P：plan（計画）
　栄養・食事療法を継続できる計画を立案する．

B 問題志向型システム（POS）の活用

〈表8.B.1〉 変化ステージに役立つ介入方法

ステージ	介入方法
前熟考期 食事を変化させることを考えていない	1. 相談できるという信頼関係をつくる 2. 感情表現に反応する 3. 考え方や行動を知る 4. 情報を提供する 　　相談を続けられる関係を目指す
熟考期 必要性・利益はわかっているが迷っている	1. 迷っていることを理解する 2. 食事療法の利益と不利益の意見を話し合う 3. 体験・家族の協力 　　迷っていることを肯定的にとらえ考え方が整理できるよう手伝う
準備期 すぐに始められる状態，少しずつやっている状態	1. 行動を段階的にレベルアップする 2. 栄養教室への参加を勧める家族にも参加してもらう 　　目標を段階的にレベルアップ
行動期 行動が開始された時期	1. より深い知識と技術の提供 2. 行動とその結果の関係を理解する方法 3. 再発予防・問題解決技術 　　失敗や後戻りを防ぐための対策
維持期 セルフケアがコントロールされている時期	1. 失敗や変化を見過ごさない 2. QOLへの配慮 3. ライフイベント対策
逸脱と再発 　逸脱 　再発	要因：個人的要因，環境要因，対人関係要因 失敗：状況や考え方を発見する 　　　以前の行動に戻る

（石井均編著：栄養士のためのカウンセリング論：行動の変化ステージと介入法，建帛社，2002を改変）

・診断計画．〔例〕体重，血圧，血糖値・HbA1c，ヘモグロビン・ヘマトクリット，LDLコレステロール・中性脂肪などのモニタリング
・治療計画．〔例〕各疾患のコントロールを図るための栄養量を決定する．
・教育計画．継続するための具体的なプログラムの作成．〔例〕栄養食事療法と関わる栄養基準と食品量，食品選択方法などを計画に入れ，各種媒体を使用して，わかりやすい教育を実施する．

患者・クライアントの行動変化のステージにより教育計画は異なるので状況を把握し，実行可能な教育の介入計画を図り支援する（**表8.B.1**）．変化ステージは前熟考期，熟考期，準備期，行動期，維持期がある．

・要約（summary）
　一連の栄養ケアマネジメントが終了したときは，問題ごとにSOAP方式に則って，それぞれの問題がどのような経過を経て退院に至ったかを要領よくまとめ，要約を作成する．この記録は診療録にファイルされるため，他の医療スタッフへの貴重な情報提供となる．

9 疾患・病態別栄養ケアマネジメント

　管理栄養士は疾患ごとに病態の特徴，診断法および一般的治療法などの医学的な基礎知識を十分理解したうえで，傷病者の身体状況を把握し，服薬状況，摂食機能などを含めた栄養アセスメントを行う．そして，栄養アセスメントに基づき関連職種と連携して栄養ケアプランの作成，実施，モニタリング，評価からなる栄養ケアを行う．
　本章では，栄養ケアの流れを理解し，疾患・病態別の栄養ケアマネジメントが実施できる方法を習得する．

A　栄養障害

a　たんぱく質・エネルギー栄養障害（栄養失調症）

　栄養失調症（PEM：protein energy malnutrition）とは，食事の質と量の不足により慢性的に栄養状態が低下し，たんぱく質またはエネルギーおよびその両方が欠乏する状態をいう．

1）病　態

　主な原因は長期間の栄養摂取不足である．発展途上国では飢餓，すなわち食糧不足が大きな問題であり，40〜60％にみられる．先進国では，呼吸不全症候群，腎障害，肝障害，悪性腫瘍末期，エイズ，重症結核など種々の疾患の合併症として認められ，特に小児領域では思春期に多い神経性食欲不振症（思春期やせ症），小児虐待による栄養失調症などが挙げられる．
　栄養失調症はマラスムスとクワシオルコルに分けられる（**図9.A.1**）．両者とも重症の場合は死亡率が高い．
①マラスムス：　エネルギーとたんぱく質の不足による栄養失調症であり，体重の減少が著明，肝臓でのたんぱく質合成能は比較的保たれている．感染症，疾病や創傷治癒の遅延などのリスクが高くなり，乳幼児に多発，胃腸障害を伴い死亡率も高い．皮下脂肪の減少と骨格筋の減少が特徴である．
②クワシオルコル：　エネルギーは十分であるが，たんぱく質摂取不足，異化亢進，合成障害

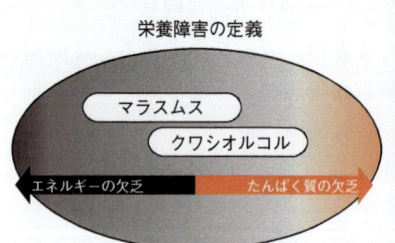

栄養失調の鑑別

	マラスムス	クワシオルコル
主な欠乏因子	エネルギー	たんぱく質
体重	標準体重の60％未満	標準体重の60〜80％
肝臓腫大	なし	あり
貧血	あり	あり
浮腫	なし	あり
食欲	あり	なし
血清たんぱく	正常	低下

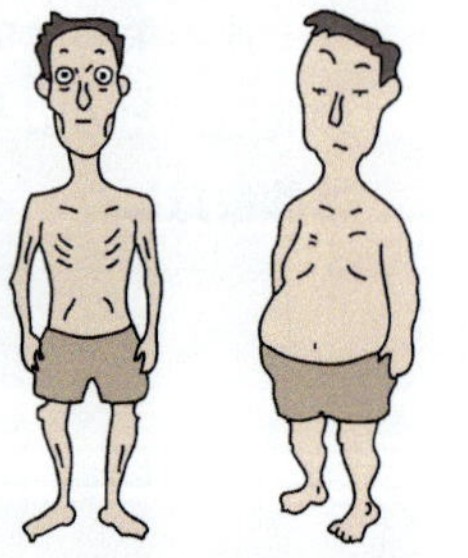

〈図9.A.1〉　栄養障害（マラスムスとクワシオルコル）の定義と栄養失調の鑑別
（らくらく管理栄養士国家試験要点・重点総まとめ，技術評論社，p.322より抜粋；福井富穂ほか：イラスト症例からみた臨床栄養学，東京教学社，2008より改変）

A 栄養障害

などにより低たんぱく状態になる．体重変化はないが浮腫が現れる．血清アルブミン値の低下がみられる．

③マラスムスとクワシオルコル混合型： 体重減少と血清アルブミンの低下がみられる．体型はマラスムス型で，損傷係数の高い疾病（高熱，感染症，消化器系の手術，呼吸器疾患（COPD）など）が引き起こされる．

2） 栄養ケアマネジメント

［栄養アセスメント］ マラスムス型栄養障害における栄養評価では，体重減少率，体脂肪量の減少などをみる．エネルギー摂取量は必要量を満たしていない状態である．クワシオルコル型栄養障害では，たんぱく質が不足した状態であり浮腫と血清アルブミン低下に着目する．

b ビタミン欠乏症・過剰症（表9.A.1）

ビタミンは水溶性ビタミン（B_1，B_2，ナイアシン，B_6，B_{12}，葉酸，パントテン酸，ビオチン，C）と脂溶性ビタミン（A，D，E，K）に分類される．

ビタミン欠乏症の原因は①摂取不足，②長期間の絶食，③吸収障害，④生体内の消費量の増加，すなわち，アルコール依存症，消化管障害などによって生じる．過剰症の原因は①サプリメント，②薬剤投与など，多量のビタミン製剤の摂取であることが多い．

消化管術後や肝障害などで欠乏症が出現する場合は食事摂取量を調査し，不足のビタミンを計算し，経口ビタミン剤の内服を開始する．長期の高カロリー輸液管理にはビタミン剤は生体ではまったく合成できないか十分に摂取できない場合があるため添加されるが，長期投与による過剰摂取に注意する．欠乏時はビタミン強化食品，補助食品などで補う．

コラム　リフィーディングシンドローム

リフィーディングシンドロームとは慢性的な栄養不良状態（長期間絶食状態が続き低栄養状態に陥った患者）が続いている患者に，積極的な栄養補給を行うことにより発症する一連の代謝性合併症の総称をいう．絶食状態では糖質摂取量減少のためインスリン分泌が減少し，糖質の代わりに遊離脂肪酸とケトン体がエネルギー源として使われている．同時にミネラルやビタミンなどの不足も併発する．このような状態で急激な糖質，アミノ酸の生体内への流入は，膵臓におけるインスリン分泌を刺激し，摂取された糖質は細胞内に取り込まれアデノシン三リン酸（ATP）産生に利用され，さらにたんぱく質合成が励起される．この際に大量のリンが消費される．同時にリン，カリウム，マグネシウムが細胞内に移動する．すでにミネラルやビタミンなどが不足している低栄養状態では，低リン血症，低カリウム血症，低マグネシウム血症となり，それぞれの欠乏症状が出現する．糖質代謝に利用されるビタミンB_1も欠乏状態であることから，再度エネルギーが入った時点でビタミンB_1欠乏症が起こり，心不全やウェルニッケ脳症などの欠乏症状が出現する．また，分泌されたインスリンは腎細尿管におけるNa再吸収を促進させ，体内への水分貯留を引き起こす．その結果，浮腫の出現を起こす（**図9.A.2**）．絶食，低栄養患者への栄養補給開始時には，電解質，心機能，腎機能，肝機能などの評価を行い，カリウム，カルシウム，リンをチェックする慎重さが必要である（参考文献：四国医誌，68 (1,2)，2012）．

飢餓・低栄養 → 糖新生，たんぱく質異化 → 体重減少 → 水，ミネラル，ビタミンの欠乏 → リフィーディング（糖・アミノ酸）→ 腸からのインスリン分泌 → 細胞のグルコース取り込み・たんぱく質合成↑ → P, Mg, Kの細胞内への移動，低P, Mg, K血症 → ビタミンB_1の利用↑欠乏症状になる → リフィーディングシンドロームの発症

〈図9.A.2〉 リフィーディングシンドローム

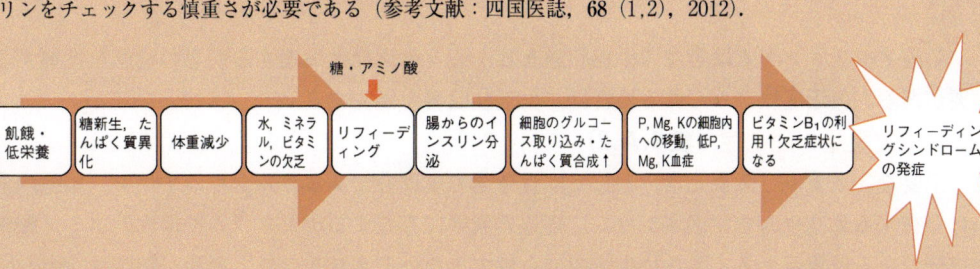

> ## コラム　ビタミン K の欠乏症
>
> ビタミン K の欠乏症において新生児欠乏症が一般によく知られている．これは新生児ではビタミン K が出生後すぐに低下し，腸内細菌叢からの合成も少ないことによる．新生児ビタミン K 欠乏性出血はビタミン K の胎盤通過性が悪いこと，新生児における腸内細菌叢の未発達とそこからのビタミン K の供給不足，肝機能の未発達によるビタミン K 利用能低下，母乳中の含有量が少ない，吸収能が低いなどが原因と考えられる．出生直後からビタミン K が不足すると，出産後 2〜4 日後に出血症状が発現する．新生児の場合は消化管出血（新生児メレナ），乳児の場合は頭蓋内出血が起こる．

〈表 9.A.1〉 代表的なビタミンの欠乏症・過剰症

	栄養素	欠乏症	過剰症
水溶性ビタミン	ビタミン B_1	ウェルニッケ脳症，脚気，神経炎，心肥大，心不全	じんましん，浮腫，呼吸困難，チアノーゼ
	ビタミン B_2	口角炎，舌炎，口唇炎	
	ナイアシン　ニコチン酸	ペラグラ症状，認知症，運動感覚障害	顔面紅潮，肝障害
	ビタミン B_6	口角炎，口唇炎，鉄芽球性貧血，ペラグラ様皮膚炎，吸収不良症候群，慢性アルコール中毒症	歩行不安定，手足の麻痺
	ビタミン B_{12}	悪性貧血，巨赤芽球性貧血，末梢神経障害	
	葉酸	巨赤芽球貧血，神経管閉塞障害	神経障害，発熱，じんましん，紅斑，そう痒症
	パントテン酸	慢性アルコール中毒，糖尿病	
	ビオチン	脱毛，皮膚炎，神経症	
	ビタミン C　アスコルビン酸	創傷治癒遅延・阻害，壊血病，紫斑	下痢，結石
脂溶性ビタミン	ビタミン A　レチノール	夜盲症，眼球乾燥症，皮膚炎，味覚・嗅覚異常，肝障害	胎児催奇形，脱毛，食欲不振，肝脾腫大，頭痛
	ビタミン D　コレカルシフェロール　エルゴカルシフェロール	くる病（小児），骨軟化症（成人），骨粗鬆症（更年期以降の女性）	高カルシウム血症，腎障害，腎結石
	ビタミン E　トコフェロール	冷え性・肩こり，月経不順，動脈硬化症，心筋梗塞，脳卒中	出血作用（乳児），溶血性貧血
	ビタミン K 群　フィロキノン(K_1)　メナキノン(K_2)	新生児メレナ，新生児ビタミン K 欠乏症，胆汁分泌不全	出血傾向，溶血性貧血，呼吸困難，肝障害

（新臨床栄養学 栄養ケアマネジメント 第 2 版，医歯薬出版，p.176 改変，検査値は臨床検査ガイド 2009〜2010（文光堂）および今日の臨床検査（南江堂）改変）

栄養アセスメントでは全身の栄養状態とビタミン欠乏症と関連する疾患の病態を把握する必要がある．欠乏症状がみられる場合は，欠乏症改善を優先する．

c　ミネラル欠乏症・過剰症（表 9.A.2）

主要なミネラル（微量元素）として，骨や歯の主成分であるカルシウムやリン，細胞内液中に存在するカリウムやマグネシウム，細胞外液中に存在するナトリウムや塩素，アミノ酸構成成分である硫黄がある．さらに生体内で合成できないミネラルは鉄，亜鉛，銅，マンガン，ヨウ素，コバルト，クロム，セレン，モリブデンの 9 種類がある．

カルシウムやリン，カリウム，マグネシウム，ナトリウムは体内に存在し，その血中・組織

A 栄養障害

内濃度は一定になるよう制御されている．このため異常症の発症は対外からの摂取の影響だけでなく多くの因子が関与する．

ナトリウムに関しては過剰症が問題となることが多く，血圧上昇の原因となる．また，骨代謝関連のミネラル（カルシウム，リン）の異常では骨粗鬆症などに結びつく．

微量ミネラルの欠乏は，鉄・亜鉛など一部を除き食事からの摂取不足が原因となることは稀で，遺伝的異常を伴う吸収障害に伴うものが多いが，疾病による栄養不良者やアルコール依存者では欠乏症が起こりやすい．過剰症では，サプリメントなどの投与により起こる．

銅は慢性的に過剰摂取すると毒性があり，中毒症状が現れる．ヨウ素は欠乏症でも過剰症でも甲状腺機能障害が現れる．クロムはインスリンの働きを助け，糖質，たんぱく質，脂肪の代謝に影響を及ぼす．クロムの欠乏は1977年に静脈栄養のみでの栄養補給の患者で発症しクロムを投与することで改善した症例があるが，その他の場合には欠乏症はまれである．モリブデンの欠乏症では高カロリー輸液での栄養補給の患者で発症，欠乏症では精神障害，プリン代謝異常がみられ，過剰症ではプリン代謝が亢進し痛風に似た症状が出ることがある．

〈表9.A.2〉 ミネラル欠乏の症状

ミネラル	欠乏症	過剰症
カルシウム	骨軟化症，骨粗鬆症，テタニー	
マグネシウム	糖尿病，動脈硬化	
ナトリウム	低ナトリウム血症，血圧降下，嘔吐・下痢，塩喪失性腎炎	高血圧，浮腫，口渇
鉄	貧血，認知機能低下，運動機能低下	悪心・嘔吐，ヘモクロマトーシス
亜鉛	味覚低下，皮膚炎，免疫低下，成長障害，性腺萎縮，創傷治癒遅延，脱毛	胃炎，悪心・嘔吐，免疫障害
銅	貧血，毛髪異常，白血球の減少	悪心・嘔吐，肝不全，ウィルソン病，発育不全，黄疸
ヨウ素	甲状腺肥大，甲状腺ホルモン低下，クレチン病	甲状腺機能障害
マンガン	成長障害，皮膚炎，生殖障害	中枢神経障害，パーキンソン様症状
セレン	筋炎，心筋症（克山病），心不全	脱毛，悪心・嘔吐，末梢神経障害，肺がん，鼻腔がん
クロム	糖代謝異常，脂質異常症	皮膚炎，腎不全
モリブデン	脳症，成長障害，神経学的異常，プリン代謝異常	生殖障害，胎児の異常

コラム　亜鉛と薬，亜鉛と銅

①**亜鉛**：薬の副作用として亜鉛欠乏症である味覚障害が起こることがある．薬物が亜鉛とキレートして，亜鉛を消費するため亜鉛欠乏になる．
　キレートとは金属原子と2か所以上で結合して環を作る結合をいう．
②**銅・亜鉛サプリメント投与時の注意**
　銅を投与すると，亜鉛と競合（輸送体を競い合う）して亜鉛の吸収が抑えられる．亜鉛を投与すると，銅の吸収が抑えられて銅の欠乏症が現れる．また，亜鉛の欠乏時には銅の吸収効果が上がる．1種類のものだけを多く摂取することは控える．

B 肥満と代謝疾患

近年，欧米だけでなく，中国などのアジア諸国でも肥満が急増している．日本の肥満の現状を国民健康・栄養調査でみると成人肥満者の割合は，30％であり，成人男性では，その比率は増加の一途である．メタボリックシンドロームでは，肥満症との関連が深いという危険性が明らかにされている過食，偏った食生活や運動不足から起こる内臓脂肪蓄積により動脈硬化を促進し，心血管疾患のリスクに至る．

a 肥満，メタボリックシンドローム

1）病態

①肥満症： 肥満（obese）は，脂肪組織が過剰に蓄積した状態をいい，BMI 25.0 kg/m² 以上で判定する．肥満症（obesity）は，肥満と判定され，かつ肥満に起因ないし関連した健康障害があるか，あるいは内臓脂肪が過剰に蓄積した病態をいう（**図 9.B.1**）．肥満症とは，治療を必要とする肥満であり，糖代謝異常，脂質異常症，高血圧症などの生活習慣病の原因になるだけでなく，心血管疾患，脳血管疾患，がん，**睡眠時無呼吸症候群（SAS）** *，整形外科的疾患などを引き起す原因となる．肥満に起因する健康障害を**表 9.B.1** に示す．

[**診断**]肥満症診断基準では，BMI 35 kg/m² 以上が「高度肥満」と定義され，診断や治療の対象と位置づけられている．BMI に関する WHO 基準の obese class III にあたる BMI 40 kg/m² 以上を「重症肥満（severe obesity）」，BMI 40 以上 50 kg/m² 未満を「病的肥満（morbid obesity）」，BMI 50 kg/m² 以上を「超肥満（super obesity）」と表現されている．医学的な観点から治療の必要性を見極める．日本人 20 歳以上の成人で BMI 35 kg/m² 以上の高度肥満は，国民健康・栄養調査でみると，男性 0.2％，女性では 0.3％であり，欧米と比べると少ない．しかし，男子大学生を対象とした調査では，0.3〜0.66％が BMI 35 kg/m² 以上という報告があり，体重が 100 kg を超えている人も珍しくなくなってきた．肥満に伴う肥満低換気症候群，心不全，腎機能障害，静脈血栓症，肺塞栓症，変形性関節症の合併に留意する．高度肥満では，二次性肥満（症候性肥満）の鑑別も重要であり，減量対象となる．さらに，肥満症診断基準 2011 では，「**肥満関連腎臓病***」が追加され，肥満によってたんぱく尿が出て，腎障害が起きる人がいることがわかってきた．肥満関連腎臓病には，内臓脂肪が深く関わり減量による治療が非常に重要と考えられている．

②メタボリックシンドローム： 内臓脂肪（腹腔内脂肪）蓄積に代謝異常を重複したメタボリックシンドロームでは，動脈硬化性疾患の発症が増加する．内臓脂肪量を推定する方法には，標準的な測定に MRI による撮影や腹部 CT 検査の臍レベル断面像における内臓脂肪面積によるものがあり，日本では男女とも 100 cm² 以上を内臓脂肪蓄積と判定する．検診施設では簡便な方法としてウエスト周囲長を用いる．男性 85 cm，女性 90 cm が基準値と定められ，内臓脂肪面積 100 cm² に相当する．

[**診断**]メタボリックシンドロームの診断基準（2005 年 4 月）を**表 9.B.2** に示した．

内臓脂肪蓄積は，インスリン抵抗性を背景に脂質異常症，糖尿病，高血圧を引き起こし，心血管イベントの発症リスクを高める．肥満症・メタボリックシンドロームを有する場合は，減量の介入が有効である．

[**治療**]肥満症の治療では，保存的治療に①食事療法，②運動療法，③薬物療法，④行動療法とされ，外科治療に⑤胃の縮小を伴う手術などがある．世界的に高度肥満は外科治療の対象とされはじめ，長期の減量効果もたらすことが報告されている．なお，美容目的の脂肪吸引術とは

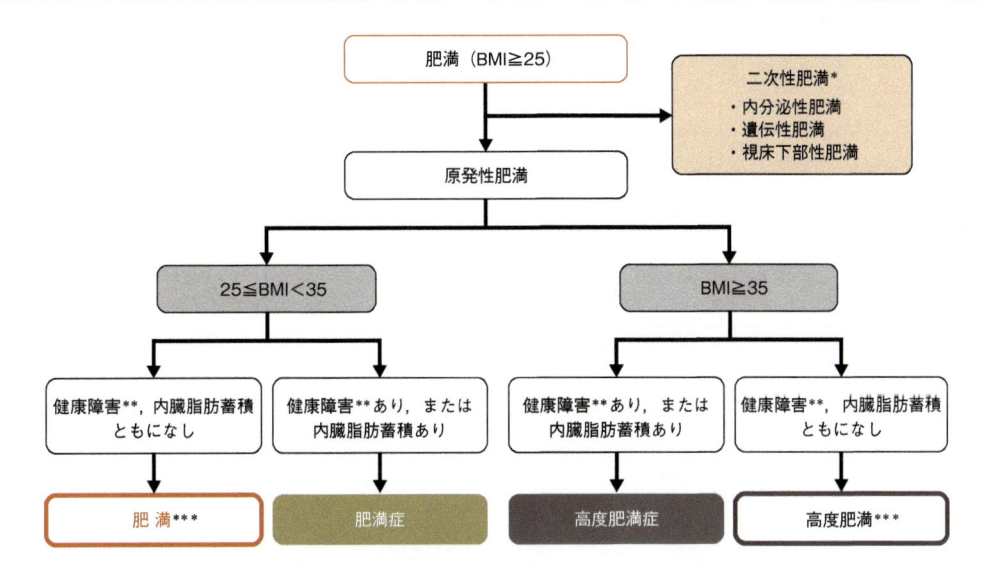

B 肥満と代謝疾患

```
                    肥満（BMI≧25）
                         │
              ┌──────────┴──────────┐
              │                     ↓
              ↓              二次性肥満*
         原発性肥満           ・内分泌性肥満
              │              ・遺伝性肥満
              │              ・視床下部性肥満
     ┌────────┴────────┐
     ↓                 ↓
 25≦BMI＜35         BMI≧35
   ┌─┴─┐            ┌─┴─┐
   ↓   ↓            ↓   ↓
健康障害**，  健康障害**あり，  健康障害**あり，  健康障害**，
内臓脂肪蓄積  または         または         内臓脂肪蓄積
ともになし   内臓脂肪蓄積あり  内臓脂肪蓄積あり  ともになし
   ↓         ↓              ↓              ↓
  肥満***     肥満症         高度肥満症        高度肥満***
```

*常に念頭において診療する **耐糖能障害，脂質異常症，高血圧，高尿酸血症・痛風，冠動脈疾患，脳梗塞，非アルコール性脂肪性肝疾患，月経異常，睡眠時無呼吸症候群，運動器疾患，肥満関連腎臓病 ***肥満，高度肥満でも減量指導は必要

〈図9.B.1〉 肥満症診断のフローチャート
（日本肥満学会：肥満症診療ガイドライン2016，ライフサイエンス出版，2016）

〈表9.B.1〉 肥満症の診断基準に必須な健康障害と肥満に関連する健康障害

Ⅰ．肥満症の診断基準に必須な合併症
1. 耐糖能障害（2型糖尿病・耐糖能異常など）
2. 脂質異常症
3. 高血圧
4. 高尿酸血症・痛風
5. 冠動脈疾患：心筋梗塞・狭心症
6. 脳梗塞：脳血栓・一過性脳虚血発作（TIA）
7. 脂肪肝（非アルコール性脂肪性肝疾患/NAFLD）
8. 月経異常，妊娠合併（妊娠高血圧症候群，妊娠糖尿病，難産）
※9. 睡眠時無呼吸症候群（SAS）・肥満低換気症候群　　　　　※脂肪細胞の量的異常がより強く関与
※10. 整形外科的疾患：変形性関節症（膝，股関節）・変形性脊椎症，腰痛症
11. 肥満関連腎臓病
Ⅱ．診断基準に含めないが，肥満に関連する疾患
1. 良性疾患：胆石症，静脈血栓症・肺塞栓症，気管支喘息，皮膚疾患，男性不妊，胃食道逆流症，精神疾患
2. 悪性疾患：大腸がん，食道がん（腺がん），子宮体がん，膵臓がん，腎臓がん，乳がん，肝臓がん
Ⅲ．高度肥満症の注意すべき健康障害
1. 心不全　　　4. 閉塞性睡眠時無呼吸症候群（OSAS）
2. 呼吸不全　　5. 肥満低換気症候群
3. 静脈血栓　　6. 運動器疾患

肥満症の診断基準に必要な健康障害に加え，肥満症の診断基準には含まれないが，肥満との関連が深い健康障害がクローズアップされている
（日本肥満学会：肥満症診療ガイドライン2016より引用）

区別される．日本の外科治療は，減量が主目的で手術適応は，BMI 35 kg/m² 以上（年齢18～65歳の原発性肥満症患者）とされている．実施件数は少ない現状であるが，米国はじめ諸外国では一般的な治療方法となっている．

保存的治療の目標は，当面の実施可能な目標の体重に設定し，**行動療法***を活用した食事療法と**運動療法***の併用，場合によっては薬物療法（**食欲抑制薬***，**消化吸収阻害薬***）が処方される．肥満症治療の流れ（**図9.B.2**）が適応され，3ヵ月以内を目途に各治療成果を評価する．

9 疾患・病態別栄養ケアマネジメント

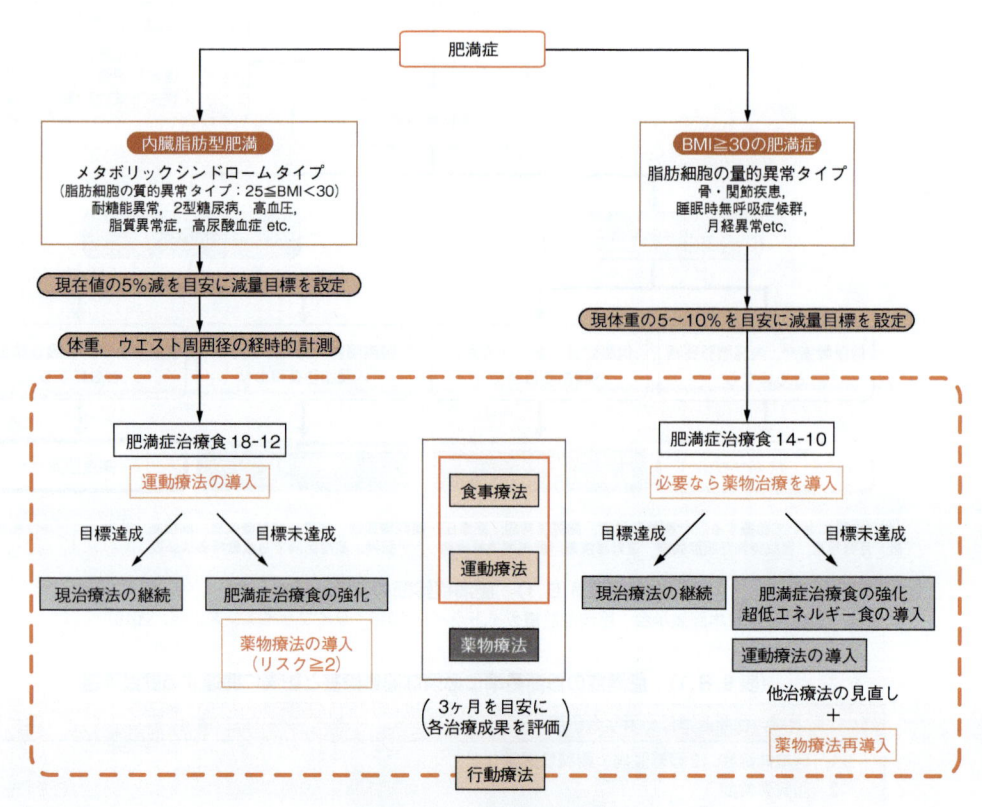

```
                            肥満症
                  ┌───────────┴───────────┐
          内臓脂肪型肥満                    BMI≧30の肥満症
       メタボリックシンドロームタイプ         脂肪細胞の量的異常タイプ
       (脂肪細胞の質的異常タイプ：25≦BMI<30)   骨・関節疾患,
         耐糖能異常, 2型糖尿病, 高血圧,       睡眠時無呼吸症候群,
         脂質異常症, 高尿酸血症 etc.          月経異常 etc.

    現在値の5%減を目安に減量目標を設定    現体重の5～10%を目安に減量目標を設定
    体重, ウエスト周囲径の経時的計測

┌──────────────────────────────────────────────────────────────┐
│                                                              │
│   肥満症治療食18-12         ┌食事療法┐    肥満症治療食14-10    │
│   運動療法の導入           │        │    必要なら薬物治療を導入 │
│                          │運動療法│                         │
│  目標達成  目標未達成       │        │   目標達成  目標未達成    │
│  現治療法  肥満症治療食の強化│薬物療法│  現治療法  肥満症治療食の強化│
│  の継続                   └────────┘   の継続   超低エネルギー食の導入│
│         薬物療法の導入                                       │
│          (リスク≧2)       3ヶ月を目安に             運動療法の導入│
│                          各治療成果を評価          他治療法の見直し│
│                                                       ＋     │
│                            行動療法              薬物療法再導入│
└──────────────────────────────────────────────────────────────┘
```

〈図 9.B.2〉 肥満症治療の流れ
（日本肥満学会：肥満治療ガイドライン 2006 より引用）

〈表 9.B.2〉 メタボリックシンドロームの診断基準

【必須項目】内臓脂肪（腹腔内脂肪）蓄積	
ウエスト周囲長	男性 ≧85 cm 女性 ≧90 cm
（内臓脂肪面積　男女とも ≧100 cm² に相当）	
【選択項目】上記に加え以下の2項目以上	
トリグセリド（中性脂肪） 　かつ/または HDL コレステロール	≧150 mg/dL < 40 mg/dL
収縮期血圧 　かつ/または 拡張期血圧	≧130 mmHg ≧85 mmHg
空腹時血糖	≧110 mg/dL

* CT スキャンなどで内臓脂肪量測定を行うことが望ましい.
* ウエスト長は立位，軽呼吸，臍レベルで測定する.
（8関連学会提唱：日本内科学会，日本動脈硬化学会，日本糖尿病学会，日本肥満学会，日本高血圧学会，日本循環器学会，日本腎臓病学会，日本血栓止血学会）

〈表9.B.3〉 肥満治療の栄養評価項目

1. 肥満の病因，肥満のタイプ	原発性肥満（単純性肥満），二次性肥満（症候性肥満）脂肪細胞の分布状況
2. 身体計測	BMI，体重変化など
3. 食生活状況	1日の摂取総エネルギー量，摂食パターン
4. 生活活動状況	運動などの消費エネルギー量
5. 体重に影響を与える薬剤使用状況	抗精神薬，血糖降下薬の一部，降圧薬，ステロイドホルモンなど

〈表9.B.4〉 食事計画

1. エネルギー量	20〜25 kcal/kg 標準体重/日
2. たんぱく質量	標準体重（BMI 22 kg/m² 相当）×1.0〜1.2 g/日
3. 脂質	20 g/日以上（必須脂肪酸の確保）
4. 糖質	100 g/日以上
5. 食物繊維	25 g/日以上
6. ビタミン，ミネラル	必要量確保

（資料：日本肥満学会，2006より一部改変）

2) 栄養ケアマネジメント

[**栄養アセスメント**] 肥満患者は，摂取エネルギー量の増加による「過食」と消費エネルギー量の減少による「運動不足」や間食・夜食の習慣化，「早食い」「まとめ食い」「ながら食い」など摂食パターンの異常が併存していることが多い．栄養評価項目は**表9.B.3**のとおりである．

食事療法を行う．食事療法は，①食事制限療法，摂取エネルギー量を消費エネルギー量より低くする．1日の摂取エネルギー量は，$25 \leq BMI < 30 \text{ kg/m}^2$の場合，25 kcal/kg×標準体重（BMI 22 kg/m² 相当）で男性1,600〜1,800 kcal，女性1,400〜1,600 kcal程度である．②低エネルギー療法（low calorie diet），$BMI \geq 30 \text{ kg/m}^2$では，20 kcal/kg×標準体重で1,000〜1,400 kcal程度が推奨されている．③**超低エネルギー食***（very low calorie diet；VLCD），$BMI \geq 35 \text{ kg/m}^2$で短期間に急速な減量を要する症例は，10 kcal/kg×標準体重で600 kcal/日以下（基礎代謝以下）とする．VLCDは，易疲労，脱水，集中力低下などの副作用も出現するので，入院治療を原則として医師の管理下で行う．一般的には，規格食品（ドリンクとクッキーなど）の**フォーミュラ食***が用いられる．

患者の摂取エネルギー量や食事内容を加味し，筋肉量を減らさない，また，代謝活性を落とさないことからもたんぱく質の確保，窒素バランスが負にならないこと，各種必要ビタミン，微量ミネラルは十分量確保する食事計画が決定されることも重要となる（**表9.B.4**）．

[**モニタリング**] ①最近の体重変動の確認，BMI，ウエスト周囲長，脂肪蓄積部位の変化などを客観的に評価する．②減量による体たんぱく質の異化，栄養状態の確認，③合併症に関連した血液生化学検査（血清脂質，血圧，HbA1cなど）の変化，④食生活調査，摂食行動調査などから行動変容の変化，⑤治療効果が目標に達していない場合の問題点，摂食行動，心理状態の変化についても確認が必要である．モニタリングの時期は，栄養教育と同時期に実施する．

[**栄養教育**] 肥満治療の基本は食事療法，運動療法である．体重歴（20歳時体重，最低時，最大時の各体重と年齢），食生活状況，食習慣，摂食行動など，これまでの生活習慣を評価し，問題行動などの個人の問題点を明確に説明する．脂肪細胞の質的異常による肥満症では現体重やウエスト周囲長を5%減らすこと，量的異常による肥満症では現体重の5〜10%減らすことを当面の目標とする．適正な減量スピードで徐々に減量（1〜2 kg/月）するよう支援する．急激な減量はリバウンドを引き起こすので，それを防ぐため適正エネルギー量について理解する．

食生活改善の気づきを促すためにも毎日の体重測定，その変動をグラフ化し習慣化する．外食，中食を利用時の注意点や食事にかかる時間をゆっくり噛む習慣（1口20～30回以上噛む）を促し，欠食，まとめ食いなどの摂食行動の異常が肥満につながることを指導する．

指導は，初診時，2週間後，1か月後，それ以後は1カ月に1回程度，少なくとも3ヵ月は継続し，問題点をその時点で修正し減量のための行動が習慣化するよう支援する．

b 糖尿病

糖尿病は，膵臓のランゲルハンス島β細胞から分泌されるインスリンの作用不足（インスリン分泌不足，インスリン作用障害）によって起こる慢性の高血糖状態を主徴とする代謝障害による疾患群である．

長期間の高血糖で，神経障害，網膜症，腎症などの合併症をきたし，動脈硬化性疾患の重要な危険因子でもあり，高LDL-C血症，高TG血症，低HDL-C血症を合併しやすい．

糖尿病は，糖代謝異常の成因分類により①1型糖尿病，②2型糖尿病，③その他の特定の機序・疾患によるもの，④妊娠糖尿病に分けられる（**表 9.B.5**，9.T.a項参照）．また，病態によりインスリン依存型とインスリン非依存型に分類される．

成因（発生機序）と病態（病期）の両面からとらえるとよい場合がある．たとえば，2型糖尿病で**ケトアシドーシス**＊

〈表 9.B.5〉 糖尿病と糖代謝異常[*1]の成因分類注[*2]

Ⅰ．1型糖尿病：膵β細胞の破壊，通常は絶対的インスリン欠乏に至る 　A．自己免疫性 　B．特発性
Ⅱ．2型糖尿病：インスリン分泌低下を主体とするものと，インスリン抵抗性が主体で，それにインスリンの相対的不足を伴うものなどがある
Ⅲ．その他の特定の機序，疾患によるもの 　A．遺伝因子として遺伝子異常が同定されたもの 　　①膵β細胞機能に関わる遺伝子異常 　　②インスリン作用の伝達機構にかかわる遺伝子異常 　B．他の疾患，条件に伴うもの 　　①膵外分泌疾患 　　②内分泌疾患 　　③肝疾患 　　④薬剤や化学物質によるもの 　　⑤感染症 　　⑥免疫機序によるまれな病態 　　⑦その他の遺伝的症候群で糖尿病を伴うことの多いもの
Ⅳ．妊娠糖尿病

[*1] 一部には，糖尿病特有の合併症をきたすかどうかが確認されていないものも含まれる．
[*2] 現時点ではいずれにも分類できないものは，分類不能とする．
（日本糖尿病学会編：糖尿病治療ガイド 2012-2013，p.13，文光堂，2012より引用）

のようにインスリン依存状態や1型糖尿病の発症初期でのインスリン非依存状態の場合などである．1型は小児～思春期に多くやせ型が多い．インスリンが絶対的に欠乏し生命維持のため，インスリン療法が不可欠とされる．インスリン依存糖尿病の多くはこの型に属する．2型は肥満度の増加に伴い多くなり，糖尿病の家族歴を認めることも多い．インスリンは相対的に不足し，インスリン非依存状態であるが血糖コントロールを目的としてインスリン治療が選択される場合もある．

1) 病　態

［症状］

①**1型糖尿病**：　突然発症し，全身倦怠感，口渇，多飲，多尿，多食などの症状を呈し，尿中に糖が排泄されるため空腹感が強く，多食するが体重減少となる．悪化すると，脱水，ケトアシドーシス，**糖尿病性昏睡**＊などをきたす．

②**2型糖尿病**：　軽症の場合，自覚症状はないが血糖値が上昇するに伴い，1型糖尿病と同様に全身倦怠感，口渇，多飲，多尿，多食，体重減少などが現れる．

糖尿病の合併症には，高度のインスリン作用不足により起こる急性合併症と長年の高血糖に

〈表9.B.6〉 糖尿病ケトアシドーシスと高浸透圧高血糖症候群の鑑別のポイント

	糖尿病ケトアシドーシス	高血糖高浸透圧症候群
年齢	若年者に多い	高齢者に多い
病型	1型糖尿病に多い（不安定型）	2型糖尿病に多い
誘因	インスリン中止・減量，感染症，食事不摂生，手術，妊娠，ストレス，胃腸障害など	心血管障害，脱水，術後，経管栄養，TPN，腹膜透析，薬剤（ステロイド，利尿剤），感染症など
身体所見	意識障害，脱水，血圧低下，クスマウル呼吸，呼気アセトン臭	意識障害，高度脱水，神経症状（けいれん，片麻痺），ショック
血糖	≧300 mg/dL（多くの場合）	≧600 mg/dL（多くの場合 >800 mg/dL）
尿ケトン体	+～+++	−～±
動脈血pH	低下（<7.3）	正常～やや低下（7.3～7.4）
HCO_3^-	高度低下（<10 mEq/L）	正常～やや低下
血漿浸透圧	上昇（>300 mOsm/L）	著明上昇（>350 mOsm/L）
Na	正常～やや低下	上昇するものが多い

（日本糖尿病療養指導認定機構編：糖尿病療養指導ガイドブック 2013, p.72, メディカルレビュー社）

より起こる慢性合併症がある．急性合併症には，糖尿病ケトアシドーシス（**表9.B.6**），高浸透圧高血糖症候群（**表9.B.6**），感染症などがある．慢性合併症には，細小血管症（糖尿病網膜症，糖尿病腎症，糖尿病神経障害），大血管症（冠動脈疾患，脳血管障害，末梢動脈疾患，糖尿病足病変），その他として手の病変，歯周病，認知症などがある．

[検査]

生化学検査： 血糖コントロールについては，**HbA1c**（hemoglobin A1c, ヘモグロビンエーワンシー）*，**グリコアルブミン**（GA）*，**1,5-AG**（1,5-アンヒドログルシトール）*などがある．

インスリン分泌には，空腹時の基礎分泌と食物摂取による血糖値や消化管ホルモンの上昇により分泌量が増加する追加分泌とがある．空腹時**血中Cペプチド***値が0.5 ng/mL以下の場合は，インスリン依存状態を示す．

インスリン抵抗性*については，簡便な指標の1つとして，早朝空腹時の血中インスリン値と血糖値から計算されるHOMA-R（homeostasis model assessment ratio）がある．

HOMA-R＝空腹時インスリン値（μU/mL）×空腹時血糖値（mg/dL）/405

この値が，2.5以上の場合にインスリン抵抗性があると考えられる．

その他，尿ケトン体，尿糖，尿たんぱく，尿微量アルブミンなどの検査がある．

生理学的検査： 心電図，胸部X線，神経機能検査（腱反射・振動覚），神経伝達速度，自律神経機能検査がある．

眼底検査： 網膜症の有無や病期（単純・増殖前・増殖）把握のため，年に1回は検査する方がよい．

[診断] 初回検査で次の4項目のいずれかを認めた場合に「糖尿病型」と判定する．①早朝空腹時血糖値126 mg/dL以上，②**75gOGTT**（経口ブドウ糖負荷試験）*2時間値200 mg/dL以上，③随時血糖値200 mg/dL以上，④HbA1c（NGSP）6.5%以上．

判定基準により「糖尿病型」「境界型」「正常型」の判定区分をする（**表9.B.7**）．

血糖値が糖尿病型を示し，かつ糖尿病の典型的症状（口渇，多飲，多尿，体重減少），または確実な糖尿病網膜症が認められる場合は，初回検査で糖尿病と診断できる．

糖尿病の臨床診断フローチャートにより診断する（**図9.B.3**）．

[治療] 糖尿病の治療は，糖尿病細小血管合併症（網膜症，腎症，神経障害）および動脈硬化性

⟨表 9.B.7⟩　空腹時血糖値および 75 gOGTT による判定区分と判定基準

	血糖測定時間		判定区分
	空腹時	負荷後 2 時間	
グルコース濃度（静脈血漿）注1)	126 mg/dL 以上	または　200 mg/dL 以上	糖尿病型
	糖尿病型にも正常型にも属さないもの		境界型
	110 mg/dL 未満	および　140 mg/dL 未満	正常型注2)

（日本糖尿病学会編：糖尿病治療ガイド 2012-2013, P.18, 文光堂）
注1）血糖値は，とくに記載のない場合には静脈血漿値を示す．
注2）正常型であっても 1 時間値が 180 mg/dL 以上の場合は 180 mg/dL 未満のものに比べて糖尿病に悪化する危険が高いので，境界型に準じた取り扱い（経過観察など）が必要である．また，空腹時血糖値が 100～109 mg/dL は正常域ではあるが，「正常高値」とする．この集団は糖尿病への移行や OGTT 時の耐糖能障害の程度からみて多様な集団であるため，OGTT を行うことが勧められる．

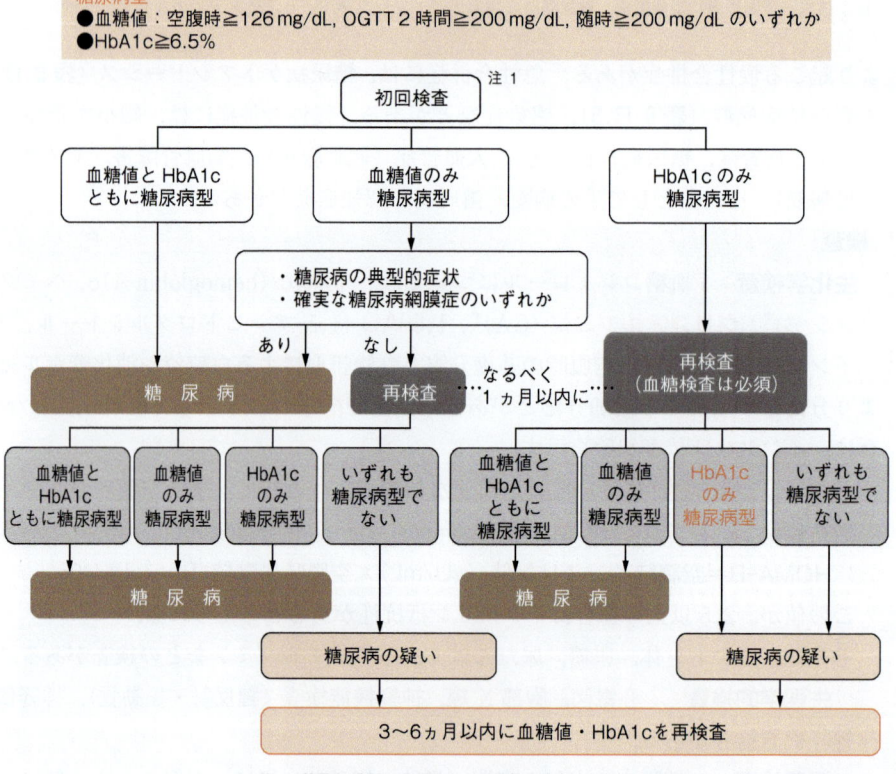

糖尿病型
● 血糖値：空腹時≧126 mg/dL，OGTT 2 時間≧200 mg/dL，随時≧200 mg/dL のいずれか
● HbA1c≧6.5%

⟨図 9.B.3⟩　糖尿病の臨床診断のフローチャート
（日本糖尿病学会糖尿病診断基準に関する調査検討委員会：糖尿病の分類と診断基準に関する委員会報告．糖尿病 53：458, 2010 より一部改変）

疾患（冠動脈疾患，脳血管障害，末梢動脈疾患）の発症，進展を阻止し，日常生活の質の維持と健康寿命の確保を目的とする．治療には，食事療法，運動療法，薬物療法があり，血糖，体重，血圧，血清脂質（動脈硬化危険因子）の良好なコントロールを維持する．

①**食事療法**：　糖尿病患者が健常者同様の日常生活を営むのに必要な栄養素を摂取させることが必要である．

〈表9.B.8〉 血糖コントロール目標（2013年6月1日より運用開始）

目標	コントロール目標値[注4]		
	血糖正常化を 目指す際の目標[注1]	合併症予防 のための目標[注2]	治療強化が 困難な際の目標[注3]
HbA1c（％）	6.0未満	7.0未満	8.0未満

治療目標は年齢，罹病期間，臓器障害，低血糖の危険性，サポート体制などを考慮して個別に設定する．
（日本糖尿病学会編 糖尿病治療ガイド2012-2013 p.25, 文光堂）
注1) 適切な食事療法や運動療法だけで達成可能な場合，または薬物療法中でも低血糖などの副作用なく達成可能な場合の目標とする．
注2) 合併症予防の観点からHbA1cの目標値を7%未満とする．対応する血糖値としては，空腹時血糖値130 mg/dL未満，食後2時間血糖値180 mg/dL未満をおおよその目安とする．
注3) 低血糖などの副作用，その他の理由で治療の強化が難しい場合の目標とする．
注4) いずれも成人に対しての目標値であり，また妊娠例は除くものとする．

血糖コントロールの目標（**表9.B.8**）として，HbA1c値を重視するが，これ以外にGA，1.5-AGがある．また，その他の指標として体重，血圧，血清脂質，合併症がある．

食事療法においては適正な体重管理と血糖コントロールのため適正な量のエネルギー，糖質，ビタミン，ミネラルを摂取し，規則的な食事習慣を守らせる．

②**運動療法**： 運動療法の効果には①血糖値の低下（急性効果），②インスリン抵抗性の改善（慢性効果），③減量効果，④筋萎縮や骨粗鬆症の予防，⑤高血圧や脂質異常症の改善，⑥心肺機能をよくする，⑦運動能力の向上，⑧日常生活のQOLを高める，などがある．

運動療法は禁止あるいは制限した方がよい場合があるので，指導前にメディカルチェックが必要である．運動療法の種類は有酸素運動（歩行・ジョギング，水泳など）とレジスタンス運動（スクワットなど）に分類される．運動の強度は運動時の心拍数を50歳未満では1分間100〜120拍，50歳以降は1分間100以内に留め，「楽である」または「ややきつい」といった体感を目安にする．実施は食後1時間頃が望ましく，運動の負荷量として160〜240 kcal程度（歩行運動で1回15〜30分間，1日1万歩）が適当とされる．頻度として少なくとも週3日以上実施することが望ましい．

③**薬物療法**： 薬物療法には経口血糖降下薬（スルホニル尿素薬，α-グルコシダーゼ阻害薬，ビグアナイド薬，チアゾリジン薬，速効型インスリン分泌促進薬，DPP-4（ジペプチジルやペプチダーゼ-4）阻害薬，配合薬）とインスリン療法，GLP-1（グルカゴン様ペプチドール）受容体作動薬がある．

経口血糖降下薬： 食事療法，運動療法が行われているが，代謝コントロールがなお不十分であるときに経口薬療法を開始する．主な経口血糖降下薬の特徴について**図9.B.4**に示す．

インスリン療法： インスリン療法の絶対的適応には，インスリン依存状態，高血糖の昏睡，重症の肝障害や腎障害を合併しているとき重症感染症，糖尿病合併妊婦，静脈栄養時の血糖コントロールなどがある．経口薬療法で良好な血糖コントロールが得られない場合にはインスリン療法を行う．ただし，食事・運動療法をおろそかにしてはいけない．

インスリン製剤は作用時間により以下のように分類される．

・超速効型インスリン製剤：インスリン注射後10〜20分で作用発現し，30分〜1.5時間で効果はピークとなり，血糖降下作用の持続は3〜5時間である．

・速効型インスリン製剤：作用発現時間は30分〜1時間で，1〜3時間で効果はピークとなり，作用持続時間は5〜8時間である．

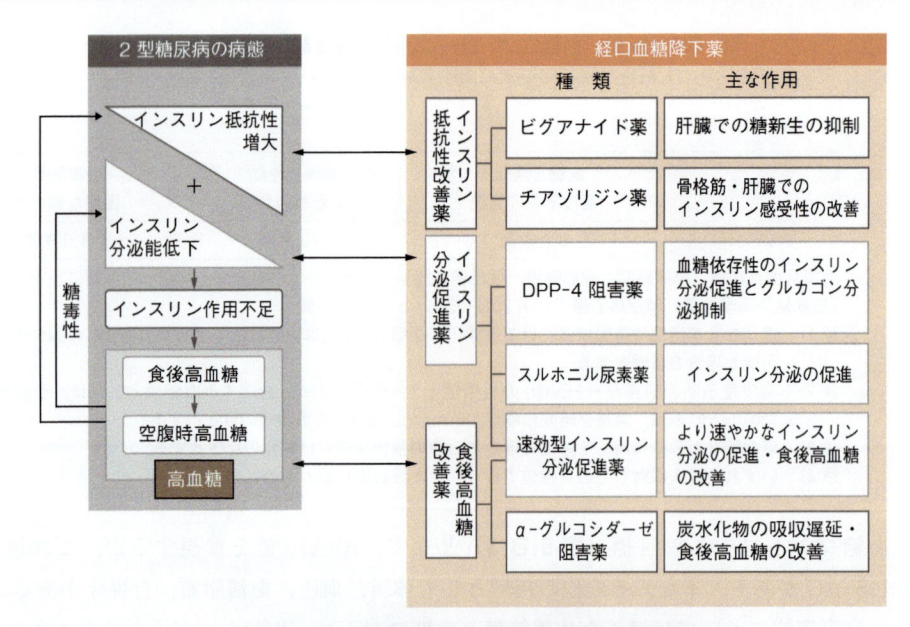

〈図9.B.4〉 病態に合わせた経口血糖降下薬の選択
(日本糖尿病学会編:糖尿病治療ガイド2012-2013, p.29, 文光堂)
食事,運動などの生活習慣改善と1種類の薬剤の組み合わせで効果が得られない場合,2種類以上の薬剤の併用を考慮する.作用機序の異なる薬剤の組み合わせは有効と考えられるが,一部の薬剤では有効性および安全性が確立していない組み合わせもある.詳細は各薬剤の添付文書を参照のこと.

・中間型インスリン製剤:作用発現時間は30分～3時間で,2～12時間で効果はピークとなり,作用持続時間は18～24時間である.
・混合型インスリン製剤:超速効型＋中間型または速効型＋中間型をさまざまな比率で混合したもの.
それぞれの作用発現時間に効果が発現し,持続時間は中間型インスリンとほぼ同じである.
・持効型溶解インスリン製剤:作用発現時間は1～2時間で,明らかなピークはなく,作用持続時間は24時間である.
インスリン注射の使用例について**図9.B.5**に示す.
インクレチン関連薬（GLP-1受容体作動薬,DPP-4阻害薬）: インクレチンとは食事を摂取したときに十二指腸や小腸から分泌されるホルモンの総称.代表的なものにGLP-1, GIPがある.GLP-1は高血糖のときにだけインスリン分泌を促し,グルカゴン分泌を抑制する.GLP-1をDPP-4に分解されにくくした薬剤がGLP-1受容体作動薬である.インクレチンは体内でDPP-4（酵素）により分解される.このDPP-4の働きを抑制しインクレチンの作用を助ける薬剤がDPP-4阻害剤である.
SGLT2阻害薬: 血液中のブドウ糖（血糖）は,高血糖でなければ腎臓で10％再吸収され尿糖として排出されない.このブドウ糖の再吸収を担っているのがSGLT2で,その働きを抑制する薬がSGLT2阻害薬である.血液中の過剰なブドウ糖の再吸収を減少させ尿糖として排出することで高血糖を改善する.

2）栄養ケアマネジメント
[栄養アセスメント,モニタリング] 高血糖による症状（口渇,多飲,多尿,体重減少,易疲労感など）や合併症（視力低下,下肢のしびれなど）の有無と経過,肥満,高血圧,脂質異常症の有無,糖尿病の家族歴,食生活,身体活動度の生活習慣,妊娠糖尿病,巨大児の出産の有無

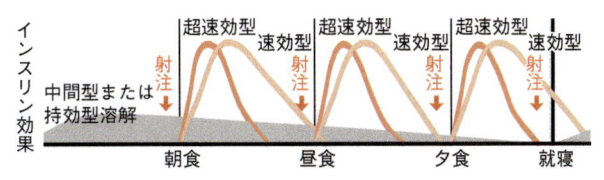

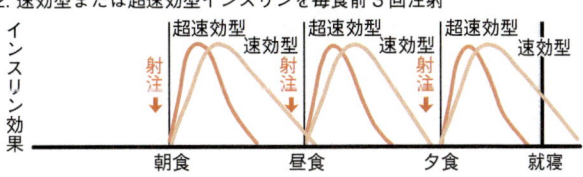

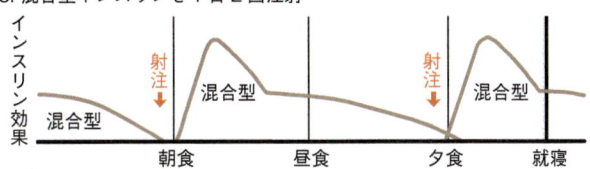

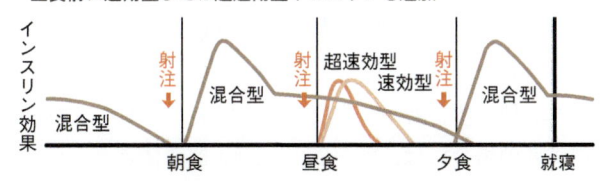

〈図9.B.5〉 インスリン注射の例

1. 速効型または超速効型インスリンを毎食前3回，就寝前に中間型または持効型溶解インスリンを注射（強化インスリン療法の1例）
2. 速効型または超速効型インスリンを毎食前3回注射
3. 混合型インスリンを1日2回注射
4. 混合型インスリンを1日2回注射，昼食前に速効型または超速効型インスリンを追加

（日本糖尿病学会編　糖尿病治療ガイド 2012-2013, p.62, 文光堂）
注1）超速効型インスリンまたは超速効型を含む混合型インスリンでは，注射は食直前に行う．
注2）混合型製剤には，速効型と中間型の混合製剤と，超速効型と中間型の混合製剤とがある．

などを聞き取る（病歴聴取）．

血糖，HbA1c，検尿（糖，たんぱく，ケトン体），血清脂質，血清クレアチニン，肥満度，内科診察，血圧，心電図，眼底検査，糖尿病合併症に関連した所見をみる．1型糖尿病はどの年齢でも発症しうるため，新規発症の糖尿病患者や経過中に血糖コントロールが悪化した場合には，1型糖尿病を疑って抗グルタミン酸脱炭酸酵素（GAD：glutamic acid decarboxylase）抗体を測定する．2型糖尿病は1型糖尿病に比べて発症時期が明確ではないことが多く，初診時すでに合併症が存在することもまれではない．

急激に数日間で高血糖とケトアシドーシスをきたす劇症1型糖尿病では，HbA1c値が8.9%未満であり，抗GAD抗体はほとんど出現しない．

[栄養基準]

①適正なエネルギー摂取量：インスリン需要量を減らし，インスリン作用不足を改善し代謝をよくする．そのため適正な体重を維持し，日常生活を送るための必要量とし余分な摂取は避ける．

エネルギー摂取量の算出方法：以下の式で求める．

> **コラム　栄養病態と栄養評価の注意点**
>
> **①低血糖**
> 摂取エネルギーに比較し消費エネルギーとインスリンの作用が過剰になれば，低血糖になる．
> [症状] 交感神経症状（発汗，不安，動悸，頻脈，手指振戦，顔面蒼白など）が出現する．
> 　血糖値が50 mg/dL 程度に低下すると中枢神経のグルコース不足の症状（頭痛，眼のかすみ，空腹感，眠気（生あくび），動作緩慢，集中力の低下など）が出現する．50 mg/dL 以下では痙攣発作，意識レベルの低下，異常行動などが出現し昏睡に至る．
> [対応] 経口摂取が可能な場合，グルコース（5～10 g）またはグルコースを含む飲料水（砂糖で10～20 g）を飲ませるが，グルコース以外の糖類では効果発現は遅延するので注意する．
> 　経口摂取が不可能な場合，グルカゴンがあれば1バイアル（1 mg）を家族が注射し，ただちに主治医と連絡をとり医療機関へ運ぶ．
>
> **②シックデイ**（sick day）:
> 　糖尿病患者が治療中に発熱，下痢，嘔吐をきたし，または食欲不振のため食事ができない状態をシックデイと呼ぶ．このような状態では，インスリン非依存状態の患者で血糖コントロールが良好でも，著しい高血糖を起こしケトアシドーシスに陥ることがある．インスリン依存症の患者ではさらに起こしやすい．
> [対応] 安静と保温に努める．インスリン治療中の患者は，食事がとれなくても自己判断でインスリン注射を中断しない．経口血糖降下薬は減量しておく．また，十分な水分の摂取により脱水を防ぐように指示する．食欲のないときも絶食しないよう，口当たりがよく消化のよい食物を選び，糖質を優先し，できるだけ摂取するように指示する．来院時には必ずケトン体の測定を行う．

エネルギー摂取量 ＝ 標準体重[注1]× 身体活動量[注2]

注1：標準体重(kg)＝[身長(m)]^2× 22

注2：身体活動は体を動かす程度によって決まるエネルギー必要量（kcal/kg 標準体重）．
　　　肥満者の場合には，20～25 kcal/kg 標準体重として，体重の減少を目指す．

（参考）身体活動量の目安

軽い労作（デスクワークが多い職業など）	25～30 kcal/kg 標準体重
普通の労作（立ち仕事が多い職業など）	30～35 kcal/kg 標準体重
重い労作（力仕事が多い職業など）	35～　kcal/kg 標準体重

　②栄養バランスの摂れた食品構成：血糖コントロール，合併症予防のために重要である．必要な栄養素の不足や偏りがなく栄養素のバランスのよい献立にする．そのためにも食品交換表を用いるとよい．具体的には，三大栄養素のエネルギー比率（炭水化物50～60%，たんぱく質10～20%：標準体重1 kg 当たり1.0～1.2 g）を適正に保ち，動物性脂肪や食塩のとりすぎに注意する．ビタミン・ミネラル・食物繊維は原則として「日本人の食事摂取基準（2015年）」を基準とし不足のないようにする．

　③規則的な食習慣を守る：食後血糖値の変動を少なくするために著しい高血糖，低血糖は避け，1日のエネルギー量を朝・昼・夕食の3回，ほぼ均等に分割する．食事時間は，一定の間隔をあけて規則的に摂る．

　④合併症のある場合：糖尿病性腎症，脂質異常症，高血圧などの合併症がある場合は，それぞれのガイドラインに従う．

[栄養教育]

　①これまでの食習慣を聞きだし，明らかな問題点がある場合はまずその是正から進める．
　②検査数値と食・生活習慣との関連について説明する．
　③1日の食事は3食（朝食・昼食・夕食）とし，ゆっくりとよく噛んで腹八分目を勧める．

④食品交換表を基に，栄養バランスがとれるよう色々な食材を利用することを指導する．

⑤血糖コントロールの安定化のためには，糖質摂取量を計算する**カーボカウント***の導入が有用とされている．

⑥**グリセミックインデックス***を考慮する．

⑦食生活習慣の具体的な見直しと達成可能な目標を設定する．

⑧連回（継続）指導の必要性を指導する．

⑨合併症予防として，アルコールの摂取は医師からの許可がある場合，適量はエタノール量として 1 日 25 g 程度までとする．高中性脂肪の場合，飽和脂肪酸，ショ糖・果糖の摂取量を可能な限り少なくする．食物繊維は（20～25 g 以上/日以上），食後高血糖を抑制し，血清コレステロール増加を防止し，便通を改善する．高血圧予防のため減塩とする．尿中アルブミン排泄量（1500 mL）300 mg/g クレアチニン以上が持続し腎機能が低下し始めたら，たんぱく質摂取量 0.8～1.0 g/kg 標準体重に制限する．

⑩その他として，毎日ほぼ決まった時間に体重を測定，記録し，夜遅い食事は控える．

C 脂質異常症

脂質異常症は，血中コレステロール（LDL-C, HDL-C）やトリグリセリド（TG：中性脂肪）が異常値を示し，高コレステロール血症，高 TG 血症，低 HDL-C 血症と診断される．これら診断基準値（**表 9.B.9**）に示されている，基準値の異常だけでは本人に自覚症状がない．しかしそのまま放置すると心臓疾患や，脳卒中などのリスクである動脈硬化の原因となる．

1）病態

脂質異常症には病因別に原発性（一次性）と続発性（二次性）に分類される．原発性脂質異常症は，特定される原因となる疾患や薬剤服用がなく，遺伝性と非遺伝性のものがある．続発性脂質異常症としては糖尿病，ネフローゼ症候群，甲状腺機能低下，薬剤性（副腎皮質ホルモン，利尿剤など）や過食，高脂質食，飲酒，運動不足などの生活習慣の不節制によって発症する．いずれも進行すると心筋梗塞や狭心症などの動脈硬化の原因となり，早期発見・早期治療が重要である．動脈硬化性疾患予防ガイドライン 2012 年版では，動脈硬化のためのスクリーニング診断基準を示している（**表 9.B.9**）．

［**診断**］診断において LDL-C 値で判断できない場合，二次的判断基準として non HDL-C の管理目標値（LDL-C 管理目標値＋30 mg/dL）が導入された．とくに高 TG 血症患者の診断には non HDL-C 値が有用とされている．また低 HDL-C 血症患者の，LDL-C 値に加えて HDL-C 値も評価することにより，リスク予測能が高まることが報告されている．

従来は LDL-C 測定法について「直接法も可」とされてきた．しかし，直接法はフリードワルド式を上回る精度が認められないことから，2012 年版の改訂では原則としてフリードワルド式の LDL-C 値を用いることを推奨している．

〈表 9.B.9〉 脂質異常症診断基準（空腹時採血）*

LDL コレステロール	140 mg/dL 以上	高 LDL コレステロール血症
	120～139 mg/dL	境界域高 LDL コレステロール血症**
HDL コレステロール	40 mg/dL 未満	低 HDL コレステロール血症
トリグリセリド	150 mg/dL 以上	高トリグリセリド血症
non-LDL コレステロール	170 mg/dL 以上	高 non-HDL コレステロール血症
	150～169 mg/dL	境界域高 non-HDL コレステロール血症**

*10 時間以上の絶食を「空腹時」とする．ただし水やお茶などカロリーのない水分の摂取は可とする．

**スクリーニングで境界域高 LDL-C 血症，境界域高 non-HDL-C 血症を示した場合は，高リスク病態がないか検討し，治療の必要性を考慮する．

- LDL-C は Friedewald 式（TC－HDL-C－TG/5）または直接法で求める．
- TG が 400 mg/dL 以上や食後採血の場合は non-HDL-C（TC－HDL-C）か LDL-C 直接法を使用する．ただしスクリーニング時に高 TG 血症を伴わない場合は LDL-C との差が＋30 mg/dL より小さくなる可能性を念頭においてリスクを評価する．

（日本動脈硬化学会編：動脈硬化性疾患予防ガイドライン 2017 年版より引用）

コラム　フリードワルド式

フリードワルド (Friedewald) の式：
LDL コレステロール＝総コレステロール (TC) －HDL コレステロール－中性脂肪/5
（注意：TG 値 400 mg/dL 以下のみで適応）

nonHDL-C 計算式： non HDL-C 管理目標値＝LDL-C 管理目標値に＋30 mg/dL する．

- nonHDL-C 計算式は脂質管理目標値として，新たに（2012年）導入された．心血管イベント予測因子として優れている（米国ガイドラインでは以前から採用）．
- nonHDL-C による評価は，高 TG 血症患者でも適応可能である．
- 食事前・後を問わない長所がある．LDL-C 測定の不確実性も解決できる．

〈表 9.B.10〉　WHO による脂質管理の分類

型	リポたんぱく	脂質濃度			血清の外観	誘導条件
		コレステロール (C)	トリグリセリド (TG)	C/TG		
I	キロミクロンの増加	↑	↑↑↑	＜0.2	クリーム層／透明	高脂肪食
IIa	LDL の増加	↑↑↑	↑	＞1.5	透明	高コレステロール食
IIb	LDL と VLDL の増加	↑↑	↑↑	＞0.5	白濁	高コレステロール，高糖質食
III	IDL の増加	↑↑	↑↑	≒1.0	白濁	高脂肪食，高糖質食
IV	VLDL の増加	↑	↑↑	＜0.2	白濁	高糖質食
V	キロミクロンと VLDL の増加	↑	↑↑↑	0.15〜0.6	クリーム層／白濁	高脂肪，高糖質食

I 型は遺伝性として家族性に発症し，膵炎と腹痛を伴うことがある．まれであるが 10 歳以下の小児発生もあり，後天的には糖尿病，膵炎，高飲酒歴，高脂肪食で発症する．
血管の粥状動脈硬化は高コレステロール血症を伴う II，III 型に多く，血清 TG 上昇を伴う疾患は I，IV，V 型に多い．自覚症状はないが，血管の粥状硬化は心筋梗塞，脳梗塞，腎動脈硬化や閉塞性動脈炎，腎不全などの因子となる．また，血清 TG の上昇では肥満，脂肪肝，胆石症，膵炎の原因となる．

〈表 9.B.11〉　リスク別の脂質管理目標値（2012年版）

治療方針の原則	管理区分	脂質管理目標			
		LDL-C	HDL-C	TG	non-HDL-C
一次予防 生活習慣を改善した後，薬物治療の適応を考慮する．	カテゴリー I	＜160	≧40	＜150	＜190
	カテゴリー II	＜140			＜170
	カテゴリー III	＜120			＜150
二次予防 生活習慣改善と薬物治療を考慮する．	冠動脈疾患の既往	＜100			＜130

危険因子：年齢，性別，喫煙や低コレステロール血症，冠動脈疾患の家族歴，耐糖尿異常の有無．糖尿病，慢性腎臓病，非心筋性脳梗塞，末梢動脈疾患を合併している場合はカテゴリー II とする．

　また基準値を示す脂質の種類により，血中脂質の存在する様子から各種リポたんぱくの増加の割合で分類する WHO による脂質管理の分類（**表 9.B.10**）も用いられる．
　I 型はキロミクロンの増加型で，空腹時にも高 TG 血症を伴う．
　脂質異常症のリスク別脂質管理目標（**表 9.B.11**）は，初期のスクリーニングに用いられるのを意図とした．従来 LDL-C 値の基準値の根拠はすべて高リスク患者を対象とし，低リスク患者の場合は基準値を超えていても治療対象にならないことがあった．一方，糖尿病や脳梗塞既

往例などの高リスク患者の場合，早期からの治療介入が有用とされていることから，リスクに応じて判断する境界領域（LDL-C 値 120〜139 mg/dL）も設定された．また高リスク病態として慢性腎臓病（CKD）が加えられた．さらにきわめて高いリスクとして家族性高コレステロール血症を独立して扱うこととなった．診断後，冠動脈疾患の既住歴やリスクチャート，ならびに脂質異常症の基準値以外の危険因子を視野に入

〈表 9.B.12〉 動脈硬化性疾患予防のための生活習慣の改善

1. 禁煙し，受動喫煙を回避する．
2. 過食を抑え，標準体重を維持する．
3. 肉の脂身，乳製品，卵黄の摂取を控えて魚類，大豆製品の摂取を増やす．
4. 野菜，果物，未精製穀類，海藻の摂取を増やす．
5. 塩分を多く含む食品の摂取を控える．
6. アルコールの過剰摂取を控える．
7. 有酸素運動を毎日 30 分以上行う．

（日本動脈硬化学会編：動脈硬化学会ガイドライン 2012 年より）

れてカテゴリー分類し，それぞれの管理区分に沿って脂質異常症の治療管理をしていく．

[治療] 生活習慣改善の概要として，動脈硬化性疾患は遺伝的素因に過食，身体活動の減少などの環境因子が加わり発症する．この過食や身体活動の減少はメタボリックシンドロームの原因となり，内臓肥満，糖代謝異常，血圧上昇，中性脂肪の増加や HDL-C の減少をきたす．これら生活習慣の歪みが動脈硬化性疾患の原因となる．

したがって，禁煙，標準体重の維持，動物性脂肪の摂取制限，魚・野菜・果物の摂取増加と有酸素運動などが生活改善の基本目標となる（**表 9.B.12**）．

脂質異常症の治療基準としても，一次予防において LDL-C が 180 mg/dL 以上を持続する場合は，薬物療法を考慮する．とくに閉経によって LDL-C 値が上昇した女性に対して，薬物治療がすぐに開始されるケースが多かった．今改定では「薬物療法を開始する前に，個々の患者のリスクを見極め，非薬物療法も積極的に導入を検討する．」となった．家族性高コレステロール血症（FH）に対しても，今回の改訂版では FH の診断法に併せ，家族調査や小児 FH の診断基準についても記載された．また，慢性腎臓病についても，病態概念が確立し，糖尿病と同じリスク病態であることから，高リスク病態として取り上げている．脂質異常症の比較的リスクが低い病期には，食事内容の改善を中心とした生活習慣を見直し，それでも改善効果が得られなかった場合に，薬物療法が考慮される．

脂質異常症に対して安易に薬物療法が考慮される傾向にあるが，一次予防，二次予防で治療の基本は生活習慣の是正や身体活動の増加，適正体重の維持，禁煙など生活習慣の改善にある．同時に二次予防については厳格な薬物治療の必要性は高く，二次予防においてリスク階層化した，再発リスクが高い患者に対しては，積極的な脂質低下を目指した薬物治療となる．また，薬物療法で考慮すべきこととして，生活習慣の改善で脂質管理が不十分な場合は，絶対リスクに応じて薬物療法が処方される（**表 9.B.13**）．高リスク群では早期の薬物療法が考慮される．

2）栄養ケアマネジメント

動脈硬化性疾患予防のための食事と食事習慣（**表 9.B.14**）で示された内容を以下にまとめる．

①体重の管理，低エネルギー食により肥満を是正する．標準体重（BMI）の維持，体重を増やさないために，適正エネルギー摂取量は BMI を維持する．

②たんぱく質，糖質はエネルギー比率をそれぞれ 15〜20％，50〜60％ とする．

③脂肪量の制限として，脂肪からとるエネルギー比率を全エネルギーの 20〜25％ にする．揚げ物，しもふり肉など脂肪を減らす．

④動物性油脂（飽和脂肪酸）を減らし，植物油脂（不飽和脂肪酸）にする．食事中コレステロールは 200 mg 以下とする．

〈表9.B.13〉 脂質異常症治療薬の薬効による分類

分類	LDL-C	TG	HDL-C	non HDL-c	主な一般薬
スタチン（HMG-CoA還元酵素阻害薬）	↓↓↓	↓	↑	↓↓↓	プラバスタチン，シンバスタチン，他
陰イオン交換樹脂（レジン）	↓↓	—	↑	↓↓	コレスチミド，コレスチラミン
小腸コレステロールトランスポーター阻害薬	↓↓	↓	↑	↓↓	エゼチミブ
フィブラート系薬剤	↓	↓↓↓	↑↑	↓	ベザフィブラート，クリノフィブラート，他
ニコチン酸誘導体	↓	↓↓	↑	↓	ニセリトロール，ニコチン酸トコフェロール
プロブコール	↓	—	↓↓	↓	プロブコール
EPA	—	↓	—	—	イコサペント酸エステル

（日本動脈硬化学会編：動脈硬化性疾患予防ガイドライン2012より）
↓↓↓：≦－25％，↓↓：－20～－25％，↓：－10～－20％，↑：10～20％，↑↑：20～30％，↑↑↑：－10～10％．

〈表9.B.14〉 動脈硬化危険因子の食事療法

	動脈硬化性疾患予防のための食事	危険因子を改善する食事	
		①高LDL-C血症	②高TG血症
エネルギー（E）	適正エネルギー摂取量＝標準体重（BMI）を維持する．		
糖質％E比	50～60％	—	50％以下 単糖類を制限
たんぱく質％E比	15～20％		
脂質％E比	20～25％（多価不飽和脂肪酸の摂取を増やす）	20％以下 S：M：P＝3：4：3	—
コレステロール	200 mg以下	200 mg以下	—
食物繊維	25 g以上		
アルコール（エタノール）	25 g以下（他の合併症に注意して指導する）	—	禁酒
食塩	6 g未満		
その他	ビタミンC・E・B_6・B_{12}・葉酸の多い野菜，果物を多く．ただし果物80～100 kcal以内/日		

S：飽和脂肪酸，M：一価不飽和脂肪酸，P：多価不飽和脂肪酸．
（日本動脈硬化学会編：動脈硬化学会ガイドライン2012年より）

⑤和食を中心に，魚料理や野菜，豆腐の料理を多くする．

⑥抗酸化食：α-トコフェロール，ビタミンC，β-カロチン，フラボノイド，大豆など抗酸化物質を含む食品．

⑦抗血栓食：脂質異常症があると血小板凝集能が上昇し，血栓もできやすい．その対策として，血小板凝集能を下げるとされる多価不飽和脂肪酸（α-リノレン酸など）などの食品選択が勧められる．

以上の食事と食事習慣の内容（**表9.B.12，9.B.14**）は，すべての脂質異常症に共通の治療とされる．2012年改訂で，動脈硬化危険因子の食事療法は基本段階と，合併症を伴う動脈硬化危険因子を改善する段階の食事が提示された．特に脂質と糖質の摂取については質，量の面から注意する必要がある（**表9.B.14**参照）．

> **コラム　脂質（飽和脂肪酸と不飽和脂肪酸，コレステロール）の選び方**
>
> 　脂質異常症患者は動物性脂肪に多く含まれる飽和脂肪酸と，コレステロールの摂取を減らす必要があるが，コレステロールの吸収率は個人差も大きい．飽和脂肪酸の過剰摂取はインスリン抵抗性の悪化，LDL-C の上昇を招くことが，欧米ばかりでなく我が国においても示された．飽和脂肪酸を減らした分，青魚類などに含まれるn-3 系多価不飽和脂肪酸を積極的に摂取することになる．
> 　トランス脂肪酸は，多価不飽和脂肪酸に水素添加したハードマーガリン，ショートニングなどに多く含まれる．またトランス脂肪酸の過剰は，酸化 LDL の上昇や，HDL-C を低下させ，冠動脈疾患のリスクを増加させる．さらに多価不飽和脂肪酸は酸化されやすく，過剰摂取による酸化 LDL の増加や HDL-C の低下をきたすため注意する．
> 　炭水化物には消化される糖質と不消化の食物繊維などがある．糖質の摂取量と種類は糖代謝や TG，HDL-C に影響する．また炭水化物摂取後の血糖上昇に着目した Glycemic Index（GI）や Glycemic Load（GL）指標があり，この GI・GL は肥満度，TG，空腹時血糖と正相関を示し，HDL-C とは負の相関を示すことが多く報告されている．よって食物繊維が多い未精製の穀類や豆類の摂取は，腸管での脂肪吸収の抑制と GI，GL の低下に作用するので，これら炭水化物の働きを考慮した選び方が，脂質異常症のリスク予防の食事となる．
> 　以上のように脂質と炭水化物の摂取については質，量の面から留意したい．

　食事療法の目的は動脈硬化の進展を抑制することであり，心臓病や脳血管障害などの循環器疾患を予防することにある．脂質異常症の治療は，脂質異常分類やリスク別脂質管理目標を念頭に適応される．治療の基本となる食事内容は脂質異常のタイプ別に，A タイプ（高 LDL-C 血症），B タイプ（高 TG 血症）や，C タイプ（高 LDL と高 TG 血症の混合型）などと，3 タイプに分けて「タイプ別食事療法」の考え方がある．このような生活習慣改善には継続できる食事療法を目指した具体的な栄養教育の必要がある（**表 9.B.15**）．

〈**表 9.B.15**〉 タイプ別食事療法のポイント

A タイプ： 高 LDL コレステロールの場合	摂取エネルギー量は適正に 脂肪の摂り方に注意する コレステロールを制限する 食物繊維の摂取を増やす 抗酸化物質を摂取する
B タイプ：（中性脂肪） 高 TG の場合	摂取エネルギー量は適正に 脂肪の摂り方に注意する アルコールを制限する 糖質を制限する 抗酸化物質を摂取する
C タイプ（混合型）	A・B タイプを併用する

（白石弘美ほか：脂質異常症コレステロール・中性脂肪が気になる人の食事（健康 21 シリーズ），女子栄養大学出版局，2011 より）

d　高尿酸血症，痛風

1）病　態

[**病態生理**] 尿酸塩沈着症において高尿酸血症は原因であり，高尿酸血症は痛風関節炎の明確なリスク要因である．血清尿酸値が 7.0 mg/dL を超えると，高くなるにしたがい痛風関節炎の発症リスクも高まる．高尿酸血症の期間が長く，また高度であるほど，痛風結節はできやすい．
　プリン体は細胞の核に存在する DNA，RNA の構成塩基の 1 つであるプリン塩基およびその誘導体を称する．プリン塩基の誘導体としてはグアニン，アデニンなどがあり食品・食事中の旨味成分（核酸系旨味）として調理に利用される．プリン体は水溶性であるが，生体内で代謝され水に難溶性の尿酸となる．肝臓における尿酸合成と腎臓からの排泄の動的平衡が崩れると高尿酸血症を招来する．

[**症状**] 痛風発作として，第一中趾節または足関節周囲に発赤，腫脹を伴う急性痛風関節炎がある．痛風関節炎をきたしていない高尿酸血症を無症候性高尿酸血症という．

[**診断**] 高尿酸血症は尿酸塩沈着症（痛風関節炎，腎障害など）の病因であり，血清尿酸値が 7.0

mg/dL を超えるものと定義される．性・年齢を問わない．女性においては，血清尿酸値が 7.0 mg/dL 以下であっても，血清尿酸値の上昇とともに生活習慣病のリスクが高くなる．潜在する疾患の検査と生活指導を行うが，尿酸降下薬の適応ではない．痛風関節炎の発症は，以前から高尿酸血症を指摘されている患者の第一中趾節または足関節周囲に発赤，腫脹を伴う急性関節炎が出現した場合に診断しうる．

[**治療**] ①痛風関節炎の治療：痛風発作の前兆期にコルヒチン®を経口投与し，極期には **NSAIDs**（非ステロイド抗炎症薬）*を投与し炎症を鎮静化させる．ステロイドも患者の状態に合わせ選択しうる．

②痛風結節の治療：血清尿酸値を 6.0 mg/dL 未満に維持することで結節の縮小，消失が認められ，再発が防止できる．

③高尿酸血症の治療：尿酸排泄低下型，尿酸産生過剰型および混合型に対しそれぞれ尿酸排泄促進薬，尿酸生成抑制薬を選択することを原則とする．尿酸排泄促進薬を使用する場合は尿路結石の発現に注意し，尿アルカリ化薬を併用する．

[**予後**] 痛風は予後不良な疾患ではない．しかし近年，高尿酸血症・痛風の早期診断・早期治療が行われる一方，痛風腎による新規の透析導入患者は増加傾向にある．腎障害が予後を大きく左右する重要な合併症である．また，肥満，脂質異常症，糖尿病，高血圧症などが高率に合併し，それらが心筋梗塞や脳卒中などの死因と深く関係している．

2) 栄養ケアマネジメント

[**栄養病態**] 血清尿酸値は種々の生活習慣病の病態において臨床上有用な指標となる．アルコール摂取量は痛風発作リスクを用量依存的に上昇させる．食生活・栄養との疫学的因果関係として，肉類・砂糖入りソフトドリンク・果糖の摂取量が多い集団，BMI の高い集団は痛風になりやすい．コーヒー摂取量が多い，ランニング距離が長い，適度な運動を行う集団は痛風になりにくい．

[**栄養アセスメント**] 肥満症に対するアセスメントにほぼ同じ．血液生化学検査では血清尿酸値の項目を追加し，モニタリングを行う．

患者に対する栄養スクリーニング，アセスメント，ケアプラン，栄養療法の実施，モニタリングの一連の栄養管理を指す．栄養管理過程における PDCA サイクルとも捉えられる．

[**栄養基準**] 肥満症の栄養基準，食品構成に準じ，1 日の食事中のプリン体を 400 mg 以下とする（9.B.a 項参照）．

[**栄養補給**] 肥満症の栄養補給に同じ（9.B.a 項参照）．

[**栄養教育**] 肥満症の栄養教育に同じ（9.B.a 項参照）．

C 消化器疾患

a 口内炎，舌炎

1) 口内炎

[**病態**] 口内炎は口腔粘膜にできた炎症性疾患である．カタル性口内炎，紅斑性口内炎，水泡性口内炎，潰瘍性口内炎，アフタ性潰瘍，偽膜性口内炎，壊死性潰瘍性口内炎・壊疽性口内炎などがある．

[**症状**] 口腔内の痛み，出血，腫れ，乾燥により，食事がしみる，味覚障害，発声しにくいなどの症状がある．

[**原因**] 細菌やウイルス感染，ビタミンや亜鉛の欠乏，歯科による疾患，火傷，またがん治療に

C 消化器疾患

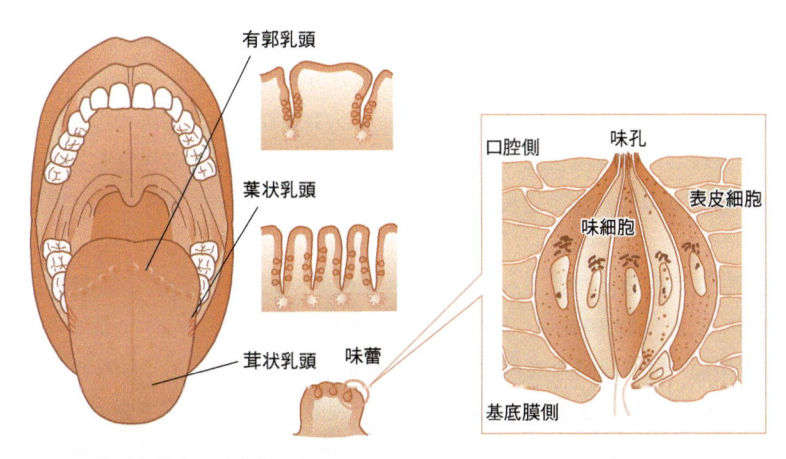

〈図 9.C.1〉 口腔内・舌乳頭（髙戸毅ほか編：口腔科学, p.85, 朝倉書店, 2013 を一部改変）
味覚の基本味は，甘味，塩味，酸味，苦味，うま味の五味からなり，舌にある味蕾の味細胞が科学的刺激を受けることで，舌神経，舌咽神経を経て大脳の味覚中枢に伝わり，味を感じている．口腔のコンディションは，おいしく食べるための，重要な要素である．

よる化学療法や放射線治療の副作用，クローン病などの合併症として現れることもある．
[治療] 治療には，ステロイド含有口腔用軟膏が用いられる．またビタミン B 群の不足が原因の場合は，ビタミン剤を内服または注射などで投与する．
[栄養ケアマネジメント] 口腔内を清潔に保ち，水分補給により口腔内の乾燥を防ぐ．バランス良い食事を基本とし，ビタミン A, B_2, B_6, C および亜鉛や鉄などのミネラル補給を怠らない．

2) 舌 炎

[病態] 舌炎は炎症によって起こる舌の異常であり，胃腸病など他の疾病の診断に利用されることもある．局所的原因とウイルス性疾患，悪性貧血，鉄欠乏性貧血などの全身性疾患に伴う舌炎がある．
[症状] 舌の腫れ，痛み，過敏反応，咀嚼・嚥下障害，発語異常，色の異常，合わせて味蕾細胞の異常から味覚障害が起こる．舌の構造を図 9.C.1 に示す．
[診断] 口内炎と同様に，細菌ウイルス感染，ビタミンなどの栄養素の欠乏，歯などによる摩擦，火傷，がん治療の副作用．また，刺激物やアルコールの接触，喫煙，その他の疾患の症状としての舌炎もある．
[栄養ケアマネジメント] 舌炎の程度や残存機能により，食事摂取の支援をする．栄養治療支援としては，口内炎に準ずるが，舌切除後では，補助具の利用や，支障のない形態での必要栄養量の摂取を目標とする．

b 胃食道逆流症

[病態] 食道下部にある下部食道括約筋（Lower esophageal sphincter, LES）の働きに異常をきたし，酸性の胃内容物が逆流することで，胸焼けや呑酸などを呈する．LES 圧の低下は，食道裂孔ヘルニア，大食，脂肪食加齢などが原因となる．中高年になると増えてくる食道裂孔ヘルニア（食道と胃のつなぎ目の噴門がゆるくなった状態）やストレス下も逆流の原因となる．正常な食道は，扁平上皮細胞からなるが，胃食道逆流により，粘膜傷害を受け再生過程で，円柱上皮細胞に異形成されていくこと（バレット食道）で，食道腺がんに移行する可能性が高くなる．また，バレット食道は胃食道逆流症が長期化することで食道がんに進行する場合があるので，注意を要する．
[症状] 定型的症状は胸焼けや呑酸であるが，非定型的症状として，胸痛，咳嗽，喘鳴，咽喉頭

違和感，耳痛，嗄声などがある．症状は，消化器症状だけでなく，多岐にわたるため，初診時に診断されず，適切な治療となっていない場合もある．

[**診断**] 胃食道逆流症は，食道裂孔ヘルニア，大食，脂肪食，加齢のほか脳神経系疾患や胃全摘後にもみられる．内視鏡検査で，粘膜所見が認められれば，逆流性食道炎，所見がみられない場合は，非びらん性胃食道逆流症となる．食道内のpHをモニタリングする検査も行われる．

[**治療**]

　①薬物療法：酸分泌抑制薬，消化管運動促進薬，制酸剤，粘膜保護薬など**LES圧**＊を低下させる薬剤の変更（Ca拮抗薬，抗コリン薬，亜硝酸薬）．

　②生活指導：食事時間の改善として，就寝前の食事を避ける．食後すぐ横にならない，減量，禁煙，節酒．就寝時は上体を少し高くする．刺激物や炭酸飲料を避け，1回の食事量をセーブする．コーヒー，濃いお茶，チョコレート，アルコール，ミントはLES圧を弱める作用があるので控える．

　また，腹圧を上げるような，前かがみの姿勢や重いものを持つことは避けるようにする．

　③①および②で不十分な場合，内視鏡的治療や外科的治療を検討する．

[**予後**] 胃食道逆流性患者の20％がバレット食道となり，その10％に腸上皮異形成が出現し，さらにその1％が食道腺がんに移行するとされている（胃食道逆流症ガイドブック，日本消化器病学会編）．

c　胃・十二指腸潰瘍

[**病態**] 胃潰瘍や十二指腸潰瘍は，防御因子（粘液・重炭酸イオンなど）と攻撃因子（ヘリコバクターピロリ菌・NSAIDs・胃酸・ストレスなど）のバランスが崩れることで発生するとされる．粘膜筋板を越えて深いものが潰瘍，それより浅いものをびらんという．胃潰瘍が熟年期に多いのに反し，十二指腸潰瘍は，比較的若い世代に多い．

[**症状**] 主な症状は心窩部痛（胃潰瘍は食後，十二指腸潰瘍は空腹時が多い），腹部膨満感，悪心，合併症としては，出血（吐血，下血，ショック，貧血），消化管裂孔，幽門部狭窄などがあり，慢性的なものと，緊急を要する場合もある．

[**診断**] 診断は内視鏡像により行われる．胃・十二指腸潰瘍のステージ分類は活動期，治癒過程期，瘢痕期と推移する．また，潰瘍の深さは，Ⅰ度のびらんからⅡ度の粘膜下層に達する組織欠損があるもの，Ⅲ度の固有筋層に達しているもの，Ⅳ度の漿膜に達しているものと潰瘍の深さによって分類される（**図9.C.2**）．

[**治療**] 胃・十二指腸潰瘍ではヘリコバクターピロリ菌の感染率が高いので，除菌が有効である．

　①出血があればショック状態の有無により，輸血，輸液を行い，状態安定後内視鏡治療を行う．内視鏡的止血術（クリッピング，エタノール局注，高張Na・エピネフリン局注，など）．内視鏡的止血が無理であれば，血管内治療や外科的治療となる．

　②出血がない場合または止血後ヘリコバクターピロリ菌除去療法やNSAIDs使用の場合は，中止する．

　③安定期では潰瘍の増悪因子を増やさないような，生活改善や薬物治療を続ける．

　胃酸分泌抑制剤として，ヒスタミン

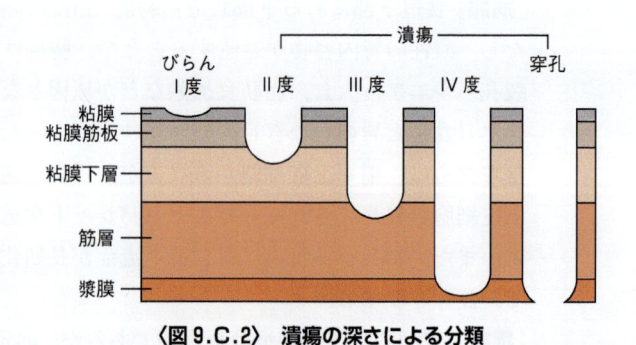

〈図9.C.2〉　潰瘍の深さによる分類

C 消化器疾患

> **コラム　胃食道逆流とピロリ菌の関係**
>
> 　ピロリ菌は胃に生息する細菌で，胃潰瘍や十二指腸潰瘍の原因として知られているが，その一方でピロリ菌に感染している割合が高いと，胃食道逆流の患者が少ないとされている．これは，ピロリ菌に感染すると胃酸分泌が減少するためである．
> 　日本人はピロリ菌に感染している割合が高いため，胃食道逆流の患者は少なかったと考えられるが，最近では，衛生状況の変化や生活習慣の欧米化により患者数が増加傾向にある．

　H_2受容体拮抗薬やプロトンポンプ阻害薬は有効であるが，アルコールや香辛料，喫煙，高塩分食，高脂肪食などを過度に摂取しないよう，気を付けることも効果がある．喫煙は，粘膜血流を障害し快復を遅らせるので，特に禁煙は重要である．

　[栄養ケアマネジメント] 高脂肪，高繊維食，刺激物を避け，和食を中心とした食事内容が推奨される．

　良質なたんぱく質は潰瘍壁の修復に有効であり，胃酸の中和作用も期待でき，毎食取り入れることが良い．また，胃への負担を軽減する意味では，食事量を少なく，頻回食とすることも考慮する．

d たんぱく漏出性胃腸症

　[病態] たんぱく漏出性胃腸症は血漿中のたんぱく，特にアルブミンが胃腸管内へ漏出することで低たんぱく血症を呈する．健常者でもアルブミンは消化管に排出されるが，消化吸収され，肝臓で再合成される．しかし，たんぱく漏出性胃腸症では消化管への排出量が肝臓での再合成を上回り，低アルブミン血症となる．原因疾患は腸リンパ管拡張症，潰瘍性大腸炎やクローン病の炎症性腸疾患などが主である．

　[症状] 低たんぱく血症による浮腫，胸水，腹水がある．腸リンパ管拡張症では，下痢や脂肪便がみられる．吸収障害によるビタミン（脂溶性ビタミンを中心とする），ミネラル（鉄，カルシウム，亜鉛など）の欠乏症状もみられる．成長期では，本症の発症により低カルシウム血症，低アルブミン血症によりテタニー症状としてけいれん，感覚異常，手足けいれんなどを呈することがある．

　[診断] 低たんぱく血症，低アルブミン血症，低カルシウム血症，貧血，リンパ球減少，好酸球増加などがみられ，浮腫，下痢，体重減少（成長期では体重増加不良）がみられる．たんぱく摂取不良，たんぱく尿，肝障害，内分泌異常，慢性感染症などが除外されれば，たんぱく漏出性胃腸症が疑われる．

　[治療] 原疾患の治療を最優先とする．低栄養改善のため，アルブミン製剤の投与などを行う．成分栄養から消化態栄養剤を利用することも多い．

　低栄養の改善は粘膜組織の修復のためにも欠かせない．方針は高たんぱく低脂肪食とするが，脂肪は中鎖脂肪酸を優先させ，リンパ管内圧の上昇を抑える．MCT（中鎖脂肪酸）製品などを利用する．

e 炎症性腸疾患（IBD）

　炎症性腸疾患は腸に炎症をきたす疾患の総称である．原因が特定できている特異的炎症性腸疾患としては感染性腸炎，薬剤性大腸炎，**虚血性大腸炎**＊などがあるが，原因がはっきりしない非特異的炎症性腸疾患として，クローン病と潰瘍性大腸炎がある．

　クローン病と潰瘍性大腸炎では好発部位や合併症，治療薬剤などが異なるため，正確な診断

が重要となる．

①クローン病：

[病態] 再燃と緩解を繰り返す慢性，難治性消化器疾患である．病変の発症部位は全消化管で広範囲であるが，特に回盲部に好発し，小腸病変が高率に認められる．炎症病変からのたんぱくの漏出や消化吸収障害を伴い，栄養状態の悪化を生じる．

好発年齢は10〜20代と若年者であり，心身共に成長期にあり，栄養管理や栄養食事指導にも考慮すべき点が多い．

[症状] 腹痛，腹部腫瘤触知，下痢，発熱，体重減少，肛門部病変を主徴とし，アフタ性口内炎，虹彩炎，関節痛，関節炎，結節性紅斑を伴うことも多い．

[診断] 内視鏡検査や消化管造影検査で，非連続性区域性に縦走潰瘍，敷石像，狭窄，ろう孔などを認める．血液検査では，貧血，白血球数高値，CRP高値，赤沈高値，アルブミン濃度の低下，低たんぱく血症などを認める．IOIBDアセスメントスコアーでは，症状の項目数で状態を評価している（**表9.C.1**）．

[治療] 緩解期を維持し，患者QOLの向上を目的として，栄養療法と薬物療法を中心に行う．

再燃または活動期は腸管の安静と食事由来のアレルギー物質の除去を行い，成分栄養，半消化態栄養剤，経口食などを割合を変え組み合わせて（スライド方式），緩解を目指す．消化管狭窄や合併症の状況によっては，中心静脈栄養を用いることもある．

①食事療法としては，腸管刺激を軽減する目的で，低脂肪，低残渣を基本とし刺激物も避ける．脂肪量は20g以下とし，n-3系多価不飽和脂肪酸（EPA，DHAなど）を摂取することで抗炎症を期待できる．

〈**表9.C.1**〉 IOIBDアセスメントスコアー

1.	腹痛
2.	1日6回以上の下痢又は粘血便
3.	肛門部病変
4.	ろう孔
5.	その他の合併症
6.	腹部腫瘤
7.	体重減少
8.	38度以上の発熱
9.	腹部圧痛
10.	血色素10g/dL以下

各項目に対し，それぞれ1点とする．緩解はスコアーが0〜1点，血液検査で赤沈値とCRPが正常な場合とされる．再燃はスコアーが2点以上，赤沈値とCRPが異常な場合とされる．

②薬物療法では，サリチル酸塩製剤（緩解導入・維持に用いるサラゾスルファピリジンは大腸病変のみ），副腎皮質ステロイド，免疫抑制剤，抗TNFα製剤，抗菌薬などを栄養療法と組み合わせて使用する．

③外科治療はイレウス，消化管穿孔，大量出血，難治性狭窄などにおいて適応となる．

②潰瘍性大腸炎：

[病態] 大腸粘膜および粘膜下層に非特異性の炎症を認める慢性炎症性腸疾患である．

結腸に浮腫，発赤，びらん，潰瘍などが連続性に認めるのが特徴であり，多くは直腸に病変を認める．病変範囲による分類では，全大腸型，左側大腸炎，直腸型となる．重症度分類では重症，中等症，軽症に分けられ，評価項目は，排便回数，顕血便，発熱，頻脈，貧血，赤沈で評価する．

好発年齢は，10代〜30代の若年者と中高年層でもみられる．

[症状] 腹痛，下痢，軟便，粘血便，発熱を主症状とする．

[診断] 内視鏡検査や注腸造影検査で，直腸から連続性・びまん性に血管透見像の消失，多発性のびらん・潰瘍，偽ポリポーシス，結腸膨起（ハウストラ）消失などを認める．血液検査では貧血，CRP高値，赤沈高値などを認める．診断には，感染性腸炎を否定するなど他疾患の除外も合わせて行う．

[治療] 薬物療法を中心とする内科的治療が中心で緩解導入・維持を行うが，重大な合併症には

〈表9.C.2〉 クローン病と潰瘍性大腸炎の比較

	クローン病	潰瘍性大腸炎
好発年齢	若年者	若年者・中高年
好発部位	全消化管，特に回盲部	全大腸，特に直腸
連続性	非連続性	直腸からの連続性
主症状	下痢，腹痛，発熱，体重減少	粘血便，下痢，腹痛，発熱
合併症	肛門部病変，瘻孔，狭窄	中毒性巨大結腸症，大腸がん
所見	敷石像，縦走潰瘍	偽ポリポーシス，血管透見像消失
治療	栄養療法，薬物療法	薬物療法　外科治療

外科治療適応もある．

①栄養療法では，クローン病に比べ体重減少は少ない傾向にあるが，個々の病状で差があるため，栄養評価は重要である．特に頻回の下痢や粘血便による脱水や電解質異常，ビタミン・ミネラルの欠乏も起こるため，必要栄養量では考慮する．また，ステロイド剤の使用による高血糖や骨粗鬆症などの副作用も栄養療法でのコントロールが望まれる．潰瘍性大腸炎の食事療法は低脂肪，低残渣を基本とする．アルコールや炭酸飲料も腸管を刺激するので，摂り方に注意する．

②薬物療法ではサリチル酸塩製剤（緩解導入・維持の基本），副腎皮質ステロイド，免疫抑制剤が使用される．

③外科治療は中毒性巨大結腸症，穿孔，大量出血などにおいて適応となる．

[予後] 潰瘍性大腸炎の左側大腸炎型や全大腸炎型で長期間経過した例では，大腸がん発症リスクが増大する．定期的な内視鏡検査が必要である．

表9.C.2にクローン病と潰瘍性大腸炎の比較を示す．

f　過敏性腸症候群（IBS）

[病態] 器質的病変を特定することができない機能性消化管障害を有し，下痢や便秘や腹痛を呈するもの．ストレスや社会環境，性格を中心とした心理的要因が大きいとされている．

発熱や粘血便，体重減少などを認めず，内視鏡検査や注腸造影検査などで原因が見当たらないなどで，腹痛や腹部不快感，便通異常を繰り返す場合，過敏性腸症候群が疑われる．

[症状] 大腸，小腸由来の消化器症状で下痢や便秘，腹痛を呈する．排便後軽快するも，繰り返し下痢や便秘を起こす．

[診断] 過敏性腸症候群の診断は，Rome III 分類が用いられることが多い（表9.C.3）．

〈表9.C.3〉 Rome III分類
①腹痛や腹部不快感がある．
②器質的変化を認めない．
③以下の項目で2つ以上の特徴を示す．
・排便により，症状が軽減する．
・排便回数の変化．
・便性状の変化（便秘・下痢）がある．

特に，器質的疾患の除外のため，発熱，粘血便，血便，体重減少がないことなど，内視鏡検査や注腸造影を併せて行う．

過敏性腸症候群の分類は，①便秘型，②下痢型，③混合型，④分類不能型の4分類とされる．

[治療] 患者の不安要素を取り除き，薬物療法と生活指導を行う．

①栄養療法では生活指導を行う．バランスの良い食生活や時間管理を第一とするが，強い制限食品の指導は逆効果となる場合もあるので，注意する．主には，アルコール，香辛料，カフェイン，炭酸飲料，高脂肪食，冷たい食品や発酵しやすい豆類やいも類の食べ過ぎには注意する．患者の発現背景を記録させ，傾向を分析することで，過敏性腸症候群の症状を軽減することが可能である．

> **コラム　消化器疾患と腸内細菌**
>
> ヒトの腸管内には，100兆個もの細菌が群集をつくり「腸内フローラ」を形成している．これらの細菌の中で乳酸菌やビフィズス菌は，免疫力の向上，ビタミン産生，病原菌の増殖阻止など人に有益な作用をもたらしている．また，ウェルシュ菌などの有害菌は，腐敗産物の産生や免疫力の低下をもたらすとされる．この腸内フローラの健全化を維持し，消化器疾患の発症防止や再発抑制をめざすため，プロバイオティクス（乳酸菌やビフィズス菌を摂取すること）やプレバイオティクス（プロバイオティクスの栄養源とされるオリゴ糖や食物繊維を摂取すること）を同時に利用したシンバイオティクスの応用は，栄養療法として重要である．

　②薬物療法では高分子重合体・抗コリン薬・止瀉薬・整腸剤のほか，抗不安薬や抗うつ薬，などの精神安定を助ける薬も使用される．

g　便　秘

[病態] 便秘とは，何らかの原因で腸内容物が大腸内に留まり，通過が遅延した状態である．その結果，水分の再吸収が過度となり，排便痛や腹部膨満感，残便感などを呈し，生活の質を低下させる．排便回数は，個々により多少の差があるが，3日以上排便がない場合，または排便時の苦痛や不快感がある場合には便秘とされる．

[症状] 排便回数の減少，硬便，便量の減少，腹部膨満感，残便感が主な症状である．便秘が原因で，食欲不振や嘔気・嘔吐，頭痛，不安など全身症状が現れる場合もある．

[診断] 便秘は以下の4つに分類される．
　①単純性便秘：主に生活や食生活の変化などにより起こる．
　②機能性便秘：腸の蠕動運動が低下すれば弛緩性便秘となり，腸管の緊張や運動の亢進によればけいれん性便秘，直腸の排便反射の低下によれば，直腸性便秘となる．
　③器質性便秘：腸管の癒着や狭窄などにより起こるため，他疾患が原因で起こる場合が多い．外科手術後やがん治療時などは注意を要する．
　④症候性便秘：内分泌疾患（糖尿病や甲状腺機能低下症など）による神経伝達の異常により起こる．

　患者の排便の状況と生活リズムや食事摂取内容，下剤の利用状況，既往症などを調査し，便潜血反応やX線検査，内視鏡検査などを状況にあわせて行い，的確な診断を行うことで，治療へつなげていく．

[治療] 便秘の原因により，治療法や栄養療法が決定される．
　①単純性便秘：生活や食生活の変化などが解消すると自然に改善する．
　②機能性便秘：弛緩性便秘の場合は，食物繊維の積極的摂取と水分摂取を心がけるが，痙攣性便秘では，水溶性食物繊維の適量摂取と精神的安定を図るため，ストレス解消を心がける．また，刺激物やアルコール，炭酸飲料，高脂肪食，豆類やいも類の多食に注意する．直腸性便秘の場合は，ストレスのない環境でゆっくりと排便できる環境を工夫することが有効である．
　③器質性便秘：原因となる疾患の治療・コントロールが第一である．症状に応じたアドバイスが求められる．
　④症候性便秘：原疾患の治療を行い，薬物療法を含めて生活指導も行う．

　また，生活リズムの乱れ，朝食の欠食，食事量の不足なども原因となるので，適切な栄養食事指導は欠かせない．

h 肝　　炎

1）病　態

[**病態生理**]　いくつかの原因によって急性に起こる肝障害を急性肝炎という．原因を分類すれば，①肝炎ウイルスに起因するもの，②肝炎ウイルス以外のウイルスに起因するもの，③アルコール性肝炎，④非アルコール性肝脂肪炎，⑤薬物によるもの，⑥その他自然毒などがある．なお，感染経路による分類では，経口感染型と血液伝播型（輸血，血液汚染を介するものなど）に分けることができる．

慢性肝炎は肝細胞がウイルス（C型，B型肝炎ウイルスなど）感染により細胞免疫反応（細胞性免疫ネットワークの破綻）によってダメージを受けることが，慢性の炎症を引き起こす一因になっていると推測される．長期間（6カ月以上）にわたって炎症が持続する疾患である．

[**症状**]　急性肝炎の急性期の前駆症状は軽度の発熱，悪心，全身倦怠感，食欲不振，嘔気など，感冒様症状を呈する．また，深窩部の圧迫感または疼痛がある．炎症によって肝細胞が障害されると黄疸が現れるが，黄疸発現時期を過ぎれば軽快に向かうのが一般的である．黄疸発現後も全身倦怠感，食欲不振が強い場合は，重症化が疑われる．

慢性肝炎において肝炎の再燃時には全身倦怠感，食欲不振，疲れやすいなどの症状を訴える．それ以外の時期には，不定の上腹部不快感などの症状を除けば無症状のことが多い．多くの場合，他覚的症状として肝の腫大を触知する．

[**診断**]　急性肝炎では肝細胞の破壊の指標となる AST（GOT），ALT（GPT）が数百～数千単位に上昇する．また血液中の IgM（免疫グロブリン M）濃度が上昇し，黄疸を示すビリルビン値の上昇が認められる．肝炎ウイルスに起因するものについては，感染したウイルスの血液中の抗原，免疫によって産生された抗体，ウイルスの遺伝子を測定し，肝炎ウイルスのタイプを確認する．

慢性肝炎の診断を確定するには6カ月以上の肝の炎症の持続という時間的経過に加え肝生検による組織学的所見が不可欠である．

[**治療**]　急性肝炎はC型肝炎を除き，一過性に経過し，自然治癒しやすい疾患である．治療上，重要とされるのは重症化，劇症化への移行が疑われた場合の速やかな対応である．入院，安静を原則とする．自覚症状の改善と検査データにより極期が過ぎたことが確認されるまでは安静を保つ必要がある．B型急性肝炎に対する抗ウイルス剤の投与，B型急性肝炎の重症化例・遷延化例では，抗ウイルス剤（ラミブジン®やエンテカビル®）を投与する．C型肝炎では急性期の経過後に約50～90％の症例が遷延化，慢性化するとされる．この慢性化防止のためにインターフェロン（IFN）を2～6ヶ月間投する．IFN投与にはさまざまな副作用を呈することから，専門医の管理のもとに治療が行われる．副腎皮質ステロイドホルモン投与は，通常の急性肝炎の治療には用いられない．

慢性肝炎の治療のゴールはウイルス排除，進行の遅延，肝硬変・肝細胞がんを防ぐことにある．

[**予後**]　急性肝炎の生命予後は重症化，劇症化しなければきわめて良好である．しかし，原因ウイルスにより経過と重症度が異なってくる．A型肝炎，E型肝炎は，慢性化することはない．B型肝炎は新生児，小児期の感染では慢性化するが，成人例での感染は多くは一過性感染で経過し慢性化することは少ない．また，A型肝炎，成人感染例のB型肝炎では終生免疫が成立し再感染することはない．C型肝炎は，感染時の年齢時期とは無関係に慢性化する．

急性肝炎が重症化，劇症化して死亡する確率は，C型とA型では0.5％以下，B型と非ABC

型では1〜2%と推定されている．

慢性肝炎という疾患が原因で死亡することはない．C型慢性肝炎はそのまま経過するケースもあるが，約70%は徐々に進行し，治療しないと10〜30年でそのうちの30〜40%が肝硬変，さらに肝細胞がんに移行するといわれている．B型慢性肝炎は自然経過のなかで95%は自然治癒し，5%は肝硬変に進行し，そのうちの80〜90%は肝細胞がんとなる．B型肝炎が発症してから肝硬変に進展するまで35〜60年，肝がんへは45〜65年と推定されている．

2) 栄養ケアマネジメント

急性期では多くの場合，感冒様症状に消化器症状がともない著しい食欲不振に陥るため，積極的な栄養補給は困難となる．回復期では，その患者の栄養状態に応じた栄養補給が可能となる．急性肝炎が治癒せず，慢性肝炎に移行すると肝細胞が慢性的炎症によって長期にわたり障害され栄養素代謝への影響は大きくなる．

[**栄養アセスメント**] 発病期からの臨床経過から病態パラメータを確認する．栄養パラメータとしては身体計測に基づく評価と食事摂取量調査を中心に行う．急性期での食事摂取量の低下のアセスメントを実施し，回復期での栄養量確保のための栄養ケアを行う．慢性肝炎においては食事摂取量の継続的調査および身体計測は外来受診時に定期的に実施する．また病態把握のための臨床検査データ（血液・尿の生化学検査）のうち栄養パラメータとなりうる項目を用いて栄養アセスメントを実施する．

[**栄養基準**] 表9.C.4に肝疾患治療食の栄養基準とその適応を示す．

慢性肝炎の安定期・急性増悪期はそれぞれ急性肝炎の回復期・急性期に準じる．

[**栄養補給**] 急性肝炎の急性期（発病期〜極期）は症状に対応した食事の提供が大切であり，経口摂取が困難な場合は非経口的補給（400 kcal/日程度の補液）を行うこともある．経口的には20 kcal/kg/日程度を目安にする．黄疸のあるときは消化管への胆汁流入が減少しているので，脂質は制限し，炭水化物中心のエネルギー補給とする．食欲不振に対しては，各患者の摂食可能な食事について十分聞き取りを実施する．回復期は過剰補給とならないように注意する．肥満がなければ，エネルギー30 kcal/kg/日，たんぱく質1.0〜1.3 g/kg/日の補給とする．脂質はエネルギー比率で20〜25%とし，脂質制限は解除する．設定した栄養補給量，バランスを満たすために食品構成に基づいた栄養補給とする．

慢性肝炎の多くの症例は自覚症状がなく，十分に食事摂取ができる状態にあるため，食事内容も健常者の食事摂取基準（推奨量）程度でよいとされる．しかし自覚症状が強く現れないことによって日々の食事摂取にむらや偏りが長期間続く場合は，低たんぱく栄養状態などの影響が出やすい．慢性肝炎でも活動期には急性肝炎に似た症状を訴えるので，この時の食事の対応

〈表9.C.4〉 肝疾患治療食の栄養基準とその適応

適応	栄養基準の区分		
栄養量/日	Ⅰ	Ⅱ	Ⅲ
エネルギー(kcal/kg)	25〜30	30〜35	30〜35
たんぱく質(g/kg)	1.0〜1.2	1.3	0.6〜0.9
脂質エネルギー比(%)	20	20〜25	25
食塩(g)	7	9以下	5〜7
病期（ステージ）分類	急性肝炎発病期〜極期 慢性肝炎急性増悪期	急性肝炎回復期 慢性肝炎安定期 肝硬変代償期 アルコール性肝障害	肝硬変非代償期 肝不全

は急性肝炎の急性期に準じる．またC型慢性肝炎では肝臓で産生分泌されるヘプシジン（鉄の吸収を抑制的に調節する）が低下し，その結果，鉄の過剰吸収が起き，肝臓への鉄の沈着，酸化ストレスによる肝細胞傷害のリスクが高まる．このような場合は鉄の制限が必要となる．

[**栄養教育**] 急性肝炎では基本的に特定の栄養素を補強または制限する対応は行わない．入院中の急性肝炎回復期の食事を例に示し，食事のバランスのとり方について料理レベルでのアドバイスを行う．日常の生活を含め規則正しいリズムで営むことが重要であることを伝える．退院後，自宅において実際に食事・栄養療法が実行されているか，外来通院時に確認を行う．

慢性肝炎の安定期には献立が単調にならないように工夫する．とくに消化器症状がなければ易消化食を避け，食物繊維の補給に心がける．ビタミン，ミネラルの需要が高まるので，野菜類，海藻類を積極的に摂り入れる．対象患者の生活，食事内容をよく聞き取り改善すべき点があればアドバイスを行う．日々の食事だけでは食事摂取基準量を満たすことのできない栄養素がある場合についてはサプリメント利用方法の指導を行う．

i 肝硬変

1) 病態

[**病態生理**] 肝硬変は肝炎や薬物中毒などの原因によって肝臓が侵され，これが数年から数十年を経て，肝細胞の壊死，線維化が肝臓全体にびまん性に起こってくる．この結果，肝小葉（肝臓組織の最小単位）の構造の破壊（偽小葉の形成），肝血流経路（門脈-大循環短絡，シャント形成）の変化，肝血流量低下が起こり，肝機能が著しく低下する．肝硬変のうち，肝臓の機能がかろうじて代償維持されているものを代償期肝硬変（または代償性肝硬変）といい，もはや肝機能の代償維持ができなくなった状態に陥ったものを，非代償期肝硬変（または非代償性肝硬変）と分けている．非代償期肝硬変がさらに進行した重篤な状態を肝不全という．

多くの症例で低アルブミン血症（3.5 g/dL 以下）となり低栄養状態にある．血漿アミノ酸の異常を認める．肝硬変の代償期ではアミノ酸濃度の全体的上昇がみられる．さらに，非代償期の肝硬変，肝不全ではF比の低下を示し，いわゆるアミノ酸インバランス（不均衡）が特徴として現れる．

[**症状**] 肝硬変の自覚症状は主として非代償期例でみられ，全身倦怠感，食欲不振，手足の浮腫，皮膚掻痒感，黄疸，腹部膨満，便通異常，尿の色が濃くなる，などがあげられる．また肝細胞壊死により肝の線維化，肝血流量の低下（肝内の血液循環障害）が起こり合成能，解毒能の低下や門脈圧亢進症を招く．その結果，黄疸，腹水，出血傾向，クモ状血管腫，女性化乳房，手掌紅斑などが症状として現れてくる．肝不全徴候として，黄疸，腹水，精神神経症状（肝性脳症），血液凝固障害による症状がある．

[**診断**] 肝硬変の診断基準は，肝全体が侵されるびまん性の病変で，疾患のある時期に肝細胞壊死が存在，再生結節の形成，びまん性の肝線維化，⑤肝小葉構造の破壊がみられることである．確定診断は腹腔鏡下に肝表面を観察して行われる．

肝硬変，肝不全関連で必要な検査項目はアルブミン，アンモニア，ビリルビン，血小板，コリンエステラーゼなどである．

[**治療**] ウイルス性肝硬変に対してはペグインターフェロン®とリバビリン®（抗ウイルス薬）の併用療法が用いられる．

[**予後**] 肝硬変の予後は，肝不全，消化管出血，肝細胞がんの合併症により左右される．特にC型肝硬変では肝細胞がんの合併が多く，予後は比較的不良である．また，少量でも飲酒継続の症例では予後は非常に悪い．肝移植が成功した症例では，予後は著しく延長する．肝硬変の予

> **コラム　血漿アミノ酸インバランス，フィッシャー比**
>
> 　慢性肝疾患では，肝臓におけるアミノ酸処理能低下を反映して血漿アミノ酸の多くが上昇している．さらに非代償性肝硬変，肝不全のように肝機能低下が著しい場合は，AAA（フェニールアラニンとチロシンの2種の芳香族アミノ酸）およびメチオニン，トリプトファンが上昇しBCAA（ロイシン，イソロイシンとバリンの3種の分岐鎖アミノ酸）が低下を示すことが特徴的に現れ，アミノ酸インバランスを呈することが知られている．
>
> 　BCAAとAAAのモル比をフィッシャー比（Fischer ratio，以下F比と略す）というが，健常者のF比は3.5程度であるのに対し，非代償期の肝硬変，肝不全患者ではF比が1.0（同モル比）から1.0以下（BCAA＜AAA，F比の逆転）を示すようになる．なおトリプトファンは芳香族アミノ酸に分類されるが，F比の計算ではAAAから除外している．
>
> 　非代償期の肝硬変，肝不全患者ではF比が1.0（BCAA・AAA同モル比）から1.0以下（BCAA＜AAA，F比の逆転）を示した場合，肝性脳症のリスクは高くなる．

〈表9.C.5〉　肝硬変の栄養基準

肝疾患 栄養量/日	①代償期肝硬変	②非代償期肝硬変 栄養状態維持	②非代償期肝硬変 BCAA補給	③肝性脳症出現時・肝不全 BCAA補給
エネルギー（kcal/kg）	25〜30	30	30	25〜30
たんぱく質（g/kg）	1.0〜1.2	1.2〜1.3	1.3	0.5〜0.8
脂質エネルギー比（％）	20〜25	20〜25	25	25
n-3系FA/n-6系FA	0.4以上	0.4以上	0.4以上	—
食塩（g）	9以下	6	6以下	6以下
食物繊維（g）	20以上	20	20	15以上

BCAA補給：たんぱく質の20〜30％を特殊アミノ酸製剤（ヘパンED，アミノレバンED）から補給する．
リーバクト顆粒は20 g使用でたんぱく質18 g相当で約70 kcal.

後を予測する指標として，チャイルド-ピュー（Child-Pugh）分類がしばしば用いられる．肝硬変から肝細胞がんになる確率は，10年間で約70％と高い．肝細胞がんは肝硬変に合併する頻度が高く，特にB型およびC型慢性肝炎，ヘモクロマトーシス，アルコール性肝疾患，α-1アンチトリプシン欠損症，および糖原病による肝硬変で多い．

2）栄養ケアマネジメント

　肝臓は栄養素代謝の中心となる臓器である．肝細胞の壊死，線維化は肝内血流量の低下をもたらし全身栄養状態への影響は特に大きい．肝硬変では，食事により供給された栄養素を調節し，血液成分を末梢の細胞にとって栄養効率の良いバランスに維持する肝臓のシステムが著しく障害される．その結果，飢餓代謝を起こしやすい．また，便秘は腸内での有害アミン類生成をもたらし，血液データの悪化，肝臓への負担につながる．

［**栄養アセスメント**］代謝的な理由のほか日常生活における身体活動性が低下することで筋肉量が落ちてくる例も少なくない．身体計測では健常者に比べ体脂肪より筋肉量が有意に低下する傾向がある．栄養アセスメントでは，身体計測，血液データ，身体活動性，日々の食事記録を用いたモニタリングが必要である．

［**栄養基準**］栄養基準について**表9.C.5**に示す．ステージ（病態・病期）区分に沿って，①代償性肝硬変，②非代償性肝硬変Ⅰ（栄養状態維持型），Ⅱ（肝性脳症予防・BCAA補給型），③肝不全肝性脳症出現時（BCAA補給型）の3タイプの目的別栄養補給に分けることが実際的である．

> **コラム　BCAA 経口補充療法**
>
> 　血漿アミノ酸インバランス是正，肝性脳症予防，肝性脳症からの覚醒を目的として行われる．特殊アミノ酸製剤は BCAA 量が多く，アミノレバン EN（F 比＝39），ヘパン ED（F 比＝61），リーバクト（アミノ酸組成は BCAA のみ）などがある．通常，一般の食事の F 比は 3.0 程度であり，これらの特殊アミノ酸製剤の併用で 7.5〜8.5 程度に上昇させることができる．

　非代償性肝硬変や肝不全では栄養基準，給与栄養量，食品構成に大きな制約があり，メニューが単調になったり，ビタミン，ミネラルの不足などを生じやすい．あらかじめ給与栄養量のシミュレーションを行い，メニュー上の問題点を明らかにしておくことが大切であり，場合によってはサプリメントによって不足を補うことも検討する．

[**栄養補給**]肝硬変では著しい肝機能低下に対し，栄養素の量・質・バランスのみにとどまらず，栄養素摂取の時間的因子，1 日・1 食の配分などの摂取条件も食事療法の要素の 1 つとして，栄養基準に基づいた栄養補給を実施する．

　①脂質：エネルギー不足による内因性脂肪の消費および必須脂肪酸欠乏の回避，便秘予防，消化管粘膜保護のための脂溶性ビタミンの確保などを考慮して，脂質エネルギー比率は 20〜25% 程度とする．脂質の摂取面での注意としては，酸化脂質摂取を避けるため，高温加熱油による調理や揚げ物料理およびそれらを含む食品の摂取を禁止または控える．

　②糖質：肝細胞をはじめすべての細胞では，多くの代謝系がグルコースの消費エネルギーによって制御されている．肝グリコーゲン量が著しく減少している肝硬変では，肝での糖質不足に由来するアミノ酸代謝，たんぱく質合成低下という重大な影響がでてくる．ゆっくり時間をかけて，消化・吸収するように食物繊維の摂取もあわせて考慮する．また，1 日のうちで食間の時間が最も長くなる夜間睡眠時間帯では糖質不足に陥りやすい．これを防ぐ対策として就寝前軽食（**LES**）*が有効とされる．

　③たんぱく質：たんぱく質量の設定は，病態によって幅がある．代償性肝硬変では補強，非代償性肝硬変では食事摂取基準の推奨量程度から軽度の制限，肝不全では制限する．肝不全，肝性脳症に対する対応を除けば，食事中のたんぱく質量を一定にし，食事アミノ酸成分のパターンが大きく変動することのないように食品構成上の配慮が必要となる．

　その他，非代償性肝硬変では食品のアンモニア含量が多くなっていると考えられる製品，および発酵食品などのアルコールを加熱して十分に揮発させる必要がある．食道静脈瘤，胃潰瘍のある場合は軟菜とする．

[**栄養教育**]肝硬変の非代償期や肝不全時の食事およびアミノ酸製剤の摂取は，管理栄養士が確実な方法でチェックを行う．食後なるべく早く患者の食膳を確認，患者面接により喫食状況を把握することが望ましい．肝性脳症の場合は本人からの聞き取りは不確実なので直接，残食量の確認を行わなければならない．患者本人のみならず患者をサポートする家族に対する栄養教育が大切である．

j　脂肪肝，非アルコール性脂肪肝炎（NASH）

1）病　態

[**病態生理**]中性脂肪が肝湿重量の 5% を超えて肝細胞内に蓄積した状態を脂肪肝という．多くは可逆的で光学顕微鏡的には肝小葉の 1/3 以上の肝細胞に脂肪化を認める病態である．NASH は肝硬変，肝細胞がん発生の母地となる病態である．

［症状］一般に自覚的・他覚的症状はみられない．

［診断］脂肪肝，NASHの診断は血液検査データおよび超音波検査の所見を総合して行われるが，確定診断は組織学的検査（肝生検）でのみ可能である．NASHはメタボリックシンドロームとの関係があるとも考えられ，症例の2/3はメタボリックシンドロームの診断基準を満たすといわれる．

［治療］治療目標は，潜在的原因や危険因子を除去することである．糖尿病，肥満症，脂質異常症の治療またはメタボリックシンドローム予防と同様の考え方で進める．

　①栄養・食事療法は肥満症治療のための食事・栄養療法に準じる．

　②NASHの薬物療法：インスリン抵抗性改善薬，脂質異常症薬（脂肪酸生合成の抑制と肝内に蓄積した脂肪酸の燃焼）などがある．

［予後］ある種の薬剤（細胞傷害をもたらす薬剤等）および代謝性疾患はNASHの加速に関与するが，静脈瘤出血などの合併症がないかぎり，予後は良好である．

　脂肪肝のうちアルコール性脂肪肝では禁酒した場合，予後は良好である．NASHは肝細胞変性・壊死と炎症や線維化を伴い予後は不良であり，5〜30％が肝炎・肝硬変へ移行すると考えられている．

2） 栄養ケアマネジメント

［栄養病態］脂肪肝の発生機序は肝臓での脂肪酸合成促進，脂肪酸供給の増加，脂肪酸分解能の低下などが考えられる．また過剰栄養，肥満，アルコール飲料の過飲，糖尿病，中心静脈栄養における高糖質輸液投与で起こるglucose over-loading syndrome，血糖上昇因子，末梢細胞のグルコース利用低下，飢餓代謝等，糖質の過剰供給または過剰負荷が大きな成因の1つである．

非アルコール性脂肪肝炎（nonalcoholic steato hepatitis，以下NASHと略す）：臨床上，脂肪肝の病因はアルコール性と非アルコール性の2つに大別される．非アルコール性は非アルコール性脂肪肝障害（nonalcoholic fatty liver disease：NAFLD）という疾患概念でまとめられる．常習の飲酒歴がないにもかかわらず，アルコール性肝障害に類似した病態であり，このなかの重症型としてNASHがある．

［栄養アセスメント］内臓脂肪の蓄積との関連でスクリーニングとしてはバイオインピーダンス法や腹囲計測値を利用する．

　ウエスト（臍上囲）が，男性85cm以上，女性90cm以上で内臓脂肪面積が100cm^{2}以上が推定される．内臓脂肪の蓄積は超音波検査で確認できる．10日から2週間の間隔でモニタリングを行う．急激な体重減少は脂肪肝の悪化を招くことがあるため，2〜3kg/月の減量を目標とする．現実には入院治療をしている例はほとんどない．外来通院時の栄養教育として，体重測定，簡易体脂肪測定，ウエスト測定，食事記録等のセルフチェックの方法を指導する．

［栄養基準］肥満症治療のための栄養基準に準じる．

［栄養補給］肥満症治療のための栄養・食事療法に準じる．栄養アセスメントを実施し，栄養状態の把握を行う．エネルギー制限が基本となる．他の栄養素は食事摂取基準の推奨量を下回らないようにする．極端な減食療法を避け段階的に短期，長期，最終目標を設定して進める．

［栄養教育］人間ドックや外来受診の患者が対象となる．栄養・食事療法の方針は糖尿病，肥満症，脂質異常症の治療またはメタボリックシンドローム予防のための考え方で進める．

　患者の多くは症状はみられず，現実には入院をしていない例がほとんどであるため前述したセルフモニタリング・チェックの指導を行う．栄養教育によって強い動機付けとともに長期のフォローアップが必要である．

k 胆石症

1) 病態

[**病態生理**] 胆石症は肝臓で生成・分泌された胆汁の成分が，濃縮し固まって結石を形成し，胆管，胆嚢に溜まる疾患．胆嚢炎は胆石がおもな原因で起こる炎症性疾患．胆石は存在する部位により，胆嚢結石，総胆管結石，肝内結石に分類する．組成によりコレステロール胆石，ビリルビンカルシウム胆石（黒色胆石），その他の胆石に分類する．肥満，脂質異常症，閉経後の女性，動物性脂肪摂取が多い場合，胆石発症頻度が高い．

[**症状**] 胆嚢結石では無症状胆石が多く，長期経過観察で有症化する例は少ない．胆石症では細菌感染を伴うと重症化する．発作は脂肪の多い食事の摂取後 30 分から 2 時間に突然の上腹部痛，右季肋部痛が出現するのが特徴的である．痛みは肩甲骨間や右肩や右背部にしばしば放散する．悪心や嘔吐，黄疸なども出現する．発熱は通常微熱である．

[**診断**] 検査には血液検査（赤沈，白血球数，ビリルビン，総コレステロール，CRP など），腹部単純 X 線超音波検査，腹部 CT 検査，マーフィー徴候*の有無の確認などが実施される．

[**治療**]

①腹腔鏡下の手術は開腹術に比べて侵襲が少ないため，有症状の胆石症では第一選択となる．腹痛，発熱や黄疸などの症状をきたす総胆管結石や肝内結石症では早急な内視鏡的または外科的治療を要する．

②薬物療法：疝痛発作には鎮痛薬，胆道感染症の対策として抗生物質，疝痛間歇時には利胆薬とフロプロピオン酸の併用，コレステロール結石に対する溶解療法には胆汁酸製剤が処方される．

[**予後**] 胆石が原因で症状が出てもそれが直接に致死的となることは稀である．胆石にともなう重篤な合併症として，急性胆嚢炎，急性膵炎，胆管炎，胆嚢がんがあげられる．急性胆嚢炎を繰り返すことで慢性胆嚢炎に移行する．胆石があると胆嚢がんができやすいとの説は否定されている．

2) 栄養ケアマネジメント

身体測定から栄養指標として BMI，ウエスト周囲，ウエスト/ヒップ比，BIA 法（バイオインピーダンス法）など，血液生化学検査のデータを用い栄養スクリーニング，アセスメントを行う．同時にこれまで習慣的に摂取していた食事内容・食事量（特に脂肪量，欠食），身体活動レベルの問診を実施し，食事摂取量のアセスメントを行う．

[**栄養基準**] 胆石症の栄養基準を**表 9.C.6** に示す．

〈表 9.C.6〉 胆石症の栄養基準

胆石症の栄養基準（標準体重 1 kg/日あたり）／[　]内は標準体重 60 kg の例

栄養量/日		病態区分に対応した栄養基準および移行食の内容			
		急性期・疝痛発作時	疝痛軽減期	緩解期	回復期
エネルギー(kcal)		10～15 [800]	20(基礎代謝維持) [1,200]	25 [1,500]	30 [1,800]
たんぱく質(g)		0.3 [20]	0.7 [40]	1.0 [60]	1.2 [70]
脂質（エネルギー）		6%以下 [5 g]	7.5%以下 [10 g]	12%程度 [20 g]	15%以下 [25 g]
糖質(g)		(差引き量) [170]	(差引き量) [240]	(差引き量) [270]	(差引き量) [330]
食事形態	主食	半流動～5分粥程度	7分粥～全粥	軟飯程度	普通米飯
	副食	副食形態は主食形態に応じたものとする			

[栄養補給]

①急性期（疝痛発作時）：疝痛発作に対する治療が重要である．絶飲食とし，静脈より栄養補給を行う．

②回復期：臨床検査データの改善，症状の軽減を確認した後，疝痛発作を誘発させないように脂質を厳しく制限した経口栄養補給を開始する．
- 重湯，果汁などの糖質を中心とした流動食から開始する．
- 量，形態のアップを段階的に行う．脂質は5 g/日程度とする．
- 脂質を10 g/日以下の軟食軟菜食へ移行する．

③無症状期（安定期）：消化管の分泌と運動の失調をもたらさない食事摂取時間のタイミングと食事量を設定し，規則正しい食生活を実行する．コレステロール合成抑制に有効とされる食物繊維を積極的に取り入れた食事内容とする．

④脂質30 g/日以下（エネルギー比率で20％以下）の食事へ移行する．

[栄養教育] 日常の食生活に問題点があれば改善策をアドバイスする．多くは欠食の是正，脂肪摂取量の制限，食物繊維摂取補強，栄養素のバランスのとり方，外食の選び方が中心となる．

l 膵　炎

1）病　態

[病態生理] 膵臓の自己消化によって起こる炎症である．何らかの原因で，膵液が活性化され，膵臓内で自己消化が起こる．膵酵素が血中に逸脱し，重症の場合，多臓器障害で重篤な状態に陥る．

　急性膵炎と慢性膵炎に分けられる．急性膵炎では膵酵素の血中逸脱があるためアミラーゼ，リパーゼ，エラスターゼの血中濃度，尿中アミラーゼが上昇する．脂肪の消化吸収障害を特徴とする．絶食が長期間続くと腸管免疫の低下による**バクテリアルトランスロケーション***，全身感染症のリスクが高まる．急性重症膵炎は治療が難しい．重症例では全身への炎症の波及と臓器障害の合併，播種性血管内凝固症候群（DIC），多臓器不全へ進行する．慢性膵炎は，膵臓の実質細胞の反復あるいは持続的な炎症によって，膵管周囲の線維化をともない，膵臓が硬化して，膵液機能が低下，廃退する病態である．進行すると膵臓全体が萎縮して，糖尿病を招来する．アルコールの多飲によるものが最も多い．

[症状] 炎症によって激しい腹痛，背部痛を生じ，多くは吐き気や嘔吐を伴い，食思不振，発熱，腹部膨満感の症状もある．アルコールや食物（特に脂質）の摂取により増悪する．

[診断] 診断基準を**表9.C.7**に示す．

[治療]

①絶飲食を行い，輸液投与により循環動態の安定を図る．

②薬物療法：膵酵素の活性化を抑制し膵炎の進展を抑えるためのたんぱく分解酵素阻害薬の投与，消化管出血のリスクを下げるためのH_2受容体拮抗薬の投与が行われる．

[予後] 適切な初期治療を早期に開始することで重症急性膵炎の予後は良好である．

2）栄養ケアマネジメント

　栄養パラメータとしてBMI，ウエスト周囲，ウエスト/ヒップ比，BIA法など，血液生化学検査のデータを用いアセスメントを行う．食事内容（特に脂肪量，欠食），飲酒量，身体活動の問診を実施し，食事摂取量のアセスメントを行う．

[栄養基準] 急性膵炎の栄養基準を**表9.C.8**に示す．

[栄養補給] 膵臓への刺激を避け，炎症の鎮静化，臓器の安静を図る．発症直後は絶飲食とし輸

〈表9.C.7〉 急性膵炎診断基準（厚生労働省難治性膵疾患にかんする調査研究班，2008年）

1. 上腹部に急性腹痛発作と圧痛がある．
2. 血中または尿中あるいは腹水中に膵酵素の上昇がある．
3. 超音波，CTまたはMRIで膵に急性膵炎に伴う異常所見がある．

上記3項目中2項目以上を満たし，他の膵疾患および急性腹症を除外したものを急性膵炎と診断する．
ただし，慢性膵炎の急性増悪は急性膵炎に含める．

〈表9.C.8〉 急性膵炎の栄養基準，食品構成（標準体重60 kgの例）

栄養量/日	回復期の移行区分			
	回復期1	回復期2	回復期3	安定期
エネルギー(kcal)	500	800	1,200	1,600
たんぱく質(g)	10	20	40	50
脂質(g)	1以下	5以下	10以下	30以下
糖質(g)	120	170	240	290

液で栄養を補給する．症状が改善し，炎症の治まるのを確認してから食事を開始する．

①経口栄養法：絶食からGFO（グルタミン，食物繊維，オリゴ糖）流動食の開始を行う．脂質を厳しく制限し，糖質を中心とした流動形態から成分栄養（ED），半消化栄養剤へと移行し，徐々に食形態をアップしていく．脂質は安定期でも25 g/日以下とする．アルコールは禁止，カフェイン飲料は避ける．

②中心静脈栄養法（TPN）：血漿アミノ酸インバランス是正目的で，アミノ酸輸液はBCAAリッチの製剤の選択をすることがある．NPC/N 1 g比*（非たんぱくカロリー/窒素1 g比）は110～130を目安とする．

[栄養教育] 欠食の是正，脂肪摂取量の強度制限，食物繊維摂取補強，栄養素のバランスのとり方，外食の選び方が中心となる．

D 循環器疾患

a 高血圧

高血圧とは血管壁にかかる圧力が慢性的に高い状態を指す．高血圧は原因の明らかでない本態性高血圧と原因の明らかな二次性高血圧*に分類される．

高血圧はあらゆる循環器疾患の危険因子であり，健康日本21（第2次）でも収縮期血圧の改善による循環器疾患の減少を目標としている（図9.D.1）．

1) 病態

[病態生理] 血圧上昇の主な原因と病態は表9.D.1に示した．

[症状] 特有の症状はない．頭痛，めまい，耳鳴り，肩こり，動悸，息切れなどで受診し，指摘される場合が多い．

[診断] 図9.D.2に示した．血圧による診断は，診察室で測定した血圧では収縮期が140 mmHg，拡張期90 mmHg（家庭血圧*では135/85 mmHg）以上を治療対象とする．正常高値血圧と正常血圧の領域でも循環器疾患発症の寄与が大きいと報告されている．定期的に評価することが望ましい．

[治療] 減塩，適正体重の維持を目標とする生活習慣の修正を指導し，血圧が改善されない場合は薬物療法を追加する．降圧剤の中には食品の影響を受ける薬がある．詳しくは7章を参照．

2) 栄養ケアマネジメント

[栄養アセスメント] 身体計測（BMI，腹囲，内臓脂肪量などによる肥満の評価），生化学検査（血清脂質，血糖，肝機能，腎機能の評価など），血圧，診療記録（既往歴，家族歴），問診（食事調査：塩分摂取量の評価，喫煙，飲酒状況，運動状況）などからアセスメントを行う．

〈循環器疾患の予防〉

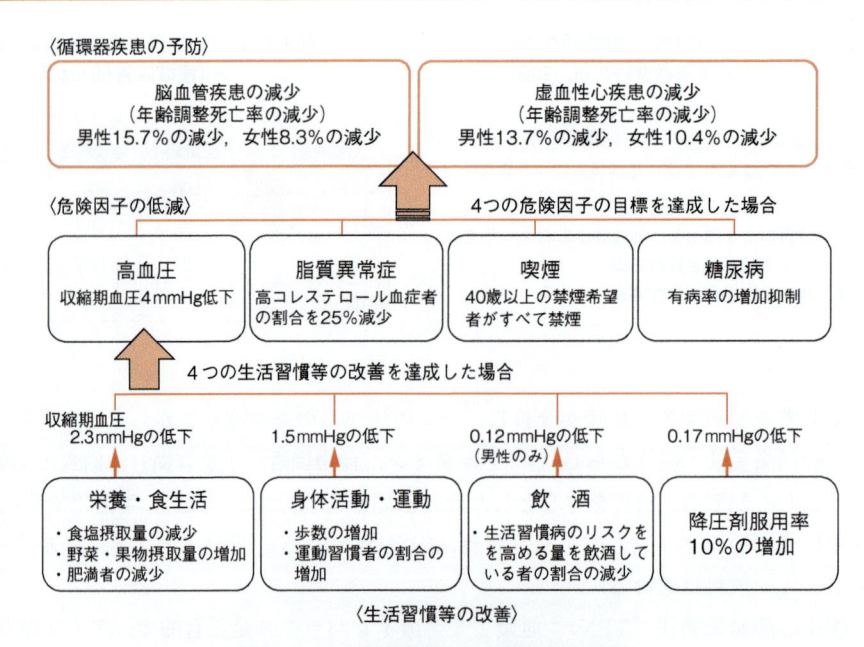

脳血管疾患の減少
（年齢調整死亡率の減少）
男性15.7%の減少，女性8.3%の減少

虚血性心疾患の減少
（年齢調整死亡率の減少）
男性13.7%の減少，女性10.4%の減少

〈危険因子の低減〉　　4つの危険因子の目標を達成した場合

高血圧	脂質異常症	喫煙	糖尿病
収縮期血圧4mmHg低下	高コレステロール血症者の割合を25%減少	40歳以上の禁煙希望者がすべて禁煙	有病率の増加抑制

4つの生活習慣等の改善を達成した場合

収縮期血圧
2.3mmHgの低下　　1.5mmHgの低下　　0.12mmHgの低下（男性のみ）　　0.17mmHgの低下

栄養・食生活	身体活動・運動	飲酒	降圧剤服用率10%の増加
・食塩摂取量の減少 ・野菜・果物摂取量の増加 ・肥満者の減少	・歩数の増加 ・運動習慣者の割合の増加	・生活習慣病のリスクを高める量を飲酒している者の割合の減少	

〈生活習慣等の改善〉

〈図9.D.1〉 循環器疾患の目標設定の考え方
（健康日本21（第2次）より引用）

〈表9.D.1〉 本態性高血圧の主な原因と病態生理

主な原因	病態生理
血管抵抗	急性血圧調節機構 自律神経：昇圧→交感神経系，降圧→副交感神経系 中間的血圧調節系 体液性因子：昇圧→レニン・アンジオテンシン系 　　　　　　降圧→カリクレイン・キニン系，プロスタグランジン　など
食塩感受性*と腎による体液量調節系	長期的血圧調節機構 腎臓は体液量の調節，ナトリウムの排泄を調節している．食塩を多く摂取すると排泄のためには高い圧力が必要となる．
インスリン抵抗性	インスリンは交感神経活性刺激作用，腎でのナトリウム貯留作用，血管平滑筋細胞の増殖作用なども併せもっているため，血圧の上昇と関連している可能性がある．
遺伝，環境因子，年齢，性別	病態の約30%に遺伝的素因が考えられる．暖かい部屋から寒い廊下に出るなど温度の急激な変化，加齢による血圧上昇，女性における自律神経系の血圧への影響（女性＞男性）．

栄養基準を**表9.D.2**に示した．

[**栄養補給**] 経口栄養とする．血圧上昇と関連が明らかな食塩を制限することと，適正体重を維持することが目標となる．

[**栄養教育**]

①食塩の過剰摂取が原因となっている場合が多い．高血圧患者は塩分に対する味覚閾値が高いという報告があるので，本人の感覚や聞き取りによる評価以外に，味覚テストや塩分測定などの客観的な評価を加える．

②カリウムには降圧効果があり，「日本

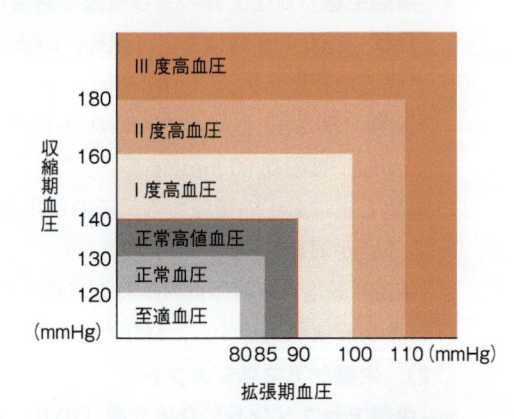

〈図9.D.2〉 日本高血圧学会「高血圧治療ガイドライン2014」による診断基準

<表 9.D.2> 高血圧食の栄養基準

栄養素	基準
エネルギー	適正体重の維持（BMI 25 未満） 肥満がある場合は 25〜30 kcal/標準体重 kg/日
脂質	コレステロールや飽和脂肪酸の摂取を控える 魚（魚油）の積極的摂取
ビタミン，ミネラル	野菜・果物の積極的摂取*
食塩	6 g/日以下
その他	アルコールは純アルコール量で 　男性 20〜30 mL/日以下，女性 10〜20 mL/日以下
	禁煙（受動喫煙の防止を含む）

*重篤な腎障害を伴う患者では高カリウム血症をきたすリスクがあるので，野菜・果物の積極的な摂取は推奨しない．糖分の多い果物の過剰な摂取は，肥満者や糖尿病などのカロリー制限が必要な患者では勧められない．
（日本高血圧学会：高血圧治療ガイドライン 2014 より）

人の食事摂取基準（2015 年版）」では，成人男性で，3000 mg/日の目標量を設定している．ただし，重篤な腎機能障害がある場合では高カリウム血症の危険があるため推奨しない．

高血圧では，生活習慣是正の動機づけや継続が難しいため，血圧，体重など具体的な数値を示して評価を行う．

b 動脈硬化症

動脈硬化とは，動脈壁への代謝産物の病的沈着などにより動脈壁が厚く硬くなり，弾力性や柔軟性を失った状態を指す．動脈硬化によって血管の狭窄・閉塞が起こる．発症部位によって虚血性心疾患，脳血管障害，大動脈瘤，腎血管性高血圧，**間欠性跛行***などを発症する．動脈硬化は加齢とともに進行するが，高血圧，耐糖能異常，脂質異常症，喫煙などの危険因子があると，血管障害の発症リスクを高める（**図 9.D.1**）．

1) 病　態

[**病態生理**] 脂質異常症と関連がある「**アテローム***動脈硬化（粥状動脈硬化）」，加齢，糖尿病と関連がある「中膜硬化」，高血圧と関連がある「細動脈硬化」，の 3 種類がある．大型〜中型の動脈に発症するアテローム動脈硬化は，脂質や低比重リポタンパクコレステロール（LDL-C）が酸化して内膜に沈着し，**プラーク***を形成する．プラークの肥厚や，その破たんによる血栓形成などにより血管内腔を狭窄した結果，虚血，梗塞や出血などの血流障害が起こる．女性は男性に比べて動脈硬化が起こりにくいが，閉経によりエストロゲンの分泌が低下すると発症リスクは高くなる．

[**症状**] 無症状である．血流障害が起こることで自覚症状が出現する．

[**診断**] 生化学検査（LDL-C, **non HDL-C***，TG など），生理学検査（脈波伝播速度検査，足関節上腕血圧比），画像検査（頸動脈エコー）．

[**治療**] 生活習慣の是正（**表 9.D.3**）．食事療法の他に心血管に問題がなければ，ウォーキングなどの有酸素運動を行う．食事療法と運動療法を行っても血清脂質の値が改善されない場合には薬物療法を追加する．血栓予防薬には食品の影響を受ける薬がある．詳しくは 7 章を参照．

2) 栄養ケアマネジメント

[**栄養アセスメント**] 身体計測（BMI，腹囲，内臓脂肪量などによる肥満の評価），生化学検査（血清脂質，血糖，肝機能，腎機能の評価など），血圧，診療記録（既往歴，家族歴，閉経の時期），問診（食事調査：脂質の種類と摂取量の評価，果物・菓子類の摂取状況，喫煙，飲酒状況，

〈表 9.D.3〉 動脈硬化性疾患予防のための生活習慣の改善

- 禁煙し，受動喫煙を回避する
- 過食と身体活動不足に注意し，適正な体重を維持する
- 肉の脂身，動物脂，鶏卵，果糖を含む加工食品の大量摂取を控える
- 魚，緑黄色野菜を含めた野菜，海藻，大豆製品，未精製穀類の摂取量を増やす．糖質含有量の少ない果物を過度に摂取する
- アルコールの過剰摂取を控える
- 中等度以上の有酸素運動を，毎日合計 30 分以上を目標に実施する

〈表 9.D.4〉 動脈硬化の栄養基準

エネルギー	エネルギー量		標準体重（kg，身長 m）^{2}×22×身体活動量（軽い労作で 25〜30，普通の労作で 30〜35，重い労作で 35〜）
炭水化物	総量		摂取エネルギーの 50〜60%
	食物繊維		摂取を増やす
脂質	総量		摂取エネルギーの 20〜25%
	コレステロール		200 mg/日未満
	植物ステロール		〈高 LDL-C 血症：摂取を増やす〉
	飽和脂肪酸		総エネルギー比 4.5%以上 7%未満
	不飽和脂肪酸	多価不飽和脂肪酸	〈酸化されやすく，過剰摂取による酸化 LDL の増加・HDL-C の低下に留意〉
		n-3 系多価不飽和脂肪酸	摂取を増やす
		n-6 系多価不飽和脂肪酸	〈低 LDL-C 血症：過剰摂取を制限〉
		トランス不飽和脂肪酸	工業由来のトランス脂肪酸の摂取を控える
			〈低 LDL-C 血症：過剰摂取を制限〉
ビタミン	ビタミン B$_6$		〈冠動脈疾患の発症抑制と関連〉
	ビタミン C		〈冠動脈疾患の発症抑制と関連〉
ミネラル	ナトリウム（食塩相当量）		6 g/日未満を目標にする
			〈高血圧：減塩を強化〉
	カリウム		〈冠動脈疾患の発症抑制と関連〉
			〈高血圧：必要量の充足〉
その他	アルコール		25 g/日以下に抑える
			〈高 TG 血症：過剰摂取を制限〉
			〈低 HDL-C 血症：適量の飲酒で TG に異常がなければ飲酒制限は必要ない〉
			〈高血圧：過度な摂取を制限〉

（日本動脈硬化学会：動脈硬化性疾患予防ガイドライン 2017 年版）
※〈 〉は，ガイドラインの疾病以外に合併症を発症しているなど条件付きの場合や栄養素の効果など．

運動状況）などからアセスメントを行う．

[**栄養基準**] 表 9.D.4 に示した．

[**栄養補給**] 経口栄養とする．エネルギー，塩分，脂質の摂取量を調整し，動脈硬化のリスクを減らすことが目的である．

[**栄養教育**] 自覚症状が乏しいため，生活習慣改善の動機づけや継続治療が難しい．体重管理，腹囲測定などの客観的評価を用いながら，栄養教育は以下の点を中心に定期的に評価する．

①脂質は量だけでなく質も考慮する．たんぱく質源が肉に偏ると，飽和脂肪酸の摂取量が多くなる．

②果糖やアルコールの過剰摂取は中性脂肪の増加を招く．

③塩分の過剰摂取は高血圧が動脈硬化へ移行する要因となる．

④食物繊維にはコレステロールの排泄を促す作用がある．

D 循環器疾患

コラム　生活習慣病とアルコール

　生活習慣病とは「食習慣，運動習慣，休養，喫煙，飲酒等の生活習慣が，その発症・進行に関与する疾患群」を指す．長期間続けていた生活習慣を是正することは困難である．「健康日本21」では栄養，アルコールなどを重点目標として予防に取り組んでいる．

　嗜好品であるアルコールの長期過剰摂取は肝臓だけでなく，全身疾患の危険因子として知られている．

　図9.D.3はアルコール摂取量と関連問題の概念を示した図である．三角形全体が対象集団の人口を示し，頂点に向かって飲酒量が増加するほど問題が深刻化する．また，右側には各段階での対策を示している．アルコール関連問題の図であるが，菓子類や塩分などの過剰摂取問題も同じ概念である．生活習慣病の理解に活用してほしい．

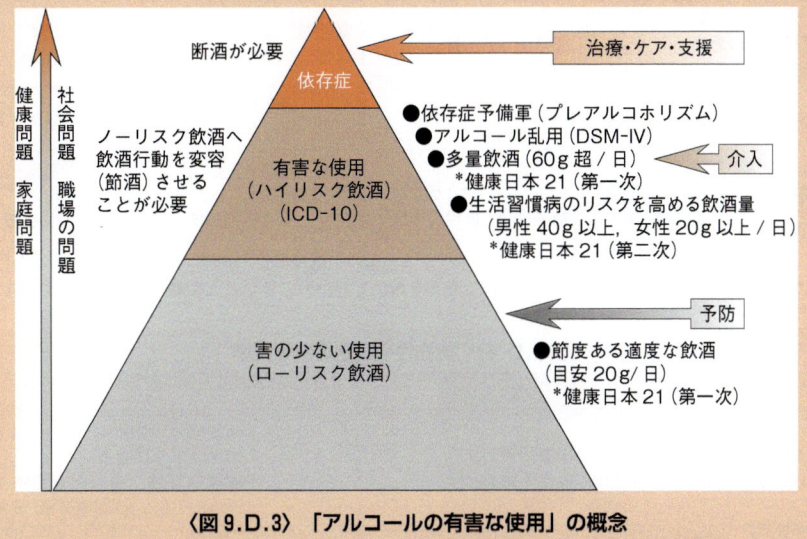

〈図9.D.3〉「アルコールの有害な使用」の概念
（アル法ネット http://alhonet.jp/）

c 狭心症，心筋梗塞

　狭心症と心筋梗塞を併せて，虚血性心疾患という．冠動脈が何らかの原因（動脈硬化など）で狭窄・閉塞してしまうと，虚血が起こる．狭心症は一過性の心筋虚血状態を指し，可逆的である．心筋梗塞は永続的な虚血により，心筋が壊死をきたした病態で，不可逆的である．

1) 病態

[症状，診断，治療] 表9.D.5に疾患分類ごとの症状，診断，治療を示した．虚血性心疾患は慢性冠動脈疾患と急性冠症候群に分けられる．狭心症は，数分～15分程度の胸痛発作を特徴とするが，心窩部痛や左肩から左上肢への痛みや歯痛を訴える場合もある．高齢者や糖尿病患者では無痛性心筋虚血が起こりやすい．

2) 栄養ケアマネジメント

[栄養アセスメント] 身体計測（BMI，腹囲，内臓脂肪量などによる肥満の評価，浮腫の有無），生化学検査（血清脂質，血糖，トロポニンT，CK，CK-MBなど），血圧測定，生理学検査（心電図，心臓超音波検査），診療記録（既往歴，治療歴，家族歴），問診（食事調査，喫煙，飲酒状況，生活状況）などからアセスメントを行う．

[栄養補給] 急性期（外科的療法直後）は絶飲食で静脈栄養とする．状態が安定したら，飲水から始め，5分粥程度から段階的に固形食へと移行する．絶食状態が長期化する場合は経腸栄養や中心静脈栄養を検討する．固形食では基礎疾患となる肥満，高血圧，糖尿病，脂質異常症の管理が重要なので，栄養基準にもとづいて食事管理を行う（**表9.D.6**）．

〈表 9.D.5〉 虚血性心疾患の分類，症状，診断，治療

分類	慢性冠動脈疾患		急性冠症候群	
	安定狭心症		不安定狭心症	
	労作性狭心症	異型(冠攣縮性)狭心症	不安定狭心症	急性心筋梗塞
症状 胸痛発作	労作時に出現 3～5 分程度 (安静により緩解)	夜間～早朝，安静時 数分～15 分程度	安静時にも出現 数分～20 分程度 繰り返すうちに頻度の増加と持続時間も長くなる．	激烈な胸部痛 20 分以上継続 (安静にしても緩解しない)
その他の症状	呼吸困難，顔面蒼白，不穏状態，意識低下，意識喪失			
診断 (発作時)	心電図 ST 低下 運動負荷心電図 運動負荷心筋シンチグラフィー	心電図 ST 上昇	心電図 ST 低下 トロポニン T 上昇	心電図 ST 上昇 トロポニン T，CK，CK-MB の上昇
治療	発作時：硝酸薬(ニトログリセリン®)が著効 生活習慣の是正 薬物療法｛発作時：硝酸薬(ニトログリセリン)が著効 　　　　非発作時：高血圧，動脈硬化，血栓の予防		発作時：硝酸薬が有効 高リスクでは無効 急性期：入院し，多くの場合経皮的冠動脈インターベンション*や冠動脈バイパス手術**を行う． 安定期：慢性冠動脈疾患と同様の治療による再発防止	発作時：硝酸薬が無効

＊経皮的冠動脈インターベンション：虚血性心疾患に対し，カテーテルで狭窄部位の拡張やステント挿入などを行う治療法．
＊＊冠動脈バイパス手術：体の別の部位の血管(橈骨動脈など)を用いて冠動脈の末梢と大動脈をつなぎ，末梢血流を確保する手術．

〈表 9.D.6〉 虚血性心疾患の栄養基準

栄養素	基　準	備　考
エネルギー	肥満がない場合　30～35 kcal/標準体重 kg/日 肥満がある場合　25～30 kcal/標準体重 kg/日	体重管理：BMI を 18.5～24.9 kg/m^2 の範囲に保つようにする． 糖尿病管理：糖尿病を合併する患者では，HbA1c 7.0%(国際標準値)未満を目標とする．
たんぱく質	1.0～1.2 g/標準体重 kg/日 脂質の供給源でもあるので，食品の選択に注意する．	
脂質	摂取量は総エネルギーの 25% 以下に制限する． 飽和脂肪酸の摂取量を総エネルギーの 7% 以下に制限する． 多価不飽和脂肪酸，特に n-3 系多価不飽和脂肪酸の摂取量を増やす． コレステロールの摂取量を 300 mg/日以下に制限する．	中性脂肪が高い場合：体重が多い場合は減量し，飲酒量が多い場合は節酒ないしは禁酒が必要． 食物繊維：コレステロールの朝刊での吸収を阻害し，LDL コレステロール値を低下させる．
ミネラル	カリウム，その他ミネラルを適切に摂取する．	
食塩	減塩 6 g/日未満	目的：高血圧の治療と予防に有用．
アルコール	純エタノール量に換算して 30 mL/日未満	
喫煙	禁煙にする．	
運動	毎日 30 分以上の定期的な中等度の運動．	

(心筋梗塞二次予防に関するガイドライン(2011 年改訂版，2013 年更新版)，2010 年度合同研究班報告を基に作成)

[**栄養教育**] 栄養教育の目的は，疾患の原因である動脈硬化の進展を安定または退縮させることである．心臓リハビリテーションでは医師，薬剤師，看護師，理学療法士，臨床心理士らとチームを組み，①疾患について理解する，②自己管理の方法を習得する，③医師の処方に基づいた運動療法で安全に体力を回復することを目的とする．

d 心不全

心不全は心臓のポンプ機能が低下し，心拍出量の低下，末梢循環不全，肺や体静脈系のうっ血をきたす病態を指す．浮腫やうっ血の改善により，心臓の負担を軽減することが目的となる．

1) 病　態

[**診断**] 画像検査(胸部 X 線写真，心エコー)，生化学検査(BNP)などを行う．

〈表9.D.7〉 心不全食の栄養基準

栄養素	基準	注意点
エネルギー	30〜35 kcal／標準体重 kg／日 肥満がある場合は 25〜30 kcal／標準体重 kg／日	・食事量の減少や食欲低下は心不全増悪の徴候の可能性があるため，定期的に栄養状態を評価し，低栄養と合併症を予防する． ・嚥下機能や生活状況に応じた栄養管理を行う．
たんぱく質	1.0〜1.2 g／標準体重 kg／日	・血清アルブミン低下は浮腫を助長するため，たんぱく質不足に注意する．アミノ酸価の高いたんぱく質を選択すると効率的に摂取できる．
食塩	6 g／日未満．重度では 3 g／日未満	・減塩による食欲低下などの症状に注意する．
水分	制限なし 重症心不全患者においては制限を行う	・制限のない患者でも口渇による過剰な水分摂取をしていることがあるので注意する． ・高齢患者では口渇中枢の機能が低下することを考慮し，適切な飲水に対する支援を行う．
ミネラル		・ナトリウム，カリウムは利尿剤の影響を受ける．血中の値によって検討する．
アルコール	適量の飲酒習慣維持 アルコールによる心筋症や飲酒の場合は断酒	
タバコ	禁止する	

（急性・慢性心不全診療ガイドライン（2017年改訂版）を基に作成）

[治療] 非薬物療法と，薬物療法（利尿剤，血管拡張，心収縮力の増強）がある．

2）栄養ケアマネジメント

[栄養アセスメント] ①身体計測：体重，上腕三頭筋部皮下脂肪厚，上腕筋周囲長を計測し，浮腫の有無を評価する．体重は体内水分貯留により見かけ上増加している場合がある．除脂肪体重の測定が望ましいが，測定が困難な場合は％標準体重や体重減少率を利用する．②生化学検査：動脈血液ガス分析，BNP（脳性ナトリウム利尿ペプチド），電解質．栄養状態の評価には総リンパ球数，トランスフェリン，プレアルブミンなど半減期の短い指標を用いる．③診療記録（既往歴，治療歴，家族歴），④問診（食事調査，喫煙，飲酒状況，生活状況）．

[栄養補給] 重症時は静脈栄養管理となる．症状の安定に合わせて経口栄養へ移行する．経口栄養で必要量が摂取できなければ経腸栄養を併用するが，投与量は持続的に少量ずつ投与し，心臓への負担を軽減させる．栄養基準を**表9.D.7**に示す．食事制限は肥満や明らかな適応疾患（脂質異常症，糖尿病など）がない限り勧めない．低栄養による心臓悪液質の予防を優先する．

[栄養教育] 過食を避け，食事回数を増やすため，規則正しい生活習慣が大切である．安静は重要だが，日常生活動作（ADL）の低下を招きやすいので，栄養相談の際に食事の支度や排泄状況など，ADLの確認も行うとよい．水分と塩分の過剰摂取は浮腫の原因となることを説明する．

E 腎・尿路疾患

a 急性・慢性糸球体腎炎

a-1 急性糸球体腎炎

急性糸球体腎炎はA群β溶血性連鎖球菌の感染が原因となる場合が多い．急性で初発の発病で発病後1年未満のものと定義される．治療の目的は，急性期から回復期に導き，慢性化に移行させないことである．

糸球体に炎症を生じろ過が不十分になると尿の産生が減少し，乏尿を呈する．体内に水分やナトリウムが過剰になり血圧上昇や浮腫が出現する．溶質の排泄も低下し，尿素窒素やクレアチニン，カリウム値が次第に高くなり，GFR（糸球体濾過量）*は一過性に低下する．

〈表9.E.1〉 急性糸球体腎炎の栄養基準

	総エネルギー (kcal/kg*/日)	たんぱく質 (g/kg*/日)	食塩 (g/日)	カリウム (g/日)	水分
急性期 ：乏尿期 　　　：利尿期	35**	0.5	0〜3	5.5 mEq/L以上の ときは制限する	前日尿量＋不感蒸泄量
回復期および治癒期	35**	1	3〜5	制限せず	制限せず

*標準体重，**高齢者，肥満者に対してはエネルギー減量を考慮する．

1) 病　態

病原菌が抗原となり，可溶性免疫複合体を形成し，腎糸球体基底膜に付着することで炎症を引き起こす．

[症状] 全身倦怠感，頭痛，咽頭痛，悪心，嘔吐を生じ，その後に肉眼的血尿，浮腫，高血圧，たんぱく尿を呈し，尿量が減少する．痙攣や不整脈にも注意を要する．発病後1週〜10日後には尿量が確保され，浮腫や高血圧も消失する．顕微鏡的血尿は数カ月続くが，次第に改善する．

[診断] 確定診断には腎生検による糸球体の観察が必要となるが，通常は血尿（顕微鏡的血尿100％，肉眼的血尿30〜50％），たんぱく尿（0.5〜1.0 g/日），尿沈渣の赤血球円柱の確認，浮腫（上眼瞼，顔面，下腿），血液検査，細菌検査により診断する．

[治療]
　①急性期：ベッド上の絶対安静と保温，厳格な食事療法が必要となる．症状により，抗菌剤や利尿薬や降圧薬，抗血小板剤などが使用される．
　②回復期および治癒期：激しい運動は控え，1年間検尿でのフォローが必要となる．

[予後] 小児で約90％以上が完治するが，成人の治療率は50〜80％程度である．

2) 栄養ケアマネジメント

　①急性期：体液管理が重要で，尿量や補液，食事摂取量，飲水量を正確に把握し体重測定で評価する．浮腫を認めるため除脂肪を参考に体重を補正する．絶対安静時にはスケールベッドで体重測定を行う．重篤な合併症の予防に頻回な血圧測定と呼吸状態の観察が必要である．
　②回復期および治癒期：尿検査や血液・生化学検査で病変を評価する．

[栄養基準] 急性糸球体腎炎の栄養基準を**表9.E.1**に示す．

[栄養補給]
　①急性期：経静脈栄養での栄養補給が多い．1回の食事量を少なく頻回にし，減塩食とする．
　②回復期および治癒期：体液のうっ滞が改善に向かうので，脱水防止を視野に入れる．

[栄養教育]
　①急性期：食塩，たんぱく質，水分の摂取について厳密に指導する．感染予防のため，規則正しい生活と栄養摂取に努める．降圧薬のカルシウム拮抗薬や免疫抑制剤のシクロスポリン®服用時には，グレープフルーツジュースは禁忌とする．
　②回復期および治癒期：減塩食事療法継続の必要性を強調する．

a-2　慢性糸球体腎炎

1年以上たんぱく尿や顕微鏡的血尿が続く原発性の糸球体疾患で，尿細管にも病変を認める．

1) 病　態

[病態生理] 免疫学的機序によって形成された免疫複合体が腎糸球体に沈着し発症するものが多いが，さまざまな組織病型によって病因は多彩で不明な点も多い．

[症状] 軽度たんぱく尿，血圧正常，腎機能正常など進行性が乏しい潜在型では一般的に自覚症

状は乏しい．上気道炎，消化器症状などの先行感染の症状がみられる場合は高血圧や浮腫，血尿，紫斑，関節痛を認めることがある．進行型で腎機能障害を示せば多彩な症状が出現する．

[**診断**] 確定診断には腎生検による腎組織の観察が必要となるが，顕微鏡的血尿，たんぱく尿，血圧上昇，尿素窒素やクレアチニンの上昇と糸球体濾過量の低下などにより診断する．

[**治療**] 症状の改善と腎機能保持が治療の目的となる．潜在型では生活管理と減塩を中心とした食事療法を行い経過観察する．病状の進行がみられる進行型では薬物療法を組み合わせて用いる場合が多く，薬剤では降圧薬，利尿薬，抗血小板薬，抗凝固薬，副腎皮質ステロイド，免疫抑制薬が必要に応じて使用される．

[**予後**] 予後は病型によって異なり，IgA腎症は成人長期例で腎不全に陥る例がある．巣状糸球体，膜性増殖性糸球体腎炎は予後不良の場合が多い．

2）栄養ケアマネジメント

慢性糸球体腎炎はさまざまな組織型があり，病型と活動性により栄養ケアマネジメントが異なる．潜在型は減塩食を基本とした血圧や浮腫コントロールの栄養アセスメントと栄養教育が行われる．進行型で腎機能障害を示す例では腎重症度により多彩な症状を呈する．「慢性腎臓病（CKD）」の栄養ケアマネジメントの各項を参考にする．

b ネフローゼ症候群

ネフローゼ症候群は糸球体からの大量のアルブミン漏出の結果，浮腫が出現する病態である．糸球体疾患の一次性ネフローゼ症候群と，その他の原因による二次性ネフローゼ症候群に大別される．治療の目的は，原疾患の治療とADL（日常生活動作能力）を制限する浮腫のコントロールが重要な位置を占める．

1）病　態

[**病態**] アルブミンが尿中に排出されるため低アルブミン血症を来す結果，血漿膠質浸透圧が低下して浮腫を増悪させる．体重増加を伴う浮腫は細胞外液中の総Na量の過剰が原因である．また，膠質浸透圧の低下は肝細胞でのアポリポプロテインBの産生を促し，高LDLコレステロール血症を引き起こす．

[**病態生理**] 図9.E.1に糸球体，血漿たんぱくの漏出，症状出現の流れを示す．

[**症状**] 浮腫は顔面と下肢にみられ，高度になれば頭部や大腿内側，腰，腹部にも指圧で圧窩を認める．全身倦怠感，頭痛，高血圧，食欲不振，乏尿を呈する．高度なたんぱく尿のため，患者自身が尿の泡立ちを自覚することが多い．

[**診断**] 成人ネフローゼ症候群の診断基準を表9.E.2に示す．

[**治療**] 安静と食事療法，ステロイド薬の投与が基本となる．発症初期にプレドニゾロン®投与

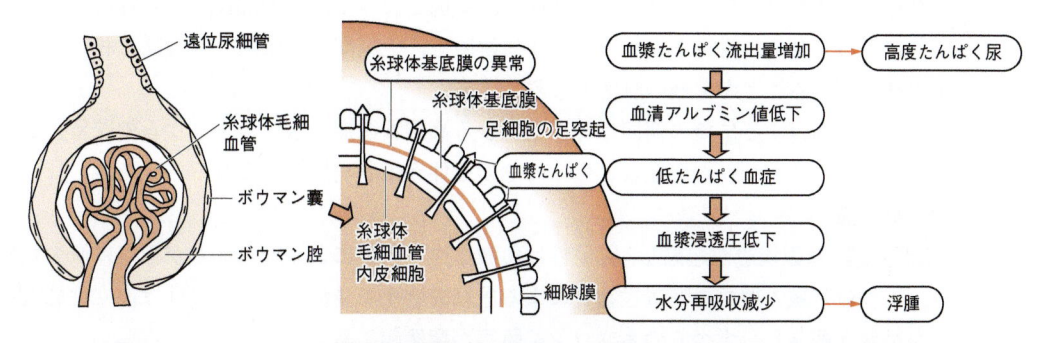

〈図9.E.1〉ネフローゼ症候群の病態生理（糸球体，血漿たんぱくの漏出，症状出現の流れ）

（坂本穆ほか：系統看護学講座 専門基礎分野 病理学 疾病のなりたちと回復の促進（1），p.249, 医学書院, 2009を改変）

〈表9.E.2〉 成人ネフローゼ症候群の診断基準

① たんぱく尿：1日の尿たんぱく量が3.5g以上を持続
② 低たんぱく血症：血清総たんぱく質が6.0g/dL以下
　（低アルブミン血症とした場合，血清アルブミン量が3.0g/dL以下）
③ 脂質異常症：血清総コレステロール値が250mg/dL以上
④ 浮腫

注1) 上記のたんぱく尿，低たんぱく血症（低アルブミン血症）は本症候群診断のための必須条件である．
注2) 脂質異常症，浮腫は本症候群診断のための必須条件ではない．
注3) 尿沈渣中，多数の卵円形脂肪体や重屈折脂肪体の検出は本症候群診断の参考になる．

〈表9.E.3〉 ネフローゼ症候群（成人）の食事療法基準

	総エネルギー (kcal/kg*/日)	たんぱく質 (g/kg*/日)	食塩 (g/日)	カリウム (g/日)	水分
微小変化型ネフローゼ以外	35**	0.8	(3g/日以上) 6g/日未満	血清カリウム値により増減	制限せず**
治療反応性良好な微小変化型ネフローゼ		1.0〜1.1			

*標準体重，**高度な難治性浮腫の場合には水分制限を要する場合もある．

で，微小変化型では数週間でたんぱく尿が減少し，浮腫も消失する．尿所見の軽快後も1年間程度は投与が続けられる．たんぱく尿減少に，アンギオテンシン変換酵素阻害薬やアンギオテンシンⅡ受容体拮抗薬，脂質改善薬，利尿薬，免疫抑制薬や抗血小板凝固薬なども用いられる．

[**予後**] 微小変化型の約1/4は完全緩解を示す．糸球体腎炎では腎不全へ進行することが多い．

2) 栄養ケアマネジメント

[**栄養アセスメント**] 年齢，家族歴，既往歴，自・他覚症状，食生活状況，栄養摂取量を問診する．浮腫の程度，血圧，尿量，身体計測で体液量を評価する．アルブミン，総たんぱくから低たんぱく血症を評価する．低たんぱく血症を示さない二次性ネフローゼ症候群ではγグロブリンとアルブミンで評価する．GFR，血清Cr，血清BUN，尿たんぱく量から腎障害の程度を把握する．LDLコレステロールや総コレステロール，トリグリセリドで血中脂質を評価する．

栄養基準を**表9.E.3**に示す．

[**栄養補給**] 浮腫は消化管まで及び食欲不振を招きやすい．良質なたんぱく質を含むアミノ酸価が高い食品を摂取する．免疫抑制薬使用時には生ものは避け新鮮な食品で摂取する．

[**栄養教育**] 食塩と水分コントロールは必須である．たんぱく質は微小変化型ネフローゼ症候群で過剰摂取を避けること，微小変化型以外では0.8g/kg/日量を具体的に理解させる，たんぱく質コントロール時のエネルギー確保に治療用特殊食品を利用することもある．

c 急性・慢性腎不全

c-1 急性腎不全

腎機能が短期日で急激に低下する状態で，原因となった疾患の部位により腎前性，腎性，腎後性に分けられる．重篤な症状を速やかに解除し，乏尿期，利尿期，回復期に移行させ，腎機能の回復を図ることが治療の目的となる．

腎機能が回復するまでの期間は腎不全による高窒素血症，水・ナトリウムの貯留による心不全や高血圧，高カリウム血症など生命の危険を伴う栄養病態がみられる．

1) 病　態

[**病態生理**] 原因疾患が起因し，腎前性は急激な血圧低下により腎血流量が極端に減少し発症する．腎性は腎臓の虚血や腎毒性物質による尿細管壊死で発症する．腎後性は前立腺肥大などの尿路閉塞が関与し，すべてのネフロンに障害が突然起こる．

[**症状**] 乏尿や無尿．体液貯留は全身に認められ呼吸困難や高血圧，食欲不振，悪心，貧血，出

⟨表 9.E.4⟩ 尿量の変化による急性腎不全の病期

病期	期間	特徴
発症期	1〜3日	原因発生から乏尿出現 原因疾患の症状出現（ショックなど）
乏尿期	数日〜数週間	高窒素血症，水・電解質異常の出現（とくに，尿素窒素，クレアチニン，カリウムの上昇）
利尿期	数日	腎機能回復期（1日2〜3L程度の尿量）
回復期	1か月〜数か月	必ずしも病前の腎機能までは回復しない

(阿部真一ほか：系統看護学講座専門基礎分野Ⅱ成人看護学8疾患の理解A腎不全，p.114，医学書院，2009)

血傾向，知覚異常の末梢神経障害のほか，意識障害やけいれんを伴う中枢神経障害を起こす．体液の恒常性が崩れるため高カリウム血症やアシドーシス，高窒素血症，尿毒症症状を呈するが，適切な処置で腎機能が回復すると症状は消失する．

[**診断**] 数時間から数週間に血清クレアチニン値が 0.5〜1.0 mg/dL 以上上昇，またはクレアチニンクリアランスが前値の 1/2 以下となる．あるいは急激な腎機能の低下により透析療法を行う場合を急性腎不全として扱っている．

[**治療**] 原因疾患の治療と腎前性は輸液による腎血流量の維持．腎性では水や電解質，酸塩基バランスの異常，体内代謝産物の高度な蓄積により乏尿期に透析療法を必要とする場合がある．腎後性は尿路閉塞の解除を行う．栄養療法と薬物療法で病態管理が不良な場合にも透析療法を開始する．

[**予後**] 他の臓器不全を伴う多臓器不全の一部として急性腎不全が発症することが多いため，死亡率は 50% と高い．予後は可逆性の腎障害のため，早期発見と適切な治療が行われれば腎機能の回復は期待できる．

2) 栄養ケアマネジメント

[**栄養アセスメント**] 「尿量の変化による急性腎不全の病期」を表 9.E.4 に示す．病期に特徴的にみられる症状に関連する項目と栄養摂取量のアセスメントは必須である．

[**栄養基準**] 原因と病期で病状が著しく異なるため，変化に合わせて適宜，栄養基準を調整する．大まかな1日の目安としてエネルギー 35 kcal/kg，飲水は前日尿量＋500 mL．利尿期はカリウムと水分制限は解除する．透析治療を行っている場合は g 項（透析）を参照．

[**栄養補給**] 腎前性は生理食塩水補液などで体液量の是正，利尿期には補液による水・電解質の喪失量を補う．経口摂取不可能な場合が多く中心静脈栄養での栄養補給が主となる．

[**栄養教育**] 乏尿期と利尿期では主に水分摂取量に関する指導，回復期に達した後は e 項（慢性腎臓病（CKD））を参考に腎機能レベルに応じた教育を実施する．透析治療を行っている場合は g 項（透析）を参照．

c-2 慢性腎不全

種々の原因により腎臓の働きが緩徐に低下し，体内の恒常性が維持できなくなった不可逆性の病態である．

血清クレアチニン 2 mg/dL 以上の持続，血液尿素窒素が 20 mg/dL 以上，血液残余窒素が 30 mg/dL 以上持続の確認で診断するが，筋肉量で影響を受けるため 24 時間蓄尿によるクリアランス検査を行う．

原疾患の治療と慢性腎不全の合併症予防，腎機能低下の進行抑制が治療の目的となる．腎不全の進行度と臨床的な影響を理解するうえで栄養ケアマネジメント，病態は e 項（慢性腎臓病（CKD）），g 項（透析）を参照．

d 糖尿病性腎症

糖尿病の三大合併症の1つで，糖尿病罹患後10～15年で発症し，微量アルブミン尿の出現から始まり慢性腎不全に至る．他の腎臓病に比べ進行が早く予後不良である．腎症の重症化を抑制することが治療目的の大きなウェイトを占める．

1) 病態

高血糖状態で過剰にグルコースが糸球体メサンギウム細胞に取り込まれ，糸球体の内皮細胞とメサンギウム細胞が障害された結果，糸球体が硬化して腎症を引き起こす．高血糖，高血圧，脂質異常症が腎障害の進行に関わる．

[病態生理] 高血糖が持続し生体が高濃度のグルコースにさらされると糖化反応が起こり糖化生成物を生じ，腎糸球体の細小血管に障害を与える．他に腎症発生の成因に多くの因子が関わり，病態生理は複雑である．

[症状] 初期には無症状の場合が多い．微量アルブミン尿を認め，進行するとネフローゼ症候群を呈し浮腫や高血圧が出現する．さらに進行し腎不全に陥れば多様な症状が出現する（急性・慢性腎不全の項を参照）．

[診断] 確定診断には腎生検による組織診断が必要となるが，通常は本症の罹患期間，尿所見，血液検査を総合的に評価し診断する．糖尿病性網膜症が存在すれば糖尿病性腎症である可能性が高い．また，午前中の随時尿を3回測定しアルブミン/尿中Cr量が2回以上，30～299 mg/gCrであれば微量アルブミン尿と診断する．

[治療] 食事療法と運動療法が治療の基本となる．厳格な血糖値と血圧のコントロールに薬物療法も選択されるが，腎症の重症度により慎重投与や禁忌となる治療薬が多い．腎不全となり尿毒症症状が出現すれば透析治療が開始される．

[予後] 1998年以降，透析導入患者の原疾患の第1位で腎予後はきわめて悪い．透析導入後の生命予後も不良で，5年生存率は約50％である．

2) 栄養ケアマネジメント

[栄養アセスメント] 年齢，家族性要因，糖尿病歴，腎症の病期を問診する．食生活状況，尿糖，

〈表9.E.5〉 糖尿病性腎症病期分類2014とCKD重症度分類との関係

原疾患	尿アルブミン・尿たんぱく区分	A1	A2	A3
糖尿病	尿アルブミン値(mg/gCr) あるいは 尿たんぱく定値(g/gCr)	正常	微量アルブミン尿	顕性アルブミン尿 あるいは 持続性たんぱく尿 （0.5以上）
		30未満	20～299	300以上

GFR (mL/分/1.73 m²)	CKD重症度分類 ステージ(病期)	糖尿病性腎症病期分類（改訂）		
≧90	G1	第1期 （腎症前期）	第2期 （早期腎症期）	第3期 （顕性腎症期）
60～89	G2			
45～59	G3a			
30～44	G3b			
15～29	G4	第4期（腎不全期）		
<15	G5			
	G5D	第5期（透析療法期）		

（糖尿病性腎症合同委員会：糖尿病性腎症病期分類2014の策定（糖尿病性腎症病期分類改訂）について．透析会誌, **47**(7)：415-419, 2014を改変）

尿ケトン体，血糖，HbA1c，血圧，浮腫，身体計測で栄養状態を判定する．尿アルブミン，たんぱく尿，GFR から病期を評価する．糖尿病性腎症病期分類 2014 と CKD 重症度分類との関係を**表 9.E.5** に示す．

[**栄養補給**] 吸収が緩慢な多糖類のでんぷん製品や食後血糖の急激な上昇を抑制する食物繊維含有量の多い食品でエネルギー補給を行う．たんぱく質制限時には指示量内でアミノ酸スコアが高い食品を取り入れる．たんぱく質やカリウム，リンを少なく調整した治療用特殊食品も必要に応じて利用する．

[**栄養教育**] 早期腎症の発症・進展の抑制を目的とし，第 1 期（腎症前期）は厳格な血糖コントロールが推奨されている．第 1 期（腎症前期）の栄養教育は「糖尿病」を参照する．第 2 期（早期腎症期）以降では，CKD ステージ G3 で 0.8〜1.0 g/kg 標準体重，G4 で 0.6〜0.8 g/kg 標準体重のたんぱく質量でのコントロールと，3〜6 g 未満の食塩コントロールが望ましい．e 項（慢性腎臓病（CKD））を参照．

e 慢性腎臓病（CKD）

腎臓の障害（たんぱく尿など）もしくは GFR（糸球体濾過量）60 mL/分/1.73 m^2 の未満の腎機能低下が 3 カ月以上持続するものである．心血管疾患や末期腎不全のリスクファクターで早期発見，早期治療が大切である．

1）病 態

[**病態生理**] 慢性腎臓病は心血管疾患の独立した危険因子であり，体液貯留，貧血，カルシウム・リン代謝異常，レニン-アンギオテンシン系（RA）亢進など疾患特有の因子が関わり病態生理は複雑である．

[**症状**] 初期は自覚症状に乏しい．微量アルブミン尿，たんぱく尿が出現し腎機能が低下してくると夜間尿やむくみ，疲労感などの症状を自覚し始める．さらに腎機能低下が進行すると腎性貧血，高血圧，高カリウム血症，骨・ミネラル代謝異常，代謝性アシドーシスもみられる．末期腎不全に至ると保存的治療では改善できない慢性腎機能障害，臨床症状，日常生活能の重篤な障害が出現する．

[**診断**] **表 9.E.6** に示す定義で CKD と診断され，GFR で病期が決定される．重症度は原因（Cause：C），腎機能（GFR：G），たんぱく尿（アルブミン尿：A）の CGA 分類で評価される．

〈表 9.E.6〉 CKD の定義

① 尿異常，画像診断，血液，病理で腎障害の存在が明らか．とくに 0.15 g/gCr 以上のたんぱく尿（30 mg/gCr 以上のアルブミン尿）の存在が明らか．
② GFR＜60 mL/分/1.73 m^2
①，②のいずれか，または両方が 3 ケ月以上持続する．

[**治療**] CKD ステージ G1，G2 は主に正常血圧の維持と肥満改善，糖尿病など基礎疾患コントロールの食事と運動療法が行われる．G3 以降では食塩，たんぱく質制限を基本とした食事療法が必須となる．また，多彩な合併症対策に種々の降圧薬，貧血改善にエリスロポエチン製剤，高窒素血症改善に経口吸着炭素製剤，電解質異常にカリウム吸着薬やリン吸着薬，骨・ミネラル代謝異常に活性型ビタミン D 製剤などの薬剤が用いられる．

[**予後**] CKD は心血管疾患や末期腎不全発症のリスクが高い．また，透析導入後の生命予後も不良で 5 年生存率は約 60％，10 年生存率は約 35％である．

2）栄養ケアマネジメント

[**栄養病態**] **表 9.E.7** に成人における CKD ステージによる食事療法基準を示す．病期ステージや重症度により多彩な栄養病態を呈する．

〈表 9.E.7〉 CKD の食事療法基準

	ステージ1 (GFR≧90)	ステージ2 (GFR 60〜89)	ステージ3a (GFR 45〜59)	ステージ3b (GFR 30〜44)	ステージ4 (GFR 15〜29)	ステージ5 (GFR＜15)	5D (透析療法中)
エネルギー (kcal/kg 体重/日)	25〜35						透析療法期の 食事療法基準 に準じる
たんぱく質 (g/kg 体重/日)	過剰な摂取を しない	過剰な摂取を しない	0.8〜1.0	0.6〜0.8	0.6〜0.8	0.6〜0.8	
食塩（g/日）	3≦　　＜6						
カリウム（mg/日）	制限なし	制限なし	制限なし	≦2,000	≦1,500	≦1,500	

（日本腎臓学会編：慢性腎臓病に対する食事療法基準 2014 年版，東京医学社，2014 より作成）
注）エネルギーや栄養素は，適正な量を設定するために，合併する疾患（糖尿病，肥満など）のガイドラインなどを参照して病態に応じて調整する．性別，年齢，身体活動度などにより異なる．
注）体重は基本的に標準体重（BMI＝22）を用いる．

［栄養アセスメント］第1期（腎症前期），第2期（早期腎症期）は血圧，体重，血中脂質，糖代謝，食事内容を評価する．第3期（顕性腎症期）以降では食事療法の遵守を面接や記録，24時間蓄尿からの推定食塩とたんぱく質で評価する．血清クレアチニン，BUN，カリウム，リン，カルシウムなどの検査データで腎障害の進行や電解質コントロール状態，Hb，血清フェリチン，TSAT（鉄飽和度），TIBC（総鉄結合能）で貧血の状態を評価する．目標とする値は「CKD 診療ガイド 2012」を参照．

［栄養基準］第1期（腎症前期），第2期（早期腎症期）では一般的な糖尿病食が基準となる．ただし，たんぱく質の過剰摂取は好ましくない．第3期（顕性腎症期）以降はたんぱく質を腎機能のレベルに応じて減量，食塩制限の食事療法が必須となる．高カリウム血症を認める第3期（顕性腎症期）ではカリウムを 2.0 g 未満でコントロールし，第4期（腎不全期）では 1.5 g 未満のコントロールが必要となる．

［栄養補給］第4期（腎不全期）では，たんぱく質やカリウム，リンが通常の食品より少なく調整された治療用特殊食品の利用を積極的に検討する．たんぱく質減量時に動物性たんぱく質比60％以上確保するためにアミノ酸スコアが高い動物性食品を可能な限り摂取する．3食の食事だけでエネルギーが充足しづらいため間食や補食も取り入れる．

［栄養教育］第1期（腎症前期），第2期（早期腎症期）では糖尿病食の指導を行う．第3期（顕性腎症期）以降は治療用特殊食品の利用法やカリウム，リン制限の食品選択，水さらしやゆでこぼしによるカリウム減少法の指導を行う．また，減塩食の実行が可能な具体的な説明を実施する．食事療法の継続に個別面接以外に集団教育や患者会を活用する．食事療法の効果と判定を患者自身が行えるよう血液データと食事療法との関連性を指導する．

f 尿路結石

1) 病態

［病態生理］尿路に発生する結石を尿路結石という．結石の発生する場所によって，それぞれ腎結石，腎盂結石，尿管結石，膀胱結石，尿道結石と呼ばれ，上部尿路（腎・腎盂・尿管）での結石症が全体の 95％以上を占める．また，結石はさまざまな成分（シュウ酸カルシウム，リン酸カルシウム，尿酸，シスチン，リン酸マグネシウムアンモニウムなど）からなり，カルシウム結石が全体の 80％を占める．

原因は，尿路の通過障害や尿路感染，乳製品や肉類などの摂取過剰，水分摂取不足など食生活の影響も大きい．

[**症状**] 疝痛発作という激しい痛みを生じる．この痛みは腰背部，側腹部から下腹部にかけて広がり，激痛とともに吐き気，頻脈，血尿や尿のにごり，頻尿・残尿感，発熱などの症状が出現する．

[**診断**] 身体所見，尿検査，腹部超音波，CT検査，X線，尿路造影検査，血液検査など．

[**治療**] ①対症（薬物）療法：鎮痛剤，鎮痙剤，排石促進薬．②自然排石を促す療法：長径5 mm以下の結石の場合，十分な飲水，運動などの日常生活の改善．③結石溶解療法：尿酸結石・シスチン結石が対象．④外科的療法：体外衝撃波破砕術，経尿道的尿管砕石術など．

[**予後**] 尿路結石症は再発する頻度が高く，代謝疾患に起因することも多いため，病因に対する治療や食事療法・運動療法を含めた生活習慣の改善が再発予防の意味からも重要である．

2）栄養ケアマネジメント

[**栄養病態**] 結石を発症しやすい人は，男性で肥満の割合が高く，高尿酸血症，高血圧などの生活習慣病の頻度が高いといわれている．

[**栄養アセスメント**] 尿量（1日2000 mL以上），食事摂取量調査（飲水量，偏食，過剰摂取，嗜好品など），BMIなどを評価する．

[**栄養基準**] 結石の主成分により，特に配慮すべき項目が異なるが，すべての結石において水分摂取を基本として，バランスのとれた食生活が基本となる．**表9.E.8**に栄養素摂取量と食生活を示す．

[**栄養補給**]

①水分：食事以外に2000 mL以上の水分摂取を行う．ただし，清涼飲料水や嗜好品は避ける．

②たんぱく質：動物性たんぱく質は尿中カルシウム，シュウ酸，尿酸排泄を増加させ，尿中クエン酸排泄を減少させる．そのため，たんぱく質の摂取量は1 g/kg/日とし，動物性たんぱく質の比率50％を目標とする．また，プリン体を多く含む食品の過剰摂取を避ける．

③カルシウム：適度なカルシウム摂取は尿路結石症の発生頻度を減少させる．600～800 mg/日程度にする．

④シュウ酸：尿中シュウ酸は，わずかな増加でカルシウム結石の結晶形成を増加させる．ほうれんそう，たけのこ，チョコレート，紅茶などの過剰摂取は控える．また，シュウ酸摂取時にカルシウムを同時に摂取すると，腸管からのシュウ酸吸収を抑制するので食品の組合せを工夫する．

⑤食塩：ナトリウムの過剰摂取は尿酸ナトリウム塩（カルシウムの結晶化の核）が産生されやすくなる．食塩の摂取量は10 g/日未満とする．高血圧を有する場合は6 g/日未満とする．

⑥炭水化物：食物繊維は，腸管内でカルシウムと結合してカルシウムの吸収を抑制する．また，食物の消化管内停滞時間を短縮し栄養素の吸収を抑制することから，結石発生防止に有用である．一方，砂糖の過剰摂取は尿中カルシウム排泄を増加させる．

⑦脂質：脂質の摂取は，さまざまな生活習慣病を引き起こすばかりか，結石形成の危険

〈表9.E.8〉 栄養素摂取量と食生活

栄養摂取量
1. 動物性たんぱく質の過剰摂取制限
   （1.0 g/kg/日，動物性たんぱく比50％）
2. 一定量のカルシウム摂取（600～800 mg/日）
3. シュウ酸の過剰摂取制限
4. 塩分の過剰摂取制限（10 g/日未満）
5. 炭水化物の摂取
   （穀物摂取，砂糖の過剰摂取制限）
6. 脂肪の過剰摂取制限
7. クエン酸の適量摂取

食生活
1. 朝昼夕3食のバランスをとる：
   朝食欠食，夕食過食を是正する
2. 夕食から就寝までの間隔をあける：
   4時間程度の間隔を目標とする

（厚生労働省：尿路結石症診療ガイドラインより）

因子の1つである．脂質エネルギー比は 20～25％ を目安にする．

⑧クエン酸：クエン酸は尿中においてカルシウムイオンとキレート結合し，結石形成の阻止物質となる．さらに尿をアルカリ化する作用がある．クエン酸はかんきつ類，梅などの果実に多く含まれている．また，動物性たんぱく質や砂糖の過剰摂取を控え，体液の pH を是正することで尿中クエン酸排泄を増加させるようにする．

⑨アルコール飲料：アルコールの多量摂取は尿中尿酸排泄の増加や脱水を招きやすく，慢性的に摂取すると尿中カルシウム，リン排泄の増加を引き起こす可能性がある．特に，ビールにはシュウ酸やプリン体が多く含まれるため禁酒を基本とする．

[**栄養教育**] 食生活との関連が深いことや再発率が高いことを踏まえ，十分な水分摂取と偏食や過剰摂取を避けた栄養バランスのとれた食事を規則正しく摂取する．特に，結石形成物質の尿中濃度は食後 2～4 時間で高まるため，夕食から就寝までの時間をあけるよう教育する．

g 透　　析

1) 病　態

腎機能が 10％ 未満になると，尿毒症性毒素の蓄積と生体の恒常性維持機構の破綻が生じる．全身の諸臓器障害が高度となり，生命の維持ができなくなる．このような状態を末期腎不全と呼び，透析をはじめとする血液浄化療法が必要となる．

①水・ナトリウム排泄障害：血液透析は間欠治療であり，透析直前では水も溶質も多くなり体重増加，高血圧，肺水腫の原因となる．透析によって過剰な除水を行うと，血圧や重要な臓器への血流が低下し，さまざまな合併症（狭心症，筋肉けいれんなど）の原因となる．

②血中成分の異常：

・尿毒症物質の蓄積：たんぱく質の代謝産物として産生される．中分子量以上の尿毒症物質は透析治療で有効に除去できない．尿毒素除去の指標として Kt/V（標準化透析量）と nPCR により評価する．

・CKD-MBD（慢性腎臓病に伴う骨・ミネラル代謝異常）：骨・リン・カルシウム代謝異常は，骨や副甲状腺の異常のみならず，血管の石灰化などを介して，生命予後に大きな影響を与える．

・高カリウム血症：カリウムは細胞内に多く分布する電解質であり，体たんぱく質の崩壊などにより血中濃度が上昇すると，不整脈および心停止に至ることもある．過剰摂取に留意するとともに，十分なエネルギー摂取が重要である．

③貧血：造血ホルモンであるエリスロポエチンの分泌低下により腎性貧血がみられる．また，透析による血液回路への血液の残存，定期採血，腸管からの吸収不良，食事制限による鉄の摂取不足などが関与する．

④低栄養（MIA 症候群）：透析治療に伴う諸種の炎症性サイトカインの上昇が，低栄養や動脈硬化症と関連する（**図 9.E.2**）．

⑤透析関連アミロイドーシス関連骨症：手根管症候群，ばね指，骨・関節症

透析では十分な除去が困難である $\beta2$ ミクログロブリンから形成されるアミロイド物質が骨・関節，内臓に沈着して起こる．

⑥その他：悪性腫瘍，感染症，かゆみ．

[**症状**] 血液透析は，体内から除去したい物質を除く効率は良いが，**不均衡症候群**＊をひき起こすことがある．

[**診断**] 血液透析導入ガイドラインが日本透析医学会から示されている（**表 9.E.9**）．また，腹膜透析導入では，CKD ステージ 5 での患者で，治療に抵抗性の腎不全症候が出現した場合，透

E 腎・尿路疾患

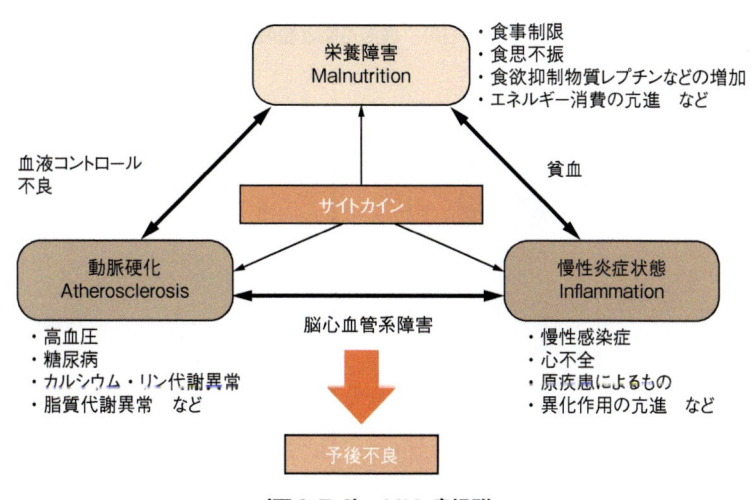

```
                    栄養障害              ・食事制限
                   Malnutrition          ・食思不振
                                         ・食欲抑制物質レプチンなどの増加
                                         ・エネルギー消費の亢進  など

   血液コントロール                              貧血
   不良              サイトカイン

   動脈硬化                              慢性炎症状態
  Atherosclerosis                       Inflammation
                    脳心血管系障害
  ・高血圧                                ・慢性感染症
  ・糖尿病                                ・心不全
  ・カルシウム・リン代謝異常                  ・原疾患によるもの
  ・脂質代謝異常  など                      ・異化作用の亢進  など

                     予後不良
```

〈図 9.E.2〉 MIA 症候群

〈表 9.E.9〉 血液透析導入ガイドライン

1. 透析導入期における腎機能の評価法 ● 血清クレアチニン単独で評価すべきでなく，血清クレアチニン値を基にした推算式にて行う（1A）．その上で，血清クレアチニンや GFR の経時的変化，患者の体格，年齢，性別，栄養状態などを総合的に判断して，血液透析導入時期の判断をする（1C）． ● 透析導入期の正確な腎機能の評価は，イヌリンクリアランス試験，24時間蓄尿によるクレアチニンクリアランス，クレアチニンクリアランスと尿素クリアランスの和（Ccr + Curea）/2 など実測法により評価を行うことをすすめる（1C）． **2. 透析導入前の診療期間** ● 進行性に腎機能の障害がみられ GFR 15〜30 mL/min/1.73 m² に至った時点で，保存的治療を含めた末期腎不全治療について詳細な説明と腎代替療法に関する情報を提供することをすすめる（1D）． ● 透析導入が必要となる 6 か月以上前より，腎不全症候が出ないように診療を行うことは，透析導入後の生命予後の観点から望ましい（2C）． **3. 透析導入の準備** ● 透析導入の少なくとも 1 か月以上前の AVF，AVG の作製は，透析導入後の生命予後の観点から望ましい（2C）． **4. 血液透析導入のタイミング** ● 透析導入時期の判断は，十分な保存的治療を行っても進行性に腎機能の悪化を認め，GFR<15 mL/min/1.73 m² になった時点で必要性が生じてくる（1D）．ただし実際の血液透析の導入は，腎不全症候，日常生活の活動性，栄養状態を総合的に判断し，それらが透析療法以外に回避できないときに決定する（1D）． ● 腎不全症候がみられても，GFR<8 mL/min/1.73 m² まで保存的治療での経過観察が可能であれば，血液透析導入後の生命予後は良好であった．ただし腎不全症候がなくとも，透析後の生命予後の観点から GFR 2 mL/min/1.73 m² までには血液透析を導入することが望ましい（2C）． **5. 透析導入後の注意点** ● 透析導入後であっても，悪性高血圧，急速進行性腎炎症候群，ループス腎炎，ネフローゼ症候群に合併する急性腎障害などでは，腎機能の回復により離脱の可能性があり，注意深い観察が必要である（推奨度：なし，D）．
推奨度とエビデンス評価 推奨度は 1 強…することを進める，2 弱…することが望ましい．A 高い，B 中等度，C 低い，D 最も低い，

（日本透析医学会：維持血液透析ガイドライン：血液透析導入，2013）

析導入を考慮する．さらに無症候性であっても GFR が 6.0 mL/min/1.73 m² 未満の場合は透析導入を推奨する（日本透析医学会：腹膜透析ガイドライン 2009）．

[**治療**] 末期腎不全の治療法には血液透析と腹膜透析がある．透析は，拡散と濾過の原理により，血液と透析液の間にある半透膜を介して，物質の移動を行い，水および溶質を除去し不足物を補充する治療法である．

　血液透析と腹膜透析の特徴を**表 9.E.10** に，適正透析の条件を**表 9.E.11** に示す．

〈表 9.E.10〉 血液透析と腹膜透析の特徴

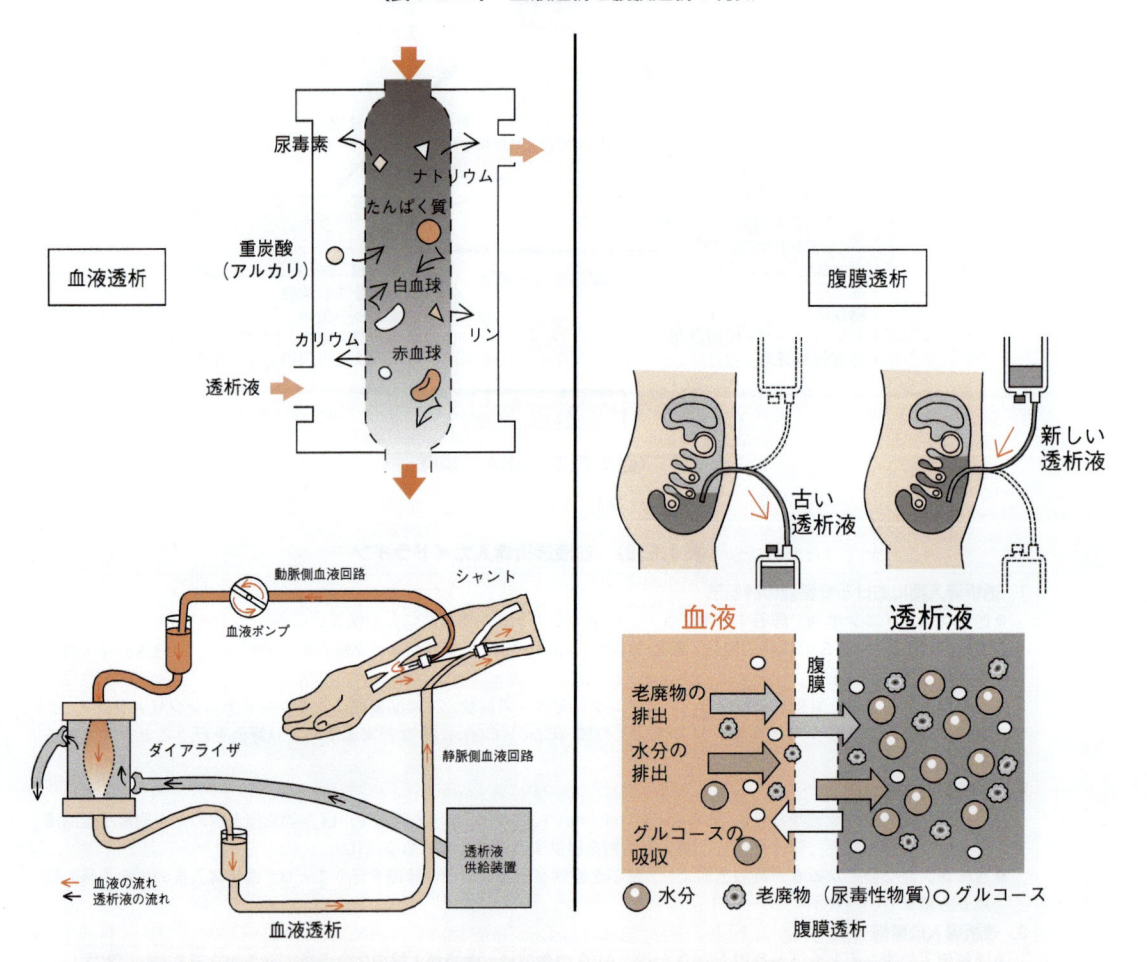

項　目	血液透析（HD）	腹膜透析（CAPD）
治療場所	医療施設	自宅・職場など
生活の制約	4～5 時間/回，週 2～3 回	透析液の交換　約 30 分× 4～5 回/日
透析を操作する人	医療スタッフ	患者本人，家族
手術の内容	シャントを造る	カテーテル挿入
透析膜	ダイアライザー（人工膜）	腹膜（生体膜）
抗凝固剤	必要	不要
自覚症状や合併症	シャントの閉塞・感染・出血・穿刺痛・ブラットアクセス作成困難，頭痛・吐き気など不均衡症候群，血圧低下，筋けいれん，不整脈	腹部膨満感，カテーテル感染・異常，腹膜炎，蛋白の透析液への喪失，カテーテルの機能不全，被嚢性腹膜硬化症
血糖・脂質値の影響	影響なし	上昇しやすい
社会復帰	可能	有利
感染に対する注意	必要	特に必要
入浴	透析後はシャワー	カテーテル出口部の保護が必要
スポーツ	自由	腹圧がかかる運動は避ける
旅行	制限（旅先の透析施設の確保）	透析液，器材があればどこでも可能
食事・飲水制限	たんぱく質，塩分，水分，カリウム，リン	塩分，水分，リン血液

（日本腎臓病学会ほか：腎不全 治療選択とその実際，2012 より抜粋し一部改変）

E 腎・尿路疾患

〈表9.E.11〉 適正透析の条件

指標	適正範囲
ΔBW（透析間体重増加率）	ドライウェイトの6%未満
平均除水速度	15 mL/kg/時以下
透析時間	4時間以上
Kt/V（目標透析量）	spKt/V 1.4以上（最低値1.2） （PD：総Kt/V 1.7以上）
アルブミン	3.5 g/dL 以上
（透析前）血清リン濃度	4.0〜6.0 mg/dL
（透析前）ヘマトクリット値	30〜35%
（透析前）ヘモグロビン値	11 g/dL 以上
nPCR値（たんぱく摂取量）	0.9〜1.3 g/kg/day
%クレアチニン産生速度	100%以上
（透析前）$\beta2$-ミクログロブリン濃度	30 mg/L 未満
心胸比（CTR）	50%未満
平均血圧	80〜120 mmHg

（日本透析医学会）

[**予後**] 長期透析患者では栄養障害が発症しやすく，サイトカインを中心に慢性炎症，動脈硬化，栄養障害といった悪循環が心血管障害を助長するため，予後は不良である．

2) 栄養ケアマネジメント

[**栄養病態**] 透析患者は多数の原因が複合的に関与して栄養障害に陥りやすい状態にある（**表9.E.12**）．栄養障害は生命予後やADL，QOLにも深く影響を与える因子である．

血液透析ではエネルギーやたんぱく質の摂取量が不足しやすく，また，定期的に運動をする習慣が少ないため骨格筋量を減らし，内臓脂肪を蓄積させる．抑うつ症状や認知症の進行，心血管病変の進行によりADLおよびQOLが低下する．

腹膜透析では，食事摂取不足や透析不足，グルコース負荷，慢性炎症，透析液へのたんぱく喪失にもとづくエネルギー低栄養状態を起こしやすい．

〈表9.E.12〉 透析患者の栄養障害の原因

不適切な食事療法
　⇔過剰な制限，摂取量不足，透析食における栄養素不足
尿毒症毒素の蓄積⇔食欲不振
味覚障害⇔ミネラル不足
消化器障害⇔食欲不振・悪心・嘔吐
代謝異常⇔異化作用の亢進，アミノ酸代謝異常
精神的抑うつ・認知症⇔食欲不振，摂食拒否
身体機能の低下⇔低生活活動レベル，運動不足
透析による栄養素の喪失
　⇔アミノ酸（6〜10 g/回），水溶性ビタミン
高齢化⇔咀嚼力の低下，嚥下障害，消化・吸収低下
運動不足

[**栄養アセスメント**] 種々の栄養評価ツールや身体計測，体成分分析，血液生化学検査，食事摂取量調査などを総合して判断するが，最も重要な指標は経時的に筋肉量が減少しないことである．

[**栄養基準**] 表9.E.13参照．

[**栄養補給**] 栄養障害に陥っている患者に対しては，栄養補助製剤や食品も選択肢の１つである．個々の状態に応じた栄養法を選択する．

①エネルギー：エネルギーが不足すると，たんぱく質がエネルギー源として利用される．その結果，筋肉の減少や尿毒症物質産生亢進の原因となる．

腹膜透析では，食事摂取エネルギー量＋腹膜吸収エネルギー量で設定する．腹膜からのグル

〈表 9.E.13〉 栄養基準（成人）

ステージ 5D	エネルギー (kcal/kgBW/日)	たんぱく質 (g/kgBW/日)	食塩 (g/日)	水分	カリウム (mg/日)	リン (mg/日)
血液透析（週3回）	30～35[注1,2]	0.9～1.2[注1]	<6[注3]	できるだけ少なく	≦2,000	≦たんぱく質(g)×15
腹膜透析	30～35[注1,2,4]	0.9～1.2[注1]	PD除水量(L)×7.5+尿量(L)×5	PD除水量+尿量	制限なし[注5]	≦たんぱく質(g)×15

（日本腎臓学会：慢性腎臓病に対する食事療法基準 2014 年版）
注1）体重は基本的に標準体重（BMI＝22）を用いる．
注2）性別，年齢，合併症，身体活動度により異なる．
注3）尿量，身体活動度，体格，栄養状態，透析間体重増加を考慮して適宜調整する．
注4）腹膜吸収グルコースからのエネルギー分を差し引く．
注5）高カリウム血症を認める場合には血液透析同様に制限する．
糖尿病を有する患者では，25～35 kcal/kg/日の範囲にある．脂質エネルギー比 20～25％（日本透析医学会：血液透析患者のガイドライン 2012）．
糖尿病腎症の場合は，30～32 kcal/kg/日が適当と考えるが，個別に適正エネルギー量を設定する（日本透析医学会：腹膜透析ガイドライン 2009 年版）．

コース吸収エネルギー量は，使用透析液濃度，総使用液量，貯留時間，腹膜機能などの影響を受けるために，総エネルギー量から腹膜吸収エネルギー量を減じる．また，腹膜透析では持続的なグルコースの負荷により，中性脂肪，低 HDL-C 血症を呈し，体脂肪の増加，心循環器合併症のリスクとなる．

②たんぱく質：低栄養を予防するためにも，たんぱく質を多く摂ることが推奨される．しかし，たんぱく質の過剰な摂取は尿素窒素やリン濃度の上昇，アシドーシスを起こす恐れがあるので注意する．

③脂質：動脈硬化性疾患の予防から脂質エネルギー比は 20～25％とし，飽和脂肪酸を減らし，n-3 系多価不飽和脂肪酸の摂取を増やす．

④ナトリウム，水：食塩や水分の過剰摂取による体液過剰状態は高血圧を誘発し心血管系合併症の発症リスクとなる．また，潜在的な体液過剰はたんぱく質摂取量の不足を招き，栄養障害の促進因子になる．

除水量を抑えるためには水分制限も試みられるが，十分なナトリウム制限を伴わない水分制限は不可能である．血液透析の場合，透析間の体重増加を**ドライウェイト***の 3～5％に留めるようにする．また，透析前のナトリウム濃度により，ナトリウムと水分のどちらの摂取量が多いかを評価する．

⑤リン：食事中のたんぱく質とリン含有量との間には，正の相関がある．たんぱく質の摂りすぎは同時にリンを多く含んでいる．加工食品やビール（15～43 mg/100 mL）に注意するとともに，治療用特殊食品（リン調整用）を上手に利用する．リンの制限だけでなくカルシウムとのバランスも重要であり，カルシウム：リン比を 1.0～1.2 に近づける．

たんぱく摂取率は，安定した状態ではたんぱく異化率（PCR）と同等であることから，食事内容の評価に用いる．

血清リン↑，nPCR 値↓	たんぱく質含有量の少ない加工食品の摂取
血清リン↑，nPCR 値→	乳製品の摂取が多い
血清リン↑，nPCR 値↑	たんぱく質の摂取量が多い

⑥カリウム：透析による除去量は摂取量と同等となりうる．

カリウムは水に溶ける性質があるので食材（野菜，いも類など）を茹でこぼしたり，水にさらすことにより減少する．また，便からも排泄されるので，便秘に留意する．

⑦ビタミン：食欲不振や食事摂取量の不足，透析による喪失などが原因で不足しやすい．

ビタミンB群は糖質代謝に必須で，B_6，B_{12}，葉酸はホモシステインの産生抑制効果がある．ビタミンA，Dなどの脂溶性ビタミンの過剰摂取に注意する．

⑧ミネラル：鉄が欠乏するとエリスロポエチン注射の効果が低下する．亜鉛が欠乏すると味覚障害が起こる．セレンが欠乏すると筋力低下や心筋症の発生に関与する．カルニチンが欠乏すると筋力低下や心収縮力が低下する．クロムが欠乏するとインスリン抵抗性が上がり，血糖値が上がる傾向がある．

[**栄養教育**]食事療法の目的が，腎臓の保護から低栄養，合併症の予防へ変化していることを明確に患者に伝える．すなわち，「制限する」ことから「必要な量を摂る」という考え方に改めさせる．

F 内分泌疾患

a 甲状腺機能亢進症・低下症

甲状腺ホルモンの分泌異常により生じる内分泌代謝疾患である．甲状腺機能亢進症と甲状腺機能低下症，甲状腺腫瘍に大別される．

1) 病　態

甲状腺機能亢進症の病因は不明である．頻度的にはバセドウ病（Basedow）が多い．甲状腺機能低下症は，甲状腺が原発性に萎縮し自己免疫障害によって甲状腺が慢性炎症を起こすために機能低下が起こる．臨床所見と診断（検査），治療を**表9.F.1**に示す．

2) 栄養ケアマネジメント

①**甲状腺機能亢進症**：　甲状腺ホルモンの合成，分泌が過剰となり基礎代謝が亢進すると，生体のエネルギー消費量が増え，食欲の増進にもかかわらず体重減少が起きやすくなる．このような時期は，高エネルギー（35〜40 kcal/kg/日），たんぱく質（1.2〜1.5 g/kg/日）を補給し，ビタミン（特にビタミンA，B群，C）・ミネラル（特にカルシウム600〜1,000 mg/日，亜鉛，セレン）は食事摂取基準以下にならないようにする．微量ミネラルであるヨードは，甲状腺が甲状腺ホルモンを産生するのに欠かせない成分であるが，ヨードを多く摂取すると甲状腺に対する自己免疫攻撃を起こす．少なすぎると甲状腺の働きが悪くなるためヨード摂取量の正しいバランスを取る必要がある．放射性ヨード甲状腺摂取率測定およびシンチグラフィー検査を行う1週間前，実施後4日目までは，昆布，ひじきなどのヨードを多く含む食品，薬剤，栄養剤などの摂取量を制限し，適切に栄養評価とモニタリング（**表9.F.2**）を行う．

日本人の成人における1日ヨード摂取必要量は95 μg，推奨量130 μg，許容上限量2,200 μgであり食事からの摂取量は500〜3,000 μg/日と推定されている．日本人のヨード摂取量不足はまれである．また，代謝亢進すると脱水症にならないよう水分補給も確認する必要がある．

②**甲状腺機能低下症**：　甲状腺ホルモンの作用低下により代謝低下するため，甲状腺ホルモン（T4）の補充療法を行う．血中ホルモン値が基準になれば症状は消失する．過剰なヨード摂取により甲状腺機能が低下することがあるので，適切に栄養評価とモニタリング（**表9.F.2**）を行う．

〈表 9.F.1〉 甲状腺機能亢進症・低下症の臨床所見と診断，治療

	甲状腺機能亢進症 （甲状腺ホルモンの過剰）	甲状腺機能低下症 （甲状腺ホルモンの作用低下）
疾患名	バセドウ病（グレーブス病）など	先天性甲状腺機能低下症（クレチン病），慢性甲状腺炎（橋本病），成人型甲状腺機能低下症（粘液水腫）など
疫 学	20～40歳代，男女比は1：9と女性に好発する．	クレチン病：出生6000人に対して1人，橋本病：30～60歳代，男女比は1：4～7と女性に多い．
症 状	びまん性甲状腺腫大，眼球突出，甲状腺中毒症所見（頻脈，体重減少，手指振戦，発汗増加など），体温上昇，軟便，希少月経，活動力亢進，食欲亢進	徐脈，体重増加，体温低下，皮膚乾燥，眼瞼浮腫，便秘，過多月経，活動緩慢，無気力，食欲低下，嗜眠，記憶力低下，嗄声
共通症状	全身倦怠感，易疲労感，足がむくむ，髪の毛が抜けるなど	
検 査	甲状腺機能検査 　甲状腺ホルモンの合成，分泌が過剰（遊離T4, T3のいずれか一方または両方高値，TSH低値（0.1μU/mL以下），抗THS受容体抗体（TRAb, TBⅡ）陽性，放射性ヨード甲状腺摂取率高値，シンチグラフィーでびまん性），基礎代謝高値，総コレステロール低値，AST，ALT上昇，白血球減少，CaおよびPの尿中排泄量増加 心機能検査 　体温上昇，酸素消費量の増加，心拍数，心拍出量の増加	甲状腺機能検査 　甲状腺ホルモンの低下（遊離T4低値，TSH高値），総コレステロール高値，AST高値，筋逸脱酵素の上昇（LDH，CPK），貧血，基礎代謝低下 心機能検査，粘液水腫心，胸水 心電図（徐脈，低電位）
診 断	甲状腺ホルモンの過剰 びまん性甲状腺腫（肥大） 血清コレステロール低値	甲状腺機能低下の症状を認める． 橋本病では，γグロブリンが増加し自己抗体が陽性
治 療	抗甲状腺薬，放射線（ヨード）療法 甲状腺亜全摘手術	甲状腺ホルモン剤による補充療法
疾患別 ガイドライン	バセドウ病の診断ガイドライン	甲状腺機能低下症の診断ガイドライン，慢性甲状腺炎（橋本病）の診断ガイドライン

〈表 9.F.2〉 甲状腺機能亢進症・低下症の栄養評価とモニタリング

	栄養評価	モニタリング
甲状腺機能亢進症	・体重管理→減少の推移をみる 　身長，体重，BMI，減少率，体重歴 ・食生活状況調査 　総摂取栄養素量→ヨード摂取量も確認 ・日常生活活動量→激しい運動量控える	・甲状腺ホルモン→Free T_3, T_4 ・TSH ・血清脂質→LDLc，Tcho ・糖代謝→血糖値，尿糖 ・肝機能→AST，ALT，CE
甲状腺機能低下症	・総摂取エネルギー量と消費エネルギー量，摂取コレステロール量（300 mg/日以内を目標） ・体重の変化→増加が起こりやすい	・甲状腺ホルモン→Free T_3, T_4 ・TSH ・血清脂質→Tcho ・肝機能→AST，LDH，CPK

b クッシング病・症候群

副腎皮質は，多種のステロイドホルモンを分泌する内分泌器であり，クッシング病・症候群は，副腎疾患の1つである．

1) 病 態

クッシング症候群（Cushing syndrome）は，副腎皮質でつくられる糖質コルチゾールの慢性過剰分泌による症候群である．下垂体腺腫瘍などにより **ACTH**＊（副腎皮質刺激ホルモン）が自律的に過剰分泌されるために起こるクッシング症候群を特別にクッシング病（Cushing disease）と称している．

30～40歳代女性（男女比は約1：4）に多くみられる．クッシング症候群の特徴的な症状，身体所見（図9.F.1）を呈する．顔面・頸部・体幹部に脂肪が不均等な沈着による中心性肥満を呈してくるが，手足（四肢）は，筋力低下で転倒などで骨折しやすいアンバランスな体型となる．また，糖尿病，高血圧，骨粗鬆症，精神障害，易感染性などさまざまな症状を合併する．

[**診断**] ホルモン検査は採血と尿検査が主である．血中ACTHとコルチゾール（同時測定）が高値あるいは基準値を示し（必須），尿中遊離コルチゾールが高値あるいは基準値を示す．詳しく確定するためにCT検査，MRI検査で下垂体や副腎を検査する．

[**治療**] クッシング病の治療は腫瘍の除去として手術，放射線，薬物（副腎皮質ステロイド合成阻害薬）による治療を行う．

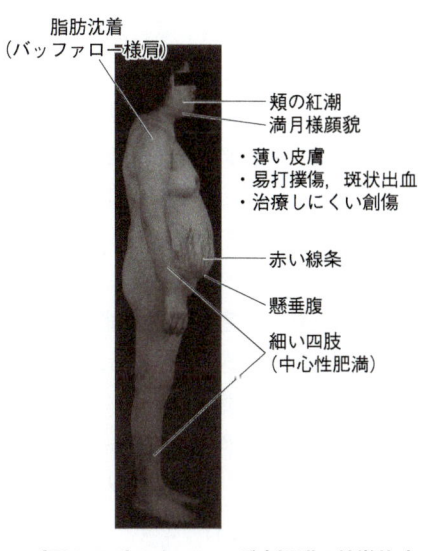

〈図9.F.1〉 クッシング症候群の特徴的症候，身体所見
（矢﨑義雄総編集：内科学第10版，p.1658，朝倉書店，2013より引用改変）

2) 栄養ケアマネジメント

高コルチゾール血症によって特徴的症候や**中心性肥満***，耐糖能障害，高血圧，脂質異常症，骨粗鬆症の合併症候に対する栄養管理である．

合併症により全身状態の不良のために原発巣に対する治療（切除等）が困難となり，予後に重大な影響を及ぼす場合がある．血管壁の脆弱性があり出血しやすくなり，免疫力低下による易感染性や筋力低下による転倒で骨折しやすく，精神的にうつ状態になりやすいなど注意が必要となる．クッシング症候群の75％程度に高血圧がみられるため塩分制限を行い，肥満は適正なエネルギー摂取し標準体重に是正する．糖尿病があればその食事療法を行う．たんぱく異化作用で低たんぱく血症になりやすいので高たんぱく質食とするなど，各疾患ガイドラインに準じた栄養管理である．適切に栄養評価とモニタリング（**表9.F.3**）を行う．

〈表9.F.3〉 クッシング病・症候群の栄養評価とモニタリング

栄養評価	モニタリング
・体重管理→肥満の推移，筋力低下をみる．身長，体重，BMI，変化率，体重歴 ・食生活状況調査→総摂取栄養素量 ・日常生活活動量 ・糖尿病合併→糖尿病の食事療法 ・高血圧合併→塩分摂取の調整 ・骨粗鬆症合併→Ca摂取の調整	・たんぱく異化作用 ・免疫力 ・糖代謝→血糖値，尿糖 ・血清脂質→LDL-C，Tcho ・血圧測定 ・骨粗鬆症 　→血液・尿検査（24時間尿中Ca排泄量）

G 神経疾患

a 脳出血，脳梗塞

脳出血も脳梗塞も**脳血管障害**（**脳卒中**）である．脳血管障害は脳の一部が虚血あるいは出血によって一過性または持続性に障害された状態，または脳の血管が病理学的変化により障害された病態をいう．脳血管障害患者の8～62％は入院時にすでに栄養障害がある．また患者の

40～60％で嚥下障害が認められる．栄養補給に支障があるため，低栄養の発症頻度が高い．

1）病態

脳卒中は，脳血管障害に分類され，血管の閉塞，破綻などにより，突然神経症状が出現した状態の総称である．脳血管障害と同義語として扱われることがある．脳梗塞が60％，脳出血が20～30％，くも膜下出血が10％を占める．脳の障害の程度により，後遺症として**片麻痺***が残るため，嚥下障害，低栄養，脱水など栄養管理に関わる問題が多い．さらに退院後の日常生活にも支障が生じる疾患である．

[症状] 障害の種類，部位などにより異なるが，頭痛，感覚障害，運動障害，**構音障害***，失語，意識障害などが起こる．

[診断] 画像検査（CT，MRI），血圧，生化学検査など．

[治療] 急性期（発症～1週間）は血圧管理と止血，血腫や血栓の除去や脳浮腫の予防を行う．亜急性期（1週間～1か月）は内服薬への移行とリハビリを開始する．慢性期（1か月以降）は再発予防を行う．

2）栄養ケアマネジメント

[栄養アセスメント] 身体計測，生化学検査等から栄養状態を評価する．唾液嚥下テスト，水飲みテストなどの嚥下機能の評価を行う．既往歴や生化学検査から原因疾患（高血圧，脂質異常症，糖尿病など）の有無を確認する．

[栄養基準]「日本人の食事摂取基準（2015年版）」を参考に設定するが，基礎疾患がある場合は各疾患の栄養管理に準ずる．また，リハビリテーションを行っている場合には消費エネルギー量が増加しているので，状況に合わせてエネルギー活動係数やたんぱく質量を調整する．

[栄養補給] 意識障害がある場合は静脈栄養や経腸栄養を行う．経口摂取が可能な場合は，嚥下機能の状態に合わせて段階的に経口栄養に移行する．再発予防と低栄養の予防を目的とする．

[栄養教育] リハビリ開始時は本人が障害の程度を理解できず，無理に喫食をする，あるいは誤嚥の辛さから食事を拒む場合がある．回復状況を客観的に評価し，食事量や食形態を調整する．特に低栄養や脱水に注意する．慢性期では，原因疾患の栄養管理を継続することが再発予防につながることを説明する．発症により日常生活が不便になった辛さから周囲に攻撃的な態度をとる場合や周囲との関係を拒絶する場合もある．継続が治療につながることを伝え，周囲が暖かく見守る姿勢が大切である．

b 認知症

認知症の定義は「正常に発達した脳の認知機能が後天的な器質障害によって持続性に低下し，日常・社会生活に支障をきたす状態」をいう．加齢による「もの忘れ」も体験したことの一部を忘れるが，本人はもの忘れをしている自覚があり，日常生活に支障はみられない点が認知症とは異なる．

食べ物を認識する認知期から食道に送り込む咽頭期までの間に問題が起こりやすい．**異食***の他に，幻視や妄想，集中力低下による食事の中断が起こる．また，喫食しても口の中に詰め込み咀嚼しないで溜めていたり，咀嚼しないまま飲み込んで窒息したり，いつまでも咀嚼を続けたりする．疾患が進行すると，嚥下開始の遅延や咽頭期の障害や低栄養が起こる．

1）病態

[症状] 認知症の中で最も多いのはアルツハイマー型認知症で，大脳皮質や海馬に多数の老人斑と神経原線維変化が多量に出現し，脳萎縮が起こる．新しいことを忘れる記銘力障害，時間や場所，人など周囲の状況を認識できなくなる見当識障害，五感に異常はないのに対象を認知で

きない失認などが起こる．脳血管性認知症は全認知症の20〜30％を占め，**まだら認知症***，運動麻痺，感覚麻痺，感情が不安定になる情動失禁などが起こる．**Lewy 小体***型認知症は全認知症の20％で，具体的な幻視が繰り返し起こり，**パーキンソニズム***を合併することが多い．

〈表9.G.1〉 認知症の栄養管理の問題と対応例

栄養管理上の問題点	対応例
嚥下障害	食事の形態や食事時の姿勢を確認する．（嚥下の項参照） 1回に口に入れる食物の分量や速さに注意する． 食後の咳込みや湿性嗄声の有無を確認する．
失行，失認，空間認知障害	加齢により視野が狭くなるので，食器の置き方を工夫する． 区分皿にしたり，一品ずつ提供する． 少量ずつに食品を切り分け，口に詰め込まないように見守る．
集中力	昼夜逆転や，薬物の影響を受けやすい． 周囲の人やテレビにより集中できない場合は環境を整える．
幻視・妄想	幻視の原因と思われる食材を見直す．照明の影響も考えられる． 照明の角度を変えたり，座る位置を変える．
薬剤の副作用	抗精神薬の副作用として，嚥下障害や摂食障害が起こりうる． 定期的に薬剤の見直しを行う．

[**診断**] 改定長谷川式簡易知能スケール（HDS-R），Mini Mental State Examination（MMSE），時計描画検査（CDT）など．

[**治療**] 根治療法はまだ確立されておらず，対症療法とケアが中心となる．認知機能の低下には塩酸ドネジペル®，パーキンソニズムにはL-dopa（レボドパ®），精神症状には抗精神薬の投与が行われる．

2）栄養ケアマネジメント

[**栄養アセスメント**] 喫食の要因による栄養不良が多い．認知症患者が喫食状況を説明することは難しいので，摂取量の確認や毎月1回以上の体重測定を実施する．

[**栄養基準**] 「日本人の食事摂取基準」を参考に栄養量を設定するが，状況に応じて量を調整する．

[**栄養補給**] 経口栄養とする．喫食時の問題が多いので，**表9.G.1**に対応例を示した．重度の認知症患者に対する経管栄養については日本神経学会監修「認知症疾患治療ガイドライン2010」では，「重度認知症の栄養障害治療のための経管栄養には，栄養改善，褥瘡予防，誤嚥性肺炎を減らす，生存期間を延長するなどのエビデンスはない．まずは介護者による経口摂取の可能性を追求すべきである」と記載されている．

[**栄養教育**] 患者は異常行動や同じことを何度も話すが，否定や納得をさせるのではなく，丁寧に穏やかに対応し，受け止めることが必要である．本人は意思表示が難しいので，家族との十分な情報交換と話し合いが重要になる．指導よりも介護者が抱えている問題を聞き，改善策を提案する方法が望ましい．介護者の負担を軽減することが大切である．

c パーキンソン病・症候群

中脳黒質の神経細胞が変性，脱落することにより，ドパミン産生が低下し，運動調整経路に異常が生じる慢性進行性の**神経変性疾患***である．パーキンソン病（Parkinson disease/syndrome）自体に起因する要因と薬物療法の副作用に起因する要因により，栄養摂取が困難になり低栄養となる．また激しい不随意運動は必要栄養量を増加させる．

1）病態

[**症状**] **安静時振戦***，**筋強剛***，**無動***，**姿勢反射障害***の四大症状をパーキンソニズムという．パーキンソニズムをきたす疾患でパーキンソン病以外のものをパーキンソン症候群という．

[**診断**] ①パーキンソニズムがある．②脳CT・MRIに特異的異常がない．③パーキンソニズム

を起こす薬物・毒物への暴露がない．④抗パーキンソン病薬にてパーキンソニズムに改善がみられる．

[治療] 薬物療法が中心となる．ドパミンの前駆体であるL-dopa（レボドパ®）の補給，中枢性抗コリン薬，ドパミン受容体刺激剤など．

〈表9.G.2〉 パーキンソン病・症候群の栄養管理上の問題と対応例

栄養管理上の問題	対応例
運動障害	買い物，調理，配膳など食事の準備や摂食が困難になる．自助食器の利用の他，配食サービスやヘルパーの利用などの食環境も含めた対応を考える．激しい不随意運動は必要栄養量を増加させる．
脱水	排尿障害や嚥下障害があるため，水分摂取量が減少しやすい．脱水は便秘や悪性症候群の原因となる．定期的に水分摂取量を確認し，積極的な水分摂取を促す（特に夏期）．
悪心・嘔吐，食欲不振	便秘が原因の場合は，便秘の改善を行う．薬剤性の場合は，薬の見直しを行う．
便秘	薬剤性，運動量の減少，水分摂取量の減少，自律神経機能障害による蠕動運動の低下などにより起こる．水分と，食物繊維の摂取状況を確認する．
嚥下障害	病気の進行によって頻度が高くなる．喫食時の姿勢や食事の形態調整を行う．重度の場合は胃瘻造設を考慮する．詳細は「Q．摂食機能の障害」を参考にする．

2）栄養ケアマネジメント

[栄養アセスメント] 定期的な体重測定や生化学検査等により栄養状態を把握する．また，自律神経機能障害や服薬の影響による便秘が多いので，排便状況を確認する．L-dopaは①空腹時に内服すると吸収が早い，②消化管内が酸性である方が吸収は良い，③L-dopaを高たんぱくの食品とともに摂ると吸収や脳への取り込みが悪くなることが報告されている．さらにたんぱく質再配分食PRD（protein redistribution diet：朝昼は少なめに，夕食にたんぱく質を多く摂る方法）がwearing off現象*に有効であると報告されている．しかし，日本神経学会監修「パーキンソン病治療ガイドライン2018年版」では，「厳しいたんぱく制限による低栄養の問題を予防すること」さらにPRDは「運動障害は低下するが，ジスキネジアの増悪や夕食前の空腹も報告されているため，様子をみながら検討する」ことを推奨している．

[栄養基準] 「日本人の食事摂取基準」を参考にするが，状態に合わせて調整する．

[栄養補給] 栄養管理上の問題と対応例を**表9.G.2**に示した．

[栄養教育] 定期的に体重，便秘の有無，水分量，食事状況を確認する．病状に合わせた栄養相談は患者の精神的サポートとQOL維持のために推奨される．サプリメントは禁止する必要はないが，患者にエビデンスには至っていないことを説明したうえで選択するように導くとよい．

H 摂食障害

a 神経性やせ症，神経性過食症，過食性障害

摂食障害は「食べることのコントロール障害」で，主に神経性やせ症，神経性過食症，過食性障害を指す．神経性やせ症を経て神経性過食症に移行する例が多い．「やせ願望」が強く，やせることが唯一絶対の価値となり，やせるために食行動を始めとする病的行動にふける．やがて低栄養によるさまざまな成長障害，多臓器障害，脳の機能不全が出現する．体重減少の原因になる器質性疾患*はなく，身体の治療だけでは治らない．

1）病　態

思春期〜青年期の女性の発症が多く，身体的成長・精神的成長をめぐる問題に密接に関連している．最近は低年齢化している．本人の否認が強く，周囲が治療を勧めても自ら受診する機

会は少ない．その結果として早期介入・早期治療を困難にしている．原因については①社会的・文化的要因（やせている女性を推奨するなど），②体重へのこだわりや自己否定などの心理的要因，③体型等の認知障害や中枢神経系の異常などの生物学的要因などの相互作用による多因子疾患と考えられている．神経性過食症，過食性障害の患者では不安障害や気分障害などの精神疾患の**併存症***が多い．

[**症状**] 神経性やせ症の主な精神症状は，やせ願望，強迫観念，過活動である．主な身体症状は，低体温，低血圧，徐脈，脱水，無月経，うぶ毛密生，毛髪脱落である．

神経性過食症の主な精神症状はやせ願望，過食後の落ち込み（不安，自信喪失），強迫観念である．主な身体症状は，非排出型では口腔や食道・胃の損傷，月経異常がみられ，自己誘発嘔吐や下剤乱用をする排出型ではさらに耳下腺腫脹，脱水，電解質異常，むくみ，う歯がみられる．過食性障害は習慣的な過食が3ヶ月の間に少なくとも週1回以上は生じるものであるが，

〈表9.H.1〉 DSM-Ⅴによる摂食障害の診断基準

(1) 神経性やせ症／神経性無食欲症

診断的特徴	診断基準	分類	重症度
A. 持続性のカロリー摂取制限	必要量と比べてカロリー摂取を制限し，年齢，性別，成長曲線，身体的健康状態に対する有意に低い体重に至る．有意に低い体重とは，正常の下限を下回る体重で，子どもまたは青年の場合は，期待される最低体重を下回ると定義される．	①摂食制限型：過去3カ月間に過食または排出行動（つまり自己誘発性嘔吐，または緩下剤・利尿薬，または浣腸の乱用）の反復的なエピソードがないこと．この下位分類では，主にダイエット，断食，およびまたは過剰な運動によってもたらされる体重減少についての病態を記載している．	軽度：BMI≧17 kg/m^2 中等度：BMI 16～16.99 kg/m^2 重度：BMI 15～15.99 kg/m^2 最重度：BMI<15 kg/m^2
B. 体重増加または肥満になることへの強い恐怖または体重増加を阻害する行動の持続	有意に低い体重であるにもかかわらず，体重増加または肥満になることに対する強い恐怖，または体重増加を妨げる持続した行動がある．		
C. 体重および体型に関する自己認識の障害	自分の体重または体型の体験の仕方における障害．自己評価に対する体重や体型の不相応な影響．また現在の低体重の深刻さに対する認識の持続的欠如．	②過食・排出型：過去3か月間に過食または排出行動（つまり自己誘発性嘔吐，または緩下剤・利尿薬，または浣腸の乱用）の反復エピソードがあること．	

(2) 神経性過食症／神経性大食症

診断的特徴	診断基準	重症度
A. 反復する過食エピソード	反復する過食エピソード．過食エピソードは以下の両方によって特徴づけられる． ①他とはっきり区別される時間帯に（例：任意の2時間の間の中で），ほとんどの人が同様の状況で同時の時間内に食べる量よりも明らかに多い食物を食べる． ②そのエピソードの間は食べることを抑制できないという感覚（例：食べるのをやめることができない，または，食べる物の種類や量を制限できないという感覚）．	軽度：不適切な代償行動のエピソードが週に平均して1～3回． 中等度：不適切な代償行動のエピソードが週に平均して4～7回． 重度：不適切な代償行動のエピソードが週に平均して8～13回． 最重度：不適切な代償行動のエピソードが週に平均して14回以上．
B. 反復する体重増加を防ぐための不適切な代償行動	体重の増加を防ぐための不適切な代償行動．例えば自己誘発性嘔吐，緩下剤，利尿薬，その他の医薬品の乱用，絶食，過剰な運動など．	
C. 過食および不適切な代償行動の回数	過食と不適切な代償行動がともに平均して3カ月にわたって少なくとも週1回は起こっている．	
D. 体型および体重によって過度に影響を受ける自己評価	自己評価が体型および体重の影響を受けている．	
E. 障害の起こるタイミング	その障害は，神経性やせ症のエピソードの期間のみ起こるものではない．	

（日本精神神経学会（日本語版用語監修），髙橋三郎，大野裕監訳：DSM-Ⅴ精神疾患の診断・統計マニュアル，医学書院，2014より引用して一部改編）

不適切な代償行為はなく，肥満が多い．

[**診断**] 米国精神医学会の DSM-V（**表 9.H.1**）または WHO の ICD-11 の診断基準を用いる場合が多い．

[**治療**] どちらの疾患も治療目的は健やかな体と心と食生活の回復である．危険な身体破壊と否認を止め，回復に導くためには，医師を中心として看護師，薬剤師，臨床心理士，作業療法士，管理栄養士らによる包括的プログラム（行動制限療法など）が必要である．治療を開始しても段階的に回復する割合は 3 割程度で，多くは緩解と増悪を繰り返す．極度の低体重状態では，判断力が低下しているので，まずは体重増加を優先する．

急性期・重症期（標準体重の − 20％以下）は入院させ脱水・循環状態の改善を行う．軽症または回復期（標準体重の − 15％以上）は入院または外来で行動制限療法など包括的プログラムによる治療を行う．

2) 栄養ケアマネジメント

神経性やせ症では，体重増加への強い不安があるので少量摂取後の腹部不快感や食事が食べられないなどを訴える．またいつまでも咀嚼し飲み込まないなどの行動がみられる．

神経性過食症では抑えきれない過食欲求と過食行動を繰り返し，過食後に体重増加の不安によるうつ状態，自己誘発嘔吐や下剤乱用などの**排出行動***がみられる．

[**栄養アセスメント**] 身体計測，生化学検査（電解質の評価を含む）．

[**栄養基準**] 基礎代謝量程度または必要エネルギー量より若干少ないカロリー（800〜1000 kcal/日）から開始する．たんぱく質：1.0〜1.2 g/kg（成長期は 1.5 g/kg），脂質：総エネルギー摂取量の 20〜25％，ビタミン，ミネラルは適宜補給する．治療の状況に合わせて段階的に増量する．

[**栄養補給**] 経口摂取を基本とするが，経口摂取が困難な場合は経腸栄養または経静脈栄養を併用する．食事は段階的にエネルギー量を上げていく．同じエネルギー量でも容量が少ない食事の方が受け入れやすいので，盛り付け方法なども工夫すると良い．摂取量の虚偽の申告，食事の廃棄，他人の食事を盗るなどの問題行為には，その場で声をかけてその行動に至った心理をたずねて，予防や治療に生かす．

[**栄養教育**] 治療は医師を中心としたチーム医療による「認知の偏りの是正」が目的である．管理栄養士の役割は栄養評価・判定，栄養補給方法への協力，食と体型の変化に対する不安の軽減，「食」に対する認知の偏りの是正である．チーム間で情報交換を行い，設定した治療目標を優先する．治療は必ずしも段階的に回復するとは限らない．状況に合わせて柔軟に対応する．

急性期・重症期： 身体状況だけでなく，思考力や判断力も低下しているので栄養教育の効果は低い．栄養教育よりも，栄養状態の改善を優先する．この時にリフィーディングシンドローム（9 章 A 節コラム参照）に注意する．浮腫，胃もたれ，腹部膨満感，便秘などの自覚症状を訴えている場合は，体調の回復に伴って起こる現象であることを説明する．不安を取り除くことで「治りたい」気持ちを上手に引き出していく．

軽症または回復期： 教育目標は，①「空腹感」「満腹感」や「おいしいという味覚」について再学習させる．②規則正しい食習慣を習得する．③自分に必要な栄養素と栄養量について学習することの 3 点である．まず患者の食事状況や考えを具体的に聞き，一緒に考え，間違った知識は論理的に説明し，再評価する教育が望ましい．本人は「ものすごい量を過食している」と思い込んでいるので，毎日の食事を記録させ，定期的に一緒に確認する．客観的な評価は必要量の再確認だけでなく，無意識に行っていた問題行動に自ら気づかせる効果がある．一定の

間隔である程度の量を摂取する方が体調は良いこと，特に過食・嘔吐の機会が減少することに気づかせ，自ら規則正しい生活習慣を身につけるように導く．また回復の途中で過食行為がみられると患者は罪悪感や虚無感に苦しみ，さらに本人の思うようにいかない状況では異常な食行動や体重へのこだわりが強くなる．このような機会にはコーピングスキル（事実を認識し，客観的に解析して援助の方法を探る．物事の優先順位をつけさせるなど）を向上させる．

I 呼吸器疾患

呼吸器の疾患の主なものに，慢性閉塞性肺疾患（COPD），気管支ぜんそく，肺炎がある．肺胞および組織細胞でのガス交換が不十分な状態である．

呼吸器の疾患では，食事摂取が物理的に呼吸運動を障害することがあるので供食にあたっては注意が必要である．また，食事摂取による腹部容積の増大が横隔膜運動を妨げるので，食欲不振となる場合がある．

a 慢性閉塞性肺疾患（COPD；chronic obstructive pulmonary disease）

1) 病態

［病態生理］COPD の体動時呼吸困難の原因となる基本的病態は，気流閉塞と動的肺過膨張（運動時呼吸数が多くなると次の呼吸が始まる前に全部吐き出すことができず肺に残ってしまうこと）である．COPD では全身併存症がみられるので，全身性疾患と捉えて，包括的な重症度の評価や治療を行う必要がある．

［症状，診断，予後］主な症状は喀痰，咳嗽，呼吸不全などで，肺機能検査，胸部 X 線，血液ガスなどの検査によって診断される．在宅酸素療法，呼吸リハビリテーション，禁煙，栄養ケアなどによって予後は変わるが，体重減少が著しいと予後が悪い．

2) 栄養ケアマネジメント

［栄養病態］栄養障害の原因の1つはたんぱく質・エネルギー栄養欠乏（PEM）である．

［栄養アセスメント］体重測定，体脂肪，筋肉測定（上腕周囲長，下腿周囲長，除脂肪体重），浮腫などを評価する．

［栄養基準］ハリス-ベネディクトの式より計算，または間接熱量測定法によって得た基礎エネルギー消費量に対して 30～40 kcal/体重を目安とする．

［栄養補給］経口摂取が第一選択である．増悪のある場合には，静脈栄養または経腸栄養を併用する．

［栄養教育］頻回食とし，1回の食事量と食事時間を短縮する．少量で高栄養の総合栄養食品を用いる．高脂質とし，必要栄養量が確保できるようにする．

食後はファーラー位（半座位），セミファーラー位（30°）にして呼吸困難を軽減し，排痰を促す体位とする．

b 気管支ぜんそく

1) 病態

［病態生理］アレルギー反応によって発症する．アレルゲンとしてダニ，ハウスダストなどがあげられる．

［症状，診断］呼吸困難，喘鳴，咳嗽などが主な症状である．診断は発作時以外は無症状である．診断は喀痰検査，血液検査，肺機能検査，胸部 X 線などによって行う．

［治療］非薬物療法（アレルゲンの除去，禁煙，減感作療法），薬物療法．

2) 栄養ケアマネジメント

[**栄養病態**] 発作が重積している状態では，経口摂取が困難になる場合がある．
[**栄養アセスメント**] 栄養スクリーニングによりリスクの有無を判定する．
[**栄養基準**] 重積発作のない期間は「日本人の食事摂取基準（2015年版）」に準ずるが，重積発作のときは，輸液による管理を行う．
[**栄養教育**] 食事アレルギーのある場合にはアレルゲンとなる食品を除去する．

c 肺　　炎

1) 病　態

[**栄養病態**] 発熱により不感蒸泄量，発汗量，エネルギー消費量が増加する．
[**病態生理**] 肺炎は肺全体に広がる大葉性肺炎と気管支肺炎に分けられる．
[**症状，診断**] 発熱，悪寒・戦慄，頭痛，咳，痰，呼吸困難などが主な症状である．診断は血液・生化学的・尿所見，胸部X線，喀痰検査・細菌学検査などで行う．
[**治療**] 薬物療法，肺炎球菌に関してはワクチンの摂取を行う．

2) 栄養ケアマネジメント

[**栄養アセスメント**] 栄養病態に対する必要量を算出する．
[**栄養基準**] 消費が増大する以外は「日本人の栄養摂取基準（2015年版）」に準ずる．
[**栄養補給**] 経口摂取ができない場合には静脈栄養で補給する．

J 血液系の疾患・病態

a 貧　血

[**病態**]
　末梢血液中のヘモグロビン濃度が基準値以下に低下した状態である．貧血は赤血球の消失量が生産量を上回り，バランスを崩して生じる．赤血球数の生産減少にはエリスロポエチン産生低下，造血幹細胞異常，DNA合成障害，ヘモグロビン合成障害などがある．

[**症状**] 組織の酸欠により起こる症状は，頭痛，めまい，失神発作，耳鳴り，狭心症，易疲労感，倦怠感，脱力感が中心となる．

[**診断**] 赤血球数の減少として，末梢血液中のヘモグロビン濃度，ヘマトクリット値，赤血球数で診断していく．WHOでは，ヘモグロビン濃度が成人男性では，13 g/dL未満，成人女性では，12 g/dL未満，妊婦や幼児では，11 g/dL未満とされている．診療報酬での栄養食事指導加算対象は鉄欠乏性貧血であり，ヘモグロビン濃度10 g/dL以下となっているので，注意する．

　また，貧血の識別には赤血球指数を求めて鑑別に利用する．MCVは平均赤血球容積で，赤血球の大きさを表し，基準値は81～100 fLである．MCHCは単位容積赤血球当たりのヘモグロビン濃度を表し，基準値は31～35%とされる（**表9.J.1**）．

[**治療**] 貧血の原因により治療方法が異なる．ここでは，栄養食事指導に密接に関係する鉄欠乏性貧血と巨赤芽球性貧血について述べる．

[**栄養ケアマネジメント**] ダイエットや偏食による摂取量の減少については，バランス食と積極的に鉄の含有量の多い食材（レバー，あさり，大豆製品，小松菜など）を勧める．

①鉄欠乏性貧血：

[**病態**] 体内の鉄欠乏により，ヘモグロビン合成が低下して起こる小球性低色素性貧血である．貧血の中では最も頻度が高く若年～中年女性に多い．原因としては慢性消化管出血，痔出血，

〈表9.J.1〉 赤血球指数による貧血分類

	小球性低色素性貧血	正球性正色素性貧血	大球性正色素性貧血
MCV(fL)	↓ ≦81	→ 81〜100	↑ 101＜
MCHC(%)	↓ ≦30	→ 31〜35	→ 31〜35
鑑別疾患	鉄欠乏性貧血 感染，炎症，腫瘍による貧血 鉄芽球性貧血 サラセミア 無トランスフェリン血症	溶血性貧血 出血性貧血 二次性貧血（腎性貧血，内分泌疾患） 骨髄への腫瘍浸潤（白血病） 再生不良性貧血・骨髄異形成症候群	巨赤芽球性貧血 （ビタミンB_{12}欠乏・葉酸欠乏・代謝異常）

fL：10^{-15} L.

〈表9.J.2〉 鉄欠乏性貧血の原因

鉄の喪失	鉄の需要増加	鉄の吸収不良	鉄の摂取不足
消化管出血 月経過多 婦人科疾患	成長期 妊娠・出産・授乳	胃切除後 無胃酸症 吸収不良症候群	偏食 過度なダイエット 低栄養・拒食症

月経過多，子宮筋腫，消化器がん，偏食などがある（**表9.J.2**）．

[**症状**] スプーン状爪，異食症が特徴的症状であり，舌乳頭萎縮，舌炎，口角炎，嚥下障害なども起こる．その他貧血に共通した症状である．

[**診断**] 血液検査からMCV低下，MCHC低下，血清フェリチン低下，血清鉄低下より診断される．

[**治療**] 原因が鉄の喪失として子宮筋腫や慢性消化管出血の場合は，原疾患の治療が第一となる．需要増大や吸収低下などでは，経口鉄剤の投与を開始する．鉄剤の投与で消化器症状の副作用があれば，静注も考慮する．

[**栄養ケアマネジメント**] 十分なエネルギー摂取と良質なたんぱく質の摂取を推奨する．動物性食品には吸収されやすいヘム鉄が，植物性食品には吸収されにくい非ヘム鉄が多く含まれる．また，ビタミンCはヘム鉄の吸収を促進する．

②**巨赤芽球性貧血**：

[**病態**] 骨髄に巨赤芽球が現れ，大球性正色素性貧血を起こす疾患の総称である．原因としてビタミンB_{12}欠乏性貧血と葉酸欠乏性貧血があり，ビタミンB_{12}欠乏性貧血は，胃全摘後と自己免疫疾患としての悪性貧血でみられる．

[**症状**] 貧血に共通した頭痛，めまい，眼瞼結膜蒼白，動悸，息切れなどに加えて，ハンター舌炎，舌乳頭萎縮，神経症状として，四肢のしびれ，腱反射減弱，歩行障害，感覚異常，認知症などがあり，年齢不相応な白髪がみられることもある．

[**診断**] MCV上昇，白血球数減少，血小板数減少，末梢血塗抹標本で大赤血球，好中球核過分葉を認める．

[**治療**] 悪性貧血には，ビタミンB_{12}を筋注する．ビタミンB_{12}欠乏に対して葉酸を投与すると，神経症状の悪化をきたすので注意する．胃全摘後では，おおむね6か月後に鉄欠乏性貧血が認められ，その後3〜6年程度で巨赤芽球性貧血が発症するため，術後期間に応じた適切な処置が必要となる．

[**栄養ケアマネジメント**] ビタミンB_{12}は，核酸（DNA）合成に関与するビタミンであり，欠乏により，赤血球の核成熟が障害される．ビタミンB_{12}は，動物性食品に含まれるが，植物性食品には含まれないため，菜食主義者の患者には注意する．あさり，しじみ，かき（牡蠣），さんま，いわし，レバーなどが勧められる．

b 出血性疾患
1) 病態

出血性疾患とは，止血に重要な因子の血小板，血液凝固因子，線維素溶解因子および毛細血管壁に異常があり，止血困難による出血傾向となる一連の疾患をいう．

[症状] 血小板，毛細血管の異常による止血異常では，鼻出血，歯肉出血，皮下点滴出血などがある．血友病などで凝固因子に異常があれば，筋肉や関節内の深部出血が特徴的である．

ビタミンK欠乏やワーファリン治療では出血傾向となる．

[診断] 出血傾向の原因を分類するため，血小板数，出血時間，プロトロンビン時間，活性化部分トロンボプラスチン時間，フィブリノーゲン定量を行いスクリーニングを行う．

[治療] 出血性疾患は原因により治療法は異なる．

特発性血小板減少性紫斑病は，免疫学的機序による血小板の破壊亢進により，血小板減少と出血傾向をきたす疾患である．発症から6か月以内に自然治癒する急性型とそれ以後に緩解と増悪を繰り返す慢性型がある．急性型は小児に多く，慢性型は成人女性に多い．治療は副腎皮質ステロイドの投与が第一選択肢である．脾臓摘出をする場合もある．手術や分娩前には，γ-グロブリン大量療法を行う．緊急時には血小板輸血を行う．

血友病は，第Ⅶ因子（血友病A），第Ⅸ因子（血友病B）の活性が先天的に低下し，出血傾向をきたす遺伝的疾患である．治療は欠乏する凝固因子の補充が主体となる．血友病Aは第Ⅶ因子製剤を，血友病Bは第Ⅸ因子製剤を投与する．

2) 栄養ケアマネジメント

ビタミンKは，血液凝固因子であるプロトロンビンが肝臓で作られるときに不可欠な成分である．ビタミンK欠乏でも出血傾向となるため，納豆やモロヘイヤ，あしたば，小松菜，ほうれんそうなどの緑黄色野菜を食事に取り入れる必要がある．また，ビタミンC不足による壊血病はよく知られている．ビタミンC不足によりコラーゲン生成が充分なされないと，毛細血管の結合組織が弱くなり，出血傾向となる．特に，ブロッコリー，なばな，柑橘類やいちご，キウイフルーツなどの果物の摂取が勧められる．

c 白血病
1) 病態

白血病は造血細胞の腫瘍化した白血病細胞が骨髄，末梢血液などで増え，正常の造血能が障害された疾患で，正常な赤血球，白血球，血小板の産生を抑制する．分類は**表9.J.3**の通りである．原因は，HTLV-1ウイルス感染による成人T細胞白血病や細菌，ウイルス，薬剤，放射線などにより遺伝子変異の蓄積も一因と考えられている．

[症状] 白血病では正常な造血能が障害される結果，貧血，易感染性，出血傾向となる．

急性白血病では，易感染（肺炎，敗血症，発熱，全身倦怠感），貧血（顔面蒼白，息切れ），出血傾向（鼻出血，歯肉出血，皮下出血）となり，臓器浸潤では，リンパ節腫脹，肝脾腫がよくみられる．

[診断] 症状や末梢血所見から急性白血病が疑われたら，骨髄穿刺によって骨髄塗抹標本から芽

〈表9.J.3〉 白血病分類

急性白血病	慢性白血病	その他の白血病
急性骨髄性白血病（AML）	慢性骨髄性白血病（CML）	成人T細胞白血病（ATL）
急性リンパ性白血病（ALL）	慢性リンパ性白血病（CLL）	

> **コラム　GVHD 時の栄養管理**
>
> 　GVHD (graft versus host disease, 移植片対宿主病) は，ドナー由来のリンパ球が宿主を非自己と認識して攻撃する病態である．移植後 100 日までに起こる急性 GVHD と 100 日以後に起こる慢性 GVHD がある．
> 　GVHD の標的臓器は皮膚，肝臓，消化管であり，それぞれ紅皮症，黄疸，下痢など症状が現れる．特に消化管出血が顕著な場合は静脈栄養主体で絶食となるが，症状が許せば QOL 向上や腸管免疫の維持のために，無理のない経口摂取を支援する．衛生管理に配慮することは勿論であるが，経口補水や流動〜軟食形態で嗜好に合わせ調節する．

〈表 9.J.4〉　造血幹細胞移植の特徴

細胞由来	利点	欠点
自家移植	・GVHD のリスクが低い ・ドナーが不要	・自己の造血幹細胞に腫瘍細胞が混入していれば，再発の危険がある． ・GVL GVT 効果が低い
同種移植	・GVL GVT 効果が期待できる	・GVHD のリスクが高い ・免疫抑制剤による感染症リスクがある ・ドナーが必要

造血幹細胞の採取部位により，骨髄移植，**臍帯血移植***，末梢血幹細胞移植に分類される．

球（白血病細胞）の増加を確認し，芽球の割合が 20% 以上（WHO 分類）の出現で診断確定する．芽球の増加がなければ他疾患を考える．診断確定後，MPO (myeloperoxidase) 染色，エステラーゼ二重染色，染色体検査，細胞表面マーカー，遺伝子検査を行い鑑別する．

［治療］複数の作用機序の異なる抗がん剤を組み合わせる多剤併用化学療法や造血幹細胞移植が中心である．抗がん剤投与の副作用として①骨髄抑制（易感染，出血傾向，貧血），②消化管粘膜傷害（口内炎，悪心嘔吐，下痢），③脱毛などが起こるため，**支持療法***が重要である．特に，栄養管理は治療完遂のために大切であり全身のスクリーニング，投与法，食事調整を含め QOL 維持にも配慮する．抗がん剤治療開始後 1〜3 週後には，白血球数が 500 以下/μL となる時期には，特に易感染の状態となるため，抗菌薬の投与に合わせて衛生管理にも十分注意する．

　造血幹細胞移植は，造血機能に異常をきたし正常な血液細胞をつくることができなくなった患者に，ドナーから提供された造血幹細胞を移植（同種移植）または自身の造血幹細胞を移植（自家移植）し，造血機能を正常化させる治療である（**表 9.J.4**）．この適応は原則 65 歳以下とされている．造血幹細胞移植は前処置として大量化学療法と全身放射線治療で腫瘍細胞や免疫細胞を根絶させ，その後造血幹細胞移植を輸注し，移植関連合併症に対する治療を行う．特に GVHD（コラム参照）の予防には免疫抑制剤を，治療には副腎皮質ステロイドが用いられる．

2）栄養ケアマネジメント

　造血幹細胞移植の食事管理は衛生管理に注意が必要である．近年無菌食から加熱食への移行が学会誘導で示されたことで制限が緩和されているが，好中球減少時では刺身や生卵を禁止するほか，納豆やヨーグルトなどの生菌食品を禁止する．

K　筋・骨格系疾患

　筋・骨格系（または運動器系）とは，体を支える骨格系（骨とそれをつなぐ靭帯，関節，軟骨など）と骨格の運動・動作を引き起こす筋系（筋と腱など）を総称する．筋・骨格系疾患には実に多くの疾患が含まれている．

1）病態

[病態生理] 健常者および罹患者が通常に生活し，活動することができるか否かは，筋・骨格系の臓器が正常に機能するか否かにかかっている．日常生活の中で，身体の運動はその時々によって，激しく，あるいは不自然に，頻繁に反復される．また，感染や免疫反応によって，持続する機械的刺激や異常物質蓄積などが起こってくる．その結果，組織の損傷・修復，炎症が惹起される．

疾患としては以下のようなものがある．骨・関節の先天性の形態異常，骨関節症，慢性関節リウマチ，変形性関節症，関節炎，腱炎，骨粗鬆症，骨折・関節・軟部組織・脱臼などの外傷スポーツによる四肢の外傷・障害，頸椎の変性・配列変化，変形性脊椎症，狭脊柱管狭窄症，椎間板や脊柱後方支持組織の変性（破壊）による腰痛，腰背痛，悪性腫瘍，がんの骨転移，全身性エリテマトーデス，強皮症，多発筋炎，皮膚筋炎など．

[症状] 疾患により異なるが疼痛，腫脹，発赤，発熱，機能低下の炎症の徴候の他に，麻痺，しびれ，感覚異常，硬直，骨の変形，倦怠感，脱力，肩こり，歩行困難，皮膚の肥厚，皮膚の発疹とさまざまである．

[診断] 各疾患の診断基準による．

[治療] 原因となる疾患に対する治療（自己免疫疾患，異常物質の蓄積・沈着に対する治療），腫瘍・悪性腫瘍に対する外科的，整形外科的治療，炎症に対する治療（薬物治療），肥満の改善，低栄養状態の改善，関節の休養，関節への衝撃の緩和・負担軽減，神経の圧迫を解放，廃用性の予防・レジスタンストレーニングによるサルコペニアの改善（関節の硬直予防のための運動，適度な運動による筋肉の強化）などがある．疾患それぞれによって大きく異なる．自己免疫疾患系では指定難病の疾患であることが多いため，早期に発見，治療を開始し，病態の進行を遅らせる，寝たきり状態になることを避けることが重要である．

2）栄養ケアマネジメント

[栄養病態] 各疾患によって原因が異なるものの身体部位のいずれかが傷害され運動機能低下が起こってくる．先天性の形態異常，異常物質蓄積，炎症疾患，免疫疾患，悪性腫瘍などの原因の違いは，炎症性物質の産生，エネルギー消耗がみられる一方で，身体の活動性低下を生じさせる．これらはさまざまに栄養素の代謝と関わってくる．

[栄養アセスメント] 摂食嚥下をはじめとする食事摂取能の評価，身体の活動性評価のためのタイムスタディの実施，筋たんぱく質・体脂肪量のアセスメント，必要エネルギー算出のための損傷係数適用の検討，これまでの習慣的食事摂取量の問診とアセスメントを実施する．食事栄養療法が開始されれば，目標（栄養基準量）に沿った栄養補給となっているかの確認，モニタリングは2週間の間隔を目安に行う．

[栄養基準] 栄養状態改善のための必要量を算定する．疾患の病態の違いによって，身体の活動性・損傷係数適用の有無・レジスタンストレーニング実施の有無，強度によって個別の設定となる．

[栄養補給] 栄養基準量を目標値とした栄養補給の開始にあたって，適切な食事形態，献立・調理あるいは料理の選択を行う．食事摂取量を確認するため，記録を付けモニタリングに活用する．

[栄養教育] 食事作りから摂食まで個々の症例によって，対応が大きく異なる．できるだけ多くの治療に関わるスタッフとともにケーススタディを実施し，栄養教育をどのレベルで行うか検討する．

L 免疫・アレルギー疾患

　免疫とは，自己と非自己（抗体）を認識して非自己を免疫によって排除し，疫（病気）から免れることである．免疫系は免疫細胞（白血球），免疫に関わる物質・分子（サイトカイン・抗体・補体など），リンパ組織などが構成因子となっている．この免疫機構が正常に機能しない場合には，易感染症，アレルギー自己免疫疾患，悪性腫瘍などの生体にとって不利な反応が生じる．免疫には自然免疫（生まれながらにもっている免疫）と獲得免疫（新たに獲得された免疫）がある．自然免疫にはNK細胞やマクロファージなどがあり，獲得免疫には抗体などがある．

　ある特定の物質（抗原）に対して免疫反応が過剰に起こり，生体に不利に働く状態をアレルギーという．日本アレルギー学会（2010年）では主要アレルギーは9疾患（**表9.L.1**）とされ，アレルギーの分類は機序の違いにより4つのタイプに分かれる（**表9.L.2**）．

a 食物アレルギー

　食物アレルギーとは，「食物によって引き起こされる抗原特異的な免疫学的機序を介して生体にとって不利益な症状が惹起される現象」をいう（**図9.L.1**）．食物アレルギーの多くはⅠ型のIgE依存性反応であり，食物アレルギーのタイプには，即時型，食物アレルギーが関与する乳児アトピー性皮膚炎，新生児・乳児消化管アレルギーがある．即時型アレルギーの原因である鶏卵，乳製品，小麦の多くは，乳児から幼児期では成長とともにアウトグロー（耐性獲得）しやすいが，一般にそば，ナッツ類，甲殻類，魚はアウトグローしにくい．特定食物の摂取後に運動することで症状が引き起こされる食物依存性運動誘発アレルギーがある．

　アレルギー物質の食品表示推奨品目は18品とし，7品目が表示義務化されているが，2013（平成25）年において消費者庁では推奨品目を20品目（**表9.L.3**）とした．

1) 病態

[**症状**] 全身に及び多彩である（**表9.L.4**）．
[**診断**] 食物アレルギーの診断チャートに沿って判断する（**図9.L.2**）．
[**治療**] 症状を起こさないための原因食品の摂取回避（アレルゲン除去食）を行い，アウトグローも考慮する．いったん生じた症状に対する薬物療法を含めた対症療法がある．食事療法の補

〈表9.L.1〉　アレルギー性疾患における特有な症状

疾患名	症状
気管支喘息	呼吸器（喘鳴，咳嗽，呼吸困難）
アレルギー性鼻炎	Ⅰ型：三主徴（くしゃみ，鼻水，鼻閉）
アレルギー性結膜疾患	眼搔痒感，眼球結膜充血，流涙，目脂，異物感，眼痛，羞明
アトピー性皮膚炎	主病変（搔痒を伴う皮疹）の増悪・緩解を繰り返す． 他のアトピー疾患（気管支喘息，アレルギー性鼻炎）を合併しやすい． ①搔痒，②特徴的皮疹の分布，③慢性・反復性経過
食物アレルギー	結膜充血，口唇浮腫，喉頭絞扼感，搔痒，喉頭浮腫，嗄声，頭痛，鼻閉，喘鳴，呼吸困難，腹痛，下痢，アナフィラキシー*など多彩な全身症状
接触皮膚炎	皮膚（紅斑，水疱）
じんましん	皮膚（搔痒を伴う紅斑，膨疹）
薬剤アレルギー	皮膚（紅斑，膨疹，搔痒，水疱），結膜充血，口唇浮腫，アナフィラキシー
ラテックスアレルギー*	皮膚（紅斑，膨疹，搔痒，水疱），呼吸器（咳嗽，喘鳴，呼吸困難），循環器（血圧低下），アナフィラキシーショック*

（日本アレルギー学会：アレルギー疾患診断・治療ガイドライン2010，改変）

〈表 9.L.2〉 アレルギー反応の分類（Gell と Coombs の分類）

アレルギーの型	Ⅰ型 即時型 （アナフィラキシー型）	Ⅱ型 細胞傷害型	Ⅲ型 免疫複合体型 （アルサス型）	Ⅳ型 遅延型 （ツベルクリン型）
作用因子	液性免疫（抗体中心）			細胞性免疫 （リンパ球中心）
	IgE（レアギン）	IgG, IgM	IgG, IgM （免疫複合体）	感作 T 細胞
補体の関与	−	＋	＋	−
発生機序	マスト細胞上の IgE を抗原が架橋し，マスト細胞からケミカルメディエータが放出されて症状が出現する．	抗体が自己の細胞に結合することで，補体の活性化やマクロファージによる貪食などをひき起こし，細胞を傷害する．	免疫複合体（抗原＋抗体）が組織に沈着し，補体の活性化などによって組織を傷害する．	感作 T 細胞が抗原と反応し，サイトカインを放出して細胞性免疫を誘導する．
反応時間	15〜30 分	数分〜数時間	4〜8 時間	24〜48 時間
主な関連疾患	・気管支喘息 ・アレルギー性鼻炎 ・アナフィラキシーショック ・アトピー性皮膚炎 ・食物アレルギー ・じんましんの一部 ・薬物アレルギーの一部	・自己免疫性溶血性貧血 ・特発性血小板減少性紫斑病 ・グッドパスチャー症候群 ・Rh 不適合妊娠 ・慢性甲状腺炎 ・バセドウ病	・血清病 ・ループス腎炎 ・急性糸球体腎炎 ・過敏性肺炎 ・アレルギー性気管支肺アスペルギルス症	・アレルギー性接触皮膚炎 ・移植片対宿主病

（医療情報科学研究所：病気がみえる Vol.6 免疫・膠原病・感染症，p.32，メディックメディア，2013 より一部改変）

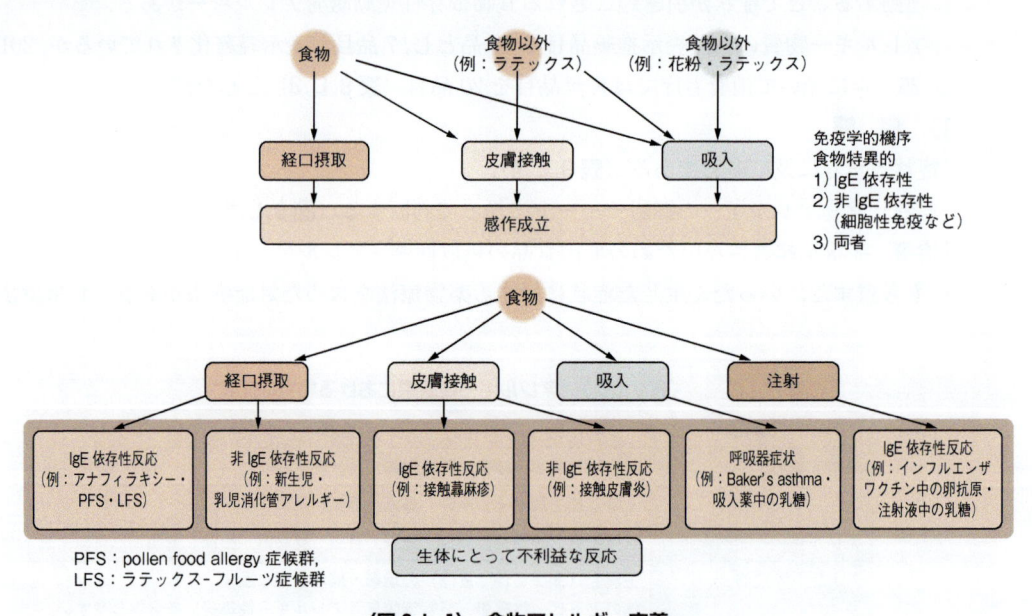

〈図 9.L.1〉 食物アレルギー定義
（食物アレルギー診療ガイドライン 2012 より）

助に用いられる薬物（抗アレルギー薬クロモグリク酸ナトリウム DSCG），対症療法に用いられる薬物（アドレナリン，輸液，ヒスタミン H_1 受容体拮抗薬，ステロイド薬，$\beta2$ 刺激薬）などがある．一般向けエピペン®はアナフィラキシーショックを疑う場合に使用される．

2）栄養ケアマネジメント

[**アセスメント，モニタリング**] 除去食を行う場合，栄養素の摂取不足がないように代替食品を

L 免疫・アレルギー疾患

〈表 9.L.3〉 加工食品に含まれるアレルギー物質の表示

用語	名称
特定原材料（表示義務：7品目）	卵, 乳, 小麦, そば, 落花生, えび, かに
特定原材料に準ずる（表示の推奨：18品目）	あわび, いか, いくら, オレンジ, キウイフルーツ, 牛肉, くるみ, さけ, さば, ゼラチン, 大豆, 鶏肉, バナナ, 豚肉, まつたけ, もも, やまいも, りんご, カシューナッツ, ごま（下線は平成25年5月30日追加）

〈表 9.L.4〉 食物アレルギーの症状

臓器	症状
1. 皮 膚	紅斑, じんましん, 血管性浮腫, 瘙痒, 灼熱感, 湿疹
2. 粘 膜	眼症状：結膜充血・浮腫・瘙痒感・流涙・眼瞼浮腫 鼻症状：鼻汁・鼻閉・くしゃみ 口腔症状：口腔・口唇・舌の違和感・腫脹
3. 呼吸器	咽喉頭違和感・瘙痒感・絞扼感・嗄声・嚥下困難 咳嗽, 喘鳴, 陥没呼吸, 胸部圧迫感, 呼吸困難, チアノーゼ
4. 消化器	悪心, 嘔吐, 腹痛, 下痢, 血便
5. 神 経	頭痛, 活気の低下, 不穏, 意識障害
6. 循環器	血圧低下, 頻脈, 徐脈, 不整脈, 四肢冷感, 蒼白（末梢循環不全）
7. 全身性	アナフィラキシー： 　じんましんだけや腹痛だけなど1つの臓器にとどまらず, 皮膚, 呼吸器, 消化器, 循環器, 神経など複数の臓器に重い症状が現れる. 即時型全身反応. アナフィラキシーショック： 　アナフィラキシーに血圧低下や意識障害を伴う場合.

（日本小児アレルギー学会食物アレルギー委員会：食物アレルギー診療ガイドライン2012より一部改変）

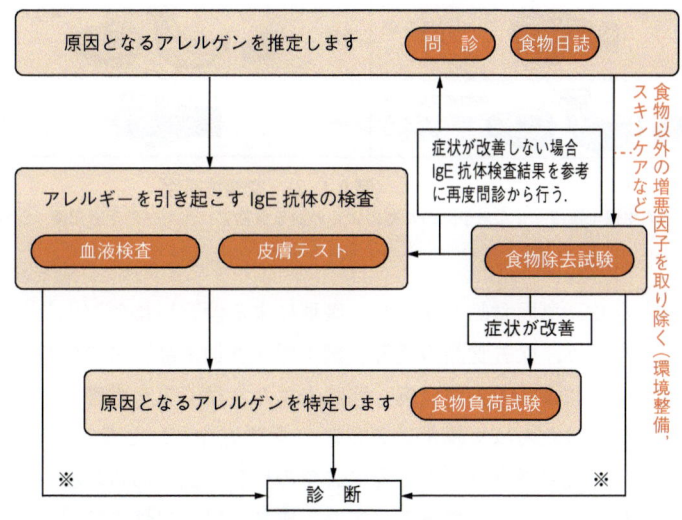

〈図 9.L.2〉 食物アレルギーの診断チャート（食物アレルギー診療ガイドライン）
※病歴などにより因果関係が明らかな場合, リスクが高い場合は, 食物負荷試験を省略してもよい.

利用することが原則となる. この調整が不十分な場合には, たんぱく質, ビタミン, ミネラル不足が生じるため, 摂取状況を定期的に把握する. 小児の場合, 身長, 体重, 上腕筋囲などを測定し発育障害が起こらないようにする.

[**栄養基準**] 正しい原因アレルゲン診断に基づく, 「食べること」を目指した必要最小限の食品

以下の食物などにアレルギーがあると			以下の食物などのどれかに		反応する危険率は
豆類	ピーナッツ	他の豆類		えんどう豆 レンズ豆	5%
木の実	クルミ	他の木の実		カシューナッツ ヘーゼルナッツ ブラジルナッツ	37%
魚類	さけ	他の魚類		カジキ ひらめ	50%
甲殻類	エビ	他の甲殻類		カニ ロブスター	75%
穀類	小麦	他の穀類		大麦 ライ麦	20%
牛乳		牛肉			10%
		山羊乳			92%
		馬乳			4%
花粉	カバノキ ブタクサ	果物・野菜		リンゴ モモ メロン	55%
モモ		他のバラ科の果物		リンゴ プラム ナシ	55%
メロン	カンタロープ	他の果物		スイカ バナナ アボカド	92%
ゴム	ゴム手袋	果物		キウイフルーツ バナナ アボカド	35%
果物	キウイフルーツ バナナ アボカド	ゴム		ゴム手袋	11%

〈図9.L.3〉 交差抗原性
(環境再生保全機構：ぜん息予防のためのよくわかる食物アレルギーの基礎知識，2012改訂版より抜粋)

除去が基本となる．原因食品を除去し，調理による**低アレルゲン化*** および低アレルゲン化食品の利用などを行う．除去食品の代替（例：卵・卵加工品除去の代替えは大豆・魚・肉類とそれぞれの加工品）による栄養面（例：卵除去はたんぱく質を考慮，牛乳除去はたんぱく質とカルシウム，魚除去はたんぱく質とビタミンDを考慮など）とQOLへの配慮と，安全に摂取することを目指した食事指導（例：小麦除去での代替食品である米粉パンの中の小麦グルテンに注意など）と体制作りが必要である．また，成長に伴う耐性の獲得を念頭におき，適切な時期に除去解除を行う．

アレルゲン除去時のポイント：調理器具や食器からアレルゲンが混入しないようにする．加工食品に使用されている材料，添加物を詳細に確認する．**交差抗原性***（図9.L.3）の有無を確認．同一食品でもメーカーにより原材料が異なるので確認する．

献立のポイント：アレルギー発作を誘発しやすいので同一食品の大量・連続使用は行わない．食品は加熱することで抗原活性が低下するので生食は避け，加熱調理の献立とする．アレ

ルギー症状が出ているときは，消化・吸収能力が低下している場合が多いので，繊維の軟らかい食品を選び，易消化の形にするなど胃腸に負担をかけない．

[**栄養教育**] 除去食を行う場合，その必要性を十分に理解させ，代替食品や病者用特別用途食品などの購入方法，活用方法，調理方法，また，加工食品は，表示内容が理解できるよう指導する．食事内容，体重を毎日記録させる．牛乳がアレルゲンである場合，カルシウム不足にならないよう指導する．アレルギー症状が出ているときは，アルコール，コーヒー，香辛料は血管拡張作用があるため避ける．学校給食を利用している患児の場合，学校と連絡を密にして弁当持参などの対応を指導する．

b 膠原病，自己免疫疾患

1) 病態

膠原病とは，自己免疫反応が働いた結果全身の血管および結合組織に**フィブリノイド変性**＊をきたす一連の疾患であり，結合組織を中心に炎症が起こり多臓器に障害が現れる疾患群の総称である．古典的膠原病〈関節リウマチ（RA），全身性エリテマトーデス（SLE），全身性強皮症（SSc），多発性筋炎/皮膚筋炎（PM/DM），結節性多発動脈炎（PN）〉と多数の類縁疾患（シェーグレン症候群，血管炎症候群，川崎病，ベーチェット病，成人Still病など）があり，総称して全身性リウマチ性疾患（同義語：全身性自己免疫疾患）と呼ぶことが多い．臨床的にはリウマチ性疾患，病因的には自己免疫疾患，病理学的には結合組織疾患である．慢性的で増悪と寛解を繰り返すことが多く，自己免疫反応が働く原因は遺伝因子，さまざまな環境因子の関与ともいわれているが未解明である．

[**症状**] 関節リウマチ（膠原病の中で最も頻度の高い疾患）とその関連疾患（若年性突発性関節炎，成人Still病，強直性脊椎炎など）は臓器病変で特に関節炎が主症状であり，血管炎を主症状とする疾患は血管炎症候群（結節性多発動脈炎，川崎病，ベーチェット病など）と称されている．疾患別主症状として，疼痛・**朝のこわばり**＊，蝶形紅斑・ループス腎炎，**レイノー（Raynaud）現象**＊・手指腫脹，筋力低下，口腔乾燥症（シェーグレン症候群），口腔・外陰部潰瘍（ベーチェット病），弛張熱・咽頭痛（成人Still病）などがある．

[**臨床検査**] 炎症反応検査（CRP上昇，赤沈亢進，WBC上昇など）自己抗体検査（免疫異常では抗核抗体，リウマトイド因子の検出），血清補体価の異常値（CH_{50}の上昇または低下），一般的検査（尿，血液，生化学，X線像）

[**診断**] 病態，臨床検査をもとに疑いの強い疾患を絞り込み，各検査により確定診断する．

[**治療**] 薬物療法が主体となり，抗リウマチ薬，**NSAIDs**＊（非ステロイド性抗炎症薬），ステロイド薬（プレドニゾロン®），免疫抑制剤（メトトレキサート®，シクロスポリン®など）などが処方される．炎症性メディエータなどの制御（抗炎症・免疫抑制）を目的として投与される．主な副作用としてステロイド剤では易感染症，骨粗鬆症，耐糖能低下，免疫抑制剤では肝障害・骨髄抑制，NSAIDsでは消化性潰瘍，腎障害，肝障害などもあるため把握しておく．

2) 栄養ケアマネジメント

[**アセスメント，モニタリング**] ステロイドなど投薬による副作用も考慮するため，臨床症状および血液検査結果，体重，上腕周囲長の計測と推移を把握し対応すること．

[**栄養基準**] 基本的には「日本人の食事摂取基準（2015年版）」を基準とするが，臨床症状に応じた栄養基準も考慮する．薬の副作用や合併症（腎障害，糖尿病，脂質異常症，骨粗鬆症，高血圧，貧血など）の臨床症状も把握し，それぞれの食事療法に準じた栄養とする．

> **コラム　関節リウマチの診断基準**
>
> 米国リウマチ学会の分類基準（1987年）がよく知られており，臨床研究を行うための分類基準とされている．近年，発症早期から抗リウマチ薬で治療開始することで関節破壊を抑制することがわかってきた．そのため，早期に抗リウマチ薬による治療開始が必要な患者を同定できることを意図とした診断基準が2010年に発表された．2013年にUpdate版が出た．

［栄養教育］

適切な栄養管理を行うため，症状による患者からの訴えを傾聴してから介入する．また，現在の必要な栄養について説明し，具体的な内容を指導する．

c 免疫不全

生体防御機構（**図9.L.4**）の破綻をきたした状態が免疫不全であり，免疫機能が低下し感染などを受けやすい．主たる病態は種々の微生物による反復感染と感染の長期化である．免疫不全症は，原発性免疫不全症（免疫機構の異常が先天的な欠陥に由来）と続発性免疫不全症（後天的原因）に分類される．

a-1　後天性免疫不全症候群

1）病態

後天性免疫不全症候群（acquired immunodeficiency syndrome, AIDS）とは，レトロウイルスの一種であるヒト免疫不全ウイルス（human immunodeficiency virus, HIV）の感染によって免疫不全が生じ，**日和見感染症**＊や悪性腫瘍が合併した状態である．医師による感染症の届出が必要な疾患である．

主な感染経路には，①性的接触，②母子感染（経胎盤，経産道，経母乳感染），③血液によるもの（輸血，臓器移植，医療事故，麻薬等の静脈注射など）がある．

［症状］ HIV感染によるCD4陽性T細胞（CD4）の減少とそれに続発する高度免疫不全症である．症状は①急性感染期（感染から数週間後に発熱，インフルエンザ様症状），②AC期（無症候キャリア期：無症状），③ARC期（AIDS関連症候群期：発熱，下痢，体重減少），④AIDS期（日和見感染，悪性腫瘍）により異なる．

［診断］ 血清中のHIV抗体を検出することで診断するが，抗体検査が陽性の場合，ウェスタンブロット法（WB法）またはHIV病原検査が陽性であるとの確認が必要．HIV感染がありAIDS指標疾患（真菌症，原虫感染症，細菌感染症，ウイルス感染症，腫瘍など）の1つ以上が明らかに認められる場合，「AIDS発症」と診断する．

［治療］ CD4数と日和見感染症の有無により治療適応が決まり，**抗レトロウイルス療法**（anti-retrovirus therapy, **ART**）＊が治療の標準となっている．CD4数が低下（200個/mm^{3}以下）し

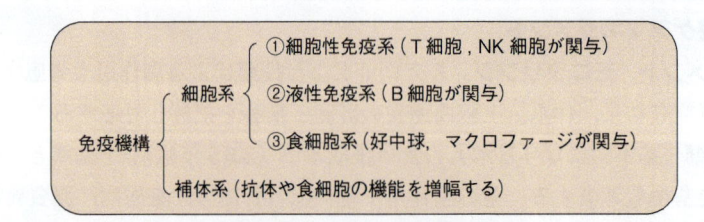

```
免疫機構 ┬ 細胞系 ┬ ①細胞性免疫系（T細胞，NK細胞が関与）
         │        ├ ②液性免疫系（B細胞が関与）
         │        └ ③食細胞系（好中球，マクロファージが関与）
         └ 補体系（抗体や食細胞の機能を増幅する）
```

〈図9.L.4〉　生体防御機構
免疫機構は①②③の細胞系と補体系より成り，各々が互いに作用し生体防御に関わる．

> **コラム　日本のエイズ患者の動向**
>
> 　ART療法によりHIV感染症の経過は大きく改善し死亡者数も激減している.
> 　厚生労働省健康局疾病対策課の報告によると，2012（平成24）年度（平成23年12月26日〜平成24年12月30日）の新規HIV感染者報告数は1001件，新規エイズ患者報告数は445件である．ピーク時より減少しているように思えるが，検査を受けている者の数が減少していることもあり，エイズ患者は実際には減少していないと推測される．また，感染から検査結果判明までの6〜8週間（ウインドーピリオド）は，HIV感染が陰性かは不明であることを注意すべきである.

た場合は，日和見感染症の予防薬も考慮する.

2) 栄養ケアマネジメント

　栄養障害（免疫不全の原因）にならないように体重，血液検査による栄養状態を把握し栄養充足に留意する．また，ビタミン・ミネラルの欠乏にならないよう適正補給に留意し栄養評価を行う.

　胃腸症状（特に下痢），頭痛などの薬の副作用も考慮するため，臨床症状に注意し血液検査結果も把握する.

[栄養基準] エネルギーは，食事摂取基準を最低限の必要量とし10％増加が望ましい．たんぱく質エネルギー低下はT細胞，NK細胞の機能低下を招き，麻疹，結核，カンジダ症の重症化につながるため腎障害など合併症がない場合，1.2〜1.3 g/kg/日は確保する．また，体重減少がある場合，1.5 g/kg/日は必要とされている．消化吸収のよい良質のたんぱく質を補給する．脂肪は下痢を伴う場合，極力摂取量を控えエネルギー不足にならないよう注意する．亜鉛，ビタミンA，ビタミンEの欠乏は免疫機能が低下となるため，食事摂取基準量の1.2〜1.5倍は確保することが望ましい.

[栄養教育] 十分な栄養量の必要性を説明し，症状に適応した具体案を提示する．症状により脱水を起こさせないよう，水分補給について指導する．また，消化吸収のよいたんぱく質，ビタミン，ミネラルを多く含む食品を提示する．衛生面に注意する必要性について説明（手洗い，食品の加熱，口腔内ケア）する．心理的に不安な状態であるため，患者とよく会話し栄養介入を進める．服薬アドヒアランス（服薬遵守）を高め，継続できるよう介入する.

M　感　染　症

　病原微生物の侵入・増殖により生体への感染が成立する．この病原微生物には細菌，ウイルス，スピロヘータ，真菌，マイコプラズマ，クラミジア，原虫，寄生虫などがある．感染症は環境の改善や予防対策，抗菌薬の進歩によって減少したとされる．しかし，国際化による輸入感染症，新型感染症，再興感染症や食品に関連する感染症など，感染症は多様化している．さらに病院における感染対策は，特に感染リスクの高い患者の栄養状態も大きく影響する.

a　病原微生物

　病原微生物の体内侵入による感染で，防御できない場合に発熱し感染症となる．近年，予防ワクチン，環境整備などで感染の発症は減少しており，サルファ剤などの化学療法，ペニシリンなどの抗生剤の開発で発病も減少している.

　しかし国際化や交通網の発達，全世界規模での交流などで輸入感染症の増加，腸管出血性大腸菌感染症（O-157），重症急性呼吸症候群（severe acute respiratory syndrome, SARS），新型

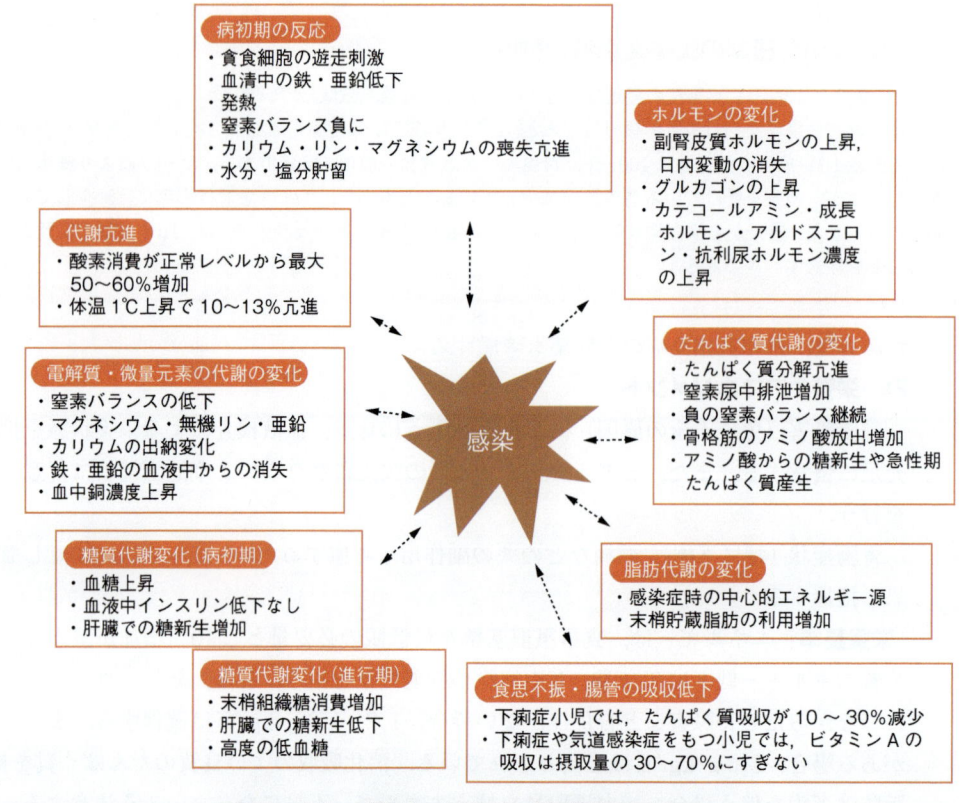

病初期の反応
・貪食細胞の遊走刺激
・血清中の鉄・亜鉛低下
・発熱
・窒素バランス負に
・カリウム・リン・マグネシウムの喪失亢進
・水分・塩分貯留

ホルモンの変化
・副腎皮質ホルモンの上昇，日内変動の消失
・グルカゴンの上昇
・カテコールアミン・成長ホルモン・アルドステロン・抗利尿ホルモン濃度の上昇

代謝亢進
・酸素消費が正常レベルから最大50～60％増加
・体温1℃上昇で10～13％亢進

たんぱく質代謝の変化
・たんぱく質分解亢進
・窒素尿中排泄増加
・負の窒素バランス継続
・骨格筋のアミノ酸放出増加
・アミノ酸からの糖新生や急性期たんぱく質産生

電解質・微量元素の代謝の変化
・窒素バランスの低下
・マグネシウム・無機リン・亜鉛
・カリウムの出納変化
・鉄・亜鉛の血液中からの消失
・血中銅濃度上昇

脂肪代謝の変化
・感染症時の中心的エネルギー源
・末梢貯蔵脂肪の利用増加

糖質代謝変化（病初期）
・血糖上昇
・血液中インスリン低下なし
・肝臓での糖新生増加

糖質代謝変化（進行期）
・末梢組織糖消費増加
・肝臓での糖新生低下
・高度の低血糖

食思不振・腸管の吸収低下
・下痢症小児では，たんぱく質吸収が10～30％減少
・下痢症や気道感染症をもつ小児では，ビタミンAの吸収は摂取量の30～70％にすぎない

中央：感染

〈図9.M.1〉 感染時の生体反応（栄養関連を中心に）
（近藤和雄，中村丁次編：臨床栄養学Ⅱ，p.254，第一出版，2005）

注）生体防御機構が正常の場合，必要時には適切な治療（抗生物質投与など）が加われば，感染症は終息に向かう．しかし，その過程で，図中の生体反応が発生し，適切な栄養療法が行われないと，たんぱく質・エネルギー栄養障害（PEM）が発生する可能性がある．

インフルエンザ（A/H1N1）など新しい感染症や，旧来型感染症である結核，マラリアなどの増加も脅威となって，感染症に応じた法体制改定も整備されてきた．

これら感染症の感染経路は以下のとおり．

経口感染： 流行性A型・E型肝炎，赤痢，コレラ，腸管出血性大腸菌感染症などの病原体に汚染された，飲食物や手指などを経由して経口感染する．

飛沫感染： インフルエンザ，百日咳，結核，インフルエンザ，ジフテリア，麻疹，風疹，呼吸器疾患などが飛沫により感染する．

経皮感染： 皮膚，皮膚創傷部からの感染や，ノミ（ペスト，発疹熱など），シラミ（発疹チフス）蚊（日本脳炎，マラリアなど），ダニ類（つつが虫病）などの昆虫を媒体する経皮感染も多い．破傷風も土壌中の菌が創傷部から感染する．

その他： AIDSウイルス（後天性免疫不全症候群：HIV），B型・C型肝炎ウイルスなど血液，精液，輸血を介する感染がある．

感染対策，事前予防を推進するために「感染症の予防及び感染症の患者に対する医療に関する法律」が平成20年5月改正（平成11年4月施行）されている．

近年，冬の食中毒の90％はノロウイルス感染が原因とされている．日本においては「生かき」による食中毒が代表だが，海外では「ベリー類（ラズベリー，ブルーベリー，ストロベリーなど）」が原因と報告されており，汚染水が土壌から動植物を経てヒトへウイルス感染することが

食中毒の原因である．このノロウイルス対策の原則が「持ち込まない・不活性化する・持ち出さない」であり，食品衛生基準や調理衛生管理 HACCP* などから，食品類の加熱調理は中心部85℃以上1分間加熱する．野菜や果物の生食は塩酸類に浸漬し，流水で十分に洗い流すなど手順が決められている．

b 院内感染症

院内感染とは，①医療施設において患者が原疾患とは別に新たに罹患した感染症，②医療従事者などの医療施設内における感染症のことである．

この院内感染は，直接人から人へだったり，または医療器具などを媒介して発生する．特に，免疫力の低下した患者，未熟児，老人などの低栄養状態である易感染患者は，通常の病原微生物のみならず，感染力の弱い微生物によっても，院内感染を起こす可能性がある．

このため，院内感染防止対策は個々の医療従事者ごとに対策を行うのではなく，病原微生物の体内侵入を防ぐための医療施設全体として対策に取り組むことが重要となる．

病院内の感染対策は，米国疾病管理センター CDC（Centers for Disease Control and Prevention）から多くの勧告が公開されており，我が国においてはこの CDC ガイドラインを参考にした院内感染対策マニュアルが作成されている．具体的な院内感染対策は CDC が1996年に公表した「病院での隔離予防ガイドライン」から，予防策としてスタンダード・アプリケーションと感染経路別予防策に分けて説明している．

病院における感染対策は患者の栄養状態も大きく影響することから，感染症の治療や予防には患者の栄養状態の改善が重要である（**図9.M.1**）．

N がん

日本人の死因1位は「がん」であり，がんの5年生存率は約60％である．

がん患者の低栄養は，通常よく認められる病態として，30～80％に体重減少，60～90％に食欲低下が認められている．このような栄養障害は，がん患者のQOLを低下させるだけでなく，合併症の増加，治療を制約させたりして生命予後にも影響を及ぼし，がんと診断されたときから栄養管理を開始することが望まれる．

a 消化器のがん（食道，胃，大腸）

消化器がんでは，がんそのものによって消化管が狭窄し通過障害や出血をきたしたことで，経口摂取が障害される．そのことから食欲低下を招き，低栄養状態に陥る．栄養アセスメント，ケアプラン，再評価が重要となり低栄養を防ぐために十分な栄養補給を行う．

a-1 食道がん

食道粘膜は，組織学的には皮膚と同じ扁平上皮組織で内面は湿潤し，食物塊が通りやすくなっている．食道にできるがんは，扁平上皮がん，腺がんである．欧米では半数以上が腺がんであるが，日本では，90％以上を扁平上皮がんで占めている．比較的早期に転移をきたし，消化器がんのなかでも予後不良な疾患で，発見されたときには進行がんである頻度が高い．好発部位は，胸部中央（食道の中ほど）が約半数を占めている．

1）病　態

[**発生の要因**] 高齢者，男性（男女比8：1），喫煙，アルコール多飲に確立された要因とされ，食道粘膜への慢性的な刺激がリスクを上昇させると考えられている．

[**症状**] 約60～75％で自覚症状がほとんどないが，食事のつかえ感や飲み込みにくさ，背部の

痛みなどが出現する．食道がん患者では，摂食・嚥下障害が起こりやすく当初から栄養障害を有する症例が少なくない．

［治療］　食道表在がんは，内視鏡的治療の適応となり，外科治療は，がんの切除，リンパ節の郭清，食物経路の再建の3つの要素からなる．手術は患者への侵襲がかなり大きく，近年では侵襲の軽減や早期回復を目的として，胸腔鏡を用いた手術も行われている．化学療法は，ステージⅡ/Ⅲの食道がんに対して**術前補助化学療法**＊，リンパ節転移陽性の症例に対して，根治切除後に**術後補助化学療法**＊を行うことが推奨されている．食道がんの化学療法は，多剤を併用することが多いため，**有害事象**＊の頻度が比較的高く，主な有害事象として，消化器障害，**骨髄抑制**＊，ショック症状に注意が必要である．

2）栄養ケアマネジメント

［栄養評価］術前の栄養状態は，術後の合併症，回復に大きく影響する．栄養スクリーニングによる栄養不良状態の判定を実施する（**表9.N.1**）．病状の進行や治療効果によって摂食・嚥下状態や通過程度が変化していくため，摂食状況や栄養状態の評価を頻回に行う．

［栄養管理］摂食障害が起こりやすく，治療前から低栄養状態に陥っている患者が多いため，体重，血液検査などで栄養状態を評価し，治療を開始する前から栄養状態の改善を図ることが重要となる．水分摂取が可能な場合は，経腸栄養補給が基本となる．通過障害などのため腸管の使用が不可能な場合のみ，経静脈栄養補給で可能なかぎり良い栄養状態を維持する．化学療法の効果によって経口摂取が可能となっても，十分な栄養量が確保できない場合は，経腸栄養からの併用も検討する．摂食・嚥下障害のある場合は，誤嚥性肺炎のリスクが高いため食事の形態に留意する．

［栄養教育］がん患者のQOLが体重減少の有無，栄養摂取の状況によって規定されることから患者個々人への食事のあり方などのカウンセリングが重要である．

a-2　胃がん

胃がん発生の要因は，食生活と**ヘリコバクターピロリ菌**＊の感染が発生リスクを高めるとされている．

1）病態

［診断］病理組織学的診断には，胃X線造影検査，胃内視鏡検査（胃カメラ）が有用とされている．がん転移には，リンパ行性転移，**血行性転移**＊，**腹膜播種性転移**＊があり，胸腹部CT検査や超音波検査，**FDG-PET検査**＊が用いられる．

胃がんの病態は，早期胃がん，進行した胃がんにいたっても無症状のことが多く，他覚症状にも欠ける．腫瘍による内腔が狭窄あるいは閉塞すると通過障害による腹部膨満感，悪心，嘔吐，食欲不振，吐血，下血（タール便）などが出現する．進行がんでは，便潜血が陽性となり，貧血，**赤沈亢進**＊が認められる．病期（ステージ）は，がんの進行の程度を示すもので，がんが胃の壁の中にどのくらい深くもぐっているか（深達度：T）（**図9.N.1**），リンパ節（N）や他の臓器への遠隔転移（M）があるかによって，Ⅰ期（ⅠA，ⅠB），Ⅱ期（ⅡA，ⅡB），Ⅲ期（ⅢA，ⅢB），Ⅳ期に分類されている．

［治療］早期発見，早期治療が重要である．外科治療や治療法の選択には，日本胃癌学会から胃癌治療ガイドライン第3版（医師用；2010年10月改訂）が示されている．切除する範囲は，がんのある部位と病期の両方から決定され，同時に食物の通り道を再建する手術（消化管再建）が行われる．手術後の主な合併症は縫合不全や創感染，腸閉塞，出血，逆流性食道炎，ダンピング症候群，貧血，下痢などである．

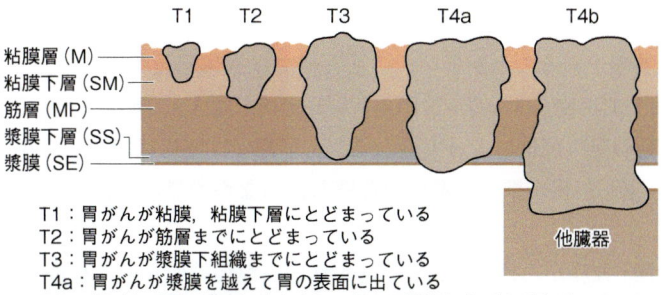

〈図9.N.1〉 胃がんの深達度
(http://ganjoho.jp/public/cancer/stomach/diagnosis.html を改変)

T1：胃がんが粘膜，粘膜下層にとどまっている
T2：胃がんが筋層までにとどまっている
T3：胃がんが漿膜下組織までにとどまっている
T4a：胃がんが漿膜を越えて胃の表面に出ている
T4b：胃がんが胃の表面に出た上に，ほかの臓器にもがんが広がっている

〈表9.N.1〉 消化器がんにおける栄養アセスメント項目

術前	身体計測	身長，体重，上腕三頭筋部皮下脂肪厚（TSF），上腕筋囲（AMC），体脂肪率，BMI，体重減少（変化）率
	治療による副作用有無	口内炎，嘔気，下痢，食欲不振，膨満感など
	摂食調査	摂食・嚥下状態
	食生活調査	補給方法（経口，経腸，経静脈），摂取量，食事時間，回数，食欲状況，嗜好など
	臨床検査値	血清アルブミン，白血球，好中球，総リンパ球数，血小板など
	予後判定指数（PNI）	算出式：[PNI ＝（10×Alb）＋（0.005×TLC）]　PNI ≦ 40：切除吻合禁忌，40 ＜ PNI：切除吻合可能
術後	摂食調査（再評価）	摂食・嚥下状態

　胃がんの化学療法で出現しやすい有害事象は血液毒性と消化器毒性である．血液毒性には，血球減少に由来する症状が出現する．消化器毒性は嘔吐，下痢などそのものが自覚症状として認められ，栄養補給の対策は重要である．

［**予後**］早期胃がんの予後は非常に良く，完全にがんを切除できた場合は治癒率が9割を超えている．進行するほど予後が悪く，早期発見と治療が重要となる．

2）栄養ケアマネジメント

［**栄養評価**］前述の食道がんに準ずる（**表9.N.1**）．

［**栄養管理**］塩分含有量の多い食品（塩漬けされた食品）を減らすことが重要である．外科治療における栄養管理は，術前から術後の回復に必要な栄養補給を行う，術後の創傷治癒や術後合併症の発生，低栄養の予防を目的とする．術後の後遺症では，胃全摘，残胃の胃腸状態に応じた注意が必要となる．薬物療法（抗がん剤治療）の場合は，外来診療で行うことが多く治療を受ける際には，治療の方法や予定，予想される副作用やその対処法について，主治医や医療スタッフに事前に確認して，早期の回復がポイントとなる．

［**栄養教育**］通過障害の予防から食事は「少量を」「よくかんで」「ゆっくり」食べること，食べ方を術後の状態に慣れさせていくことが重要である．炭酸飲料，コーヒー，香辛料など刺激のあるものは避ける．**ダンピング症候群**＊の予防には，糖質を控えめに，たんぱく質，脂質の割合を調整し1回の食事量を少量，頻回の提供を勧める．また，薄味に慣れるよう指導する．

a-3　大腸がん（結腸がん，直腸がん）

　大腸がんの罹患率，死亡率はともに男性の方が女性の約2倍と高く，50歳代から増加し始め高齢になるほど高い傾向を示している．増加の要因には，結腸がんの増加が影響している．

1) 病　態

[**要因**] 家族歴があることが多い．生活習慣では過体重と肥満で結腸がんのリスクが高くなる．また，飲酒や加工肉（ベーコン，ハム，ソーセージなど），喫煙は大腸がんのリスク因子となる．

[**症状**] 大腸の発生部位によって異なるが，早期では無症状である．症状は血便，下血，下痢と便秘の繰り返し，便が細い，便が残る感じ，おなかが張る，腹痛，貧血，原因不明の体重減少などである．

[**病期と治療**] 大腸がんは，早時に発見すれば内視鏡的切除や外科療法により完治することができる．発見が遅れると，肺，肝臓，リンパ節や腹膜などに切除困難な転移が起こり，この時期では手術に加え放射線療法や化学療法（抗がん剤治療）が行われる．

2) 栄養ケアマネジメント

[**栄養管理，栄養教育**] 特別な食事制限はないが，バランスのよい食事を心掛け「規則正しく，おいしく，ゆっくり，楽しく食べる」ことや腸の回復状態で便秘を起こしやすいため便通の記録などの経過観察も勧める．低栄養が認められることは少ないが，直腸がんで腸閉塞を起こした場合は中心静脈栄養を行う．経口摂取では，低脂肪・低残渣の食事から始め，食事も治療前と同じになるよう支援する．

b　消化器以外のがん（肝臓，肺，生殖器系）

1) 肝臓がん

肝細胞そのものががん化する「原発性肝がん」と別の臓器から転移した「転移性肝がん」に大別される．罹患率，死亡率は男性の方が高く女性の約2倍であり，部位別死亡率では肺がん，胃がん，大腸がんに次ぐ第4位である．原発性肝がんのうち肝細胞がんが90％と大部分を占めている．肝細胞がんの原因はウイルス性感染症の持続感染で，慢性肝炎，肝硬変と移行し，遺伝子の突然変異が積み重なることによって肝細胞がんへ移行する．肝炎を起因とする肝細胞がんのうち，20％が「B型肝炎」，75％が「C型肝炎」によるものである．ウイルス感染以外の肝臓がんのリスク要因は，大量飲酒と喫煙，さらに食事に混入するカビ毒の**アフラトキシン**＊が確実とされ，ほかに，糖尿病患者でリスクが高いことも課題となっている．

[**栄養管理，栄養教育**] 慢性肝炎，肝硬変を合併し，種々の代謝異常を合併したPEM（protein-energy malnutrition）にあり，肝硬変の栄養管理に準じて行う．

2) 肺がん

気管，気管支，肺胞の一部の細胞が何らかの原因でがん化したもので，日本人の部位別がんによる死亡原因のトップであり，かつ増加傾向にある．肺がんのリスク要因は喫煙習慣である．一般的症状として自覚症状に乏しい場合も多く食欲不振，全身倦怠感や咳，血痰，胸痛，呼吸時のぜーぜー音（喘鳴），息切れ，声のかれ（**嗄声**＊）などの呼吸器症状がある．

[**栄養管理**] がんが原因の**悪液質**＊によるもので，早期膨満感を認め食欲低下による体重減少がある．化学療法による重篤な**消化管毒性**＊は，適切な支持療法を施行してその軽減を図る．経静脈栄養の相対的適応となるが，**バクテリアルトランスロケーション**＊を予防するためにも可能な範囲で経口あるいは経腸栄養を併用することが望ましい．

3) 生殖器系がん

前立腺がんは，がん細胞が血液で運ばれ臓器や骨に転移しやすく，高齢の男性に全がんの約10％を占めているとされ，急増している．**PSA検査**＊での早期発見が非常に有効であるため，治療選択が可能である．

子宮がんは，頸部がん，体部がんに分けられる．子宮頸がんは性交渉によるウイルス感染が

> **コラム 味覚の異常**
>
> 　化学療法を受けるがん患者の約50〜60％は，味覚変化±嗅覚変化を訴え，「味がわかりにくい」「味がない」「苦く感じる」などに加え「金属のような味」「砂を噛んでいるような感じ」などを訴える．進行がん患者における味覚異常の発生に，栄養不良による亜鉛欠乏も機序となっている．味蕾細胞や嗅細胞のターンオーバーの促進に重要な役割を果たしているためその欠乏は，味覚や嗅覚の障害，口内乾燥を引き起こす．亜鉛を補充することで改善する．

原因とされ，罹患率は25歳以降急増し，30歳代後半から50歳代にかけてピークとなる．子宮体がんは40歳代後半から増加傾向があり，50〜60歳代の女性の方に多いがんで，閉経後のホルモンバランスの崩れが関与している．初期では無症状であり，自覚症状として不正出血を示すことがある．

　がんの進展の程度によって，外科療法あるいは放射線療法，化学療法が行われるが，特別な栄養管理を必要としない．そのことにより高度の副作用に伴う低栄養障害を回避することにとどまらず，画一的な対応でなく個々の患者にあった対応が望まれ，NSTなど専門的な医療チームとともに行うことが必要である．

c　末期医療（ターミナルケア）

　がん患者に対する食事・栄養サポートは，特定の病期における嘔気，嘔吐を含む身体症状と関連し，化学療法の合併症（有害事象）を伴う嗅覚・味覚の変化が食欲低下と関連する．がん治療のすべての病期に不可欠であり治療的な戦略となる．進行・終末期がん患者にとって食事に関連した問題は患者の半数以上に認められ，食欲低下は身体的問題にとどまらず心理的，社会的にも影響している．食事が摂れないことは，栄養面だけでなく，食べる楽しみや生きる意欲を失うことや家族間の関係性悪化にも及ぶ場合があるとされている．家族への心理社会面も影響を及ぼすことを認識し，患者，その家族への栄養管理の指導，介入が大切となる．患者がどのようなものであれば食べられるのか患者と共に話し合い，探すという役割も医療者にある．

　終末期がん患者に対する輸液治療は，日本緩和医療学会が作成した「終末期がん患者に対する輸液治療のガイドライン」に準じる．

d　緩和医療

　すべてのがん領域に関与するもので日常診療であり，治癒の期待できない患者あるいはその家族に対して積極的に行われる全人的な**緩和ケア**＊である．痛み（がん性疼痛）やその他の身体的諸症状，精神的，心理的，社会的な諸問題の解決を目標とする．

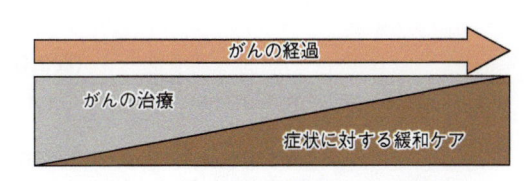

〈図9.N.2〉　がんの治療と緩和ケアの関係の変化

疼痛コントロールは痛みそのものに対する対症療法であり，コミュニケーション技術や症状管理の技術が必要とされ，薬物療法の他に，放射線治療，精神療法なども含まれる．がんに対する治療と緩和ケアの関係については，どのような病期であっても，どのような時期でも受けることができる（**図9.N.2**）．

　栄養士の役割として「食べていただく」工夫は大切であるが，時として「食べたくとも食べられない」という患者を受け止める思いも必要である．心や身体の状態が日々変化するなか，食事は患者，家族にとって大切な意義をもつため，**緩和ケアチーム**＊と協働して関わることが望まれる．

O 手術，周術期患者の管理

a 術前，術後

　術前，術中，術後のことを周術期という．栄養管理として重要なのは術前，術後である．低栄養の患者を手術すると浮腫の増強，筋肉の消耗，創乖離や治癒の遅延，免疫能低下と感染症合併症の増加などにより術後合併症や死亡率が増加する．

　術後合併症や死亡率を増加させないために，術前に①患者の十分なアセスメント，②栄養療法を含む適切な術前処置，③適切な術式および手術適応の決定が大切である．重症度の栄養リスク（**表 9.O.1**）のいずれかにあてはまる場合は術前栄養療法を必要とする．術前術後における栄養状態の低下の有無については，アルブミン，総コレステロール，ヘモグロビン，総リンパ球数などを複数組み合わせて評価する．術後急性期には，半減期が短く栄養状態を早くすることができる，プレアルブミン，トランスフェリンなどが用いられる（**表 9.O.2**）．術前術後の栄養アセスメントとして，予後栄養指数が用いられることもある．

①術前栄養療法：　栄養アセスメントには，主観的包括的栄養評価（SGA）と客観的アセスメント（ODA）がある．これらを総合的に判断し，中等度以上の栄養障害がある場合，手術を遅らせても問題がないときは術前に 7〜14 日の栄養療法を実施することが推奨されている．患者の食欲，入院前の食事摂取量，経口摂取の可否，消化・吸収能の状態などを考慮し栄養投与ルートを決定する．一般的に，消化管の通過障害が存在する場合は中心静脈栄養（TPN）を考慮する．狭窄による通過障害の場合には経腸栄養法（EN）を施行することもある．また経口摂取が可能であれば食事に加え栄養剤を経口より摂取し不足分を末梢静脈栄養（PPN）で補うこともある．入院前の食事摂取量が十分でなかった場合には，リフィーディングシンドローム（9 章 A 節コラム参照）を予防するため目標栄養量に対しゆっくり段階的に増量するよう計画を立てる．投与カロリーの設定は厳密ではないが，おおむね 20〜30 kcal/kg/日を 1 つの目安とするか，ハリス–ベネディクトの式から求める．必要であれば投与エネルギー量は 30〜50 kcal/kg/日に調整を行うが，術前 1〜2 日には徐々に減少させる．

②術後栄養療法：　術後では，患者の病態，循環動態，腸管の機能などから適切な栄養補給法を選択することが最も大切である．術後の絶食あるいは摂取量不足の期間がどの程度続くと合

〈表 9.O.1〉　重度の栄養リスク

- 6ヵ月以内に体重が 10〜15% 減少
- BMI < 18.5 kg/m^2
- 主観的包括的アセスメント（SGA）で C 評価（高度の栄養不良）
- 血清アルブミン濃度 < 3.0 g/dL（肝臓または腎臓の機能障害の証拠を伴わない）

（Weimann A et al.：Clin Nutr, 25：224-244, 2006）

〈表 9.O.2〉　血漿たんぱく質・総リンパ球数と栄養状態

栄養状態	アルブミン (g/dL)	トランスフェリン (mg/dL)	プレアルブミン (mg/dL)	レチノール結合タンパク質 (mg/dL)	窒素平衡	総コレステロール (mg/dL)	総リンパ球数 (/mm^3)
高度低栄養	< 2.4	< 100	< 5				< 1200
中等度低栄養	2.5〜3.0	100〜150	6〜10			≦ 160	1200〜1600
軽度低栄養	3.1〜3.4	151〜200	11〜15		負		1601〜2000
正常	3.5〜5.3	201〜300	16〜40	2.7〜7.6	0 または正	130〜220	2000 以上
半減期	17〜23	7〜10	1.9	0.4〜0.7			

O 手術, 周術期患者の管理

併症を発生してくるのかは不明であるが，1週間以上の絶食あるいは摂取量不足が予想される場合は栄養療法の適応である．まずエネルギー必要量を求め，エネルギー必要量に近づけるための栄養補給法（静脈栄養・経腸栄養・経口栄養からの適切な選択および併用）を決定する．腸管が使用可能であれば早期からENを開始することが勧められている．しかし，ENが行えない場合や投与目標量までの増量が行えない場合は，高血糖や感染性合併症に留意し経静脈栄養法（PN）を施行する．PNは必要量や期間に応じてTPNとPPNを使い分ける．

[**各栄養素の補給の基本**]

エネルギー：ハリス-ベネディクトの式から求めるか，ストレスのない状態では，標準体重1 kgあたり20〜25 kcal，中等度ストレスでは25〜30 kcal，高度侵襲時には30〜35 kcalを用いる．ただし高度侵襲時には内因性エネルギーが供給されるため，栄養過剰（overfeeding）にならないよう投与量を調節する．

たんぱく質：術後には投与エネルギーあるいは摂取エネルギーの不足によりたんぱく質がエネルギー源として使われると異化亢進が進み，窒素平衡が負になりやすい．ストレスの程度に応じてたんぱく質を補給し窒素平衡が負にならないようにする．

窒素平衡（N-balance*：nitrogen balance）：

N-balance＝窒素摂取量（g/日）－窒素排泄量（g/日）

食事の場合，

たんぱく質摂取量（g）÷6.25－（尿中総窒素量＋便中総窒素）（g）

たんぱく質摂取量（g）÷6.25－（1日尿中尿素窒素＋4）（g）

静脈栄養の場合，

アミノ酸投与量（g）÷6.25－（1日尿中尿素窒素×1.25）（g）

脂質：脂肪エネルギー比率は20〜25％を基準にする．静脈栄養でも必須脂肪酸欠乏を予防するため脂肪エネルギー比2〜4％程度の脂肪乳剤の投与が最低必要である．

糖質：静脈栄養での糖質の必要量は現体重1 kg当たり1日に7 g，投与量の限界は12〜20 g/kg/日とされている．

必要栄養量の評価を行い投与すると同時に各種栄養評価指標（**表9.O.2**）について評価を行い，投与量が適当であるか検討を行う．

b 胃，食道

1) 胃切除

胃がん（胃の上皮性腫瘍）や消化管間葉系腫瘍（GIST；Gastrointestinal stromal tumor）などを含む胃の非上皮性腫瘍，消化性潰瘍の根治術として胃切除が行われる．手術の種類には幽門側胃切除術，噴門側胃切除術，胃全摘がある．胃切除後は，一度にたくさんのものが食べられなくなる（小胃症状），下痢，ダンピング症候群，逆流性食道炎，骨代謝障害，貧血などが現れる．

[**栄養評価**] 術前に食欲不振，消化吸収障害などにより低栄養を認める場合は，術前栄養管理に従い，栄養補給を行い栄養状態の改善に努める．術後は2〜3日は輸液管理であり，3日目頃から流動食が開始となる．嘔吐などがないことを確認し，形態をあげていく．胃切除による機械的変化により摂取量は少なくなるため摂取量の評価を行う．栄養指標は**表9.O.2**を用いる．術後の予後指標としてはPNIが使用されることが多い．

[**胃切除後に起こる症状**]

少胃症状：1回の食事量が減るため，1日の食事を5〜6回に分けてよく咀嚼し時間をかけ

て摂取する．流動食から開始し，3分粥，5分粥，全粥と形があり硬いものを含む形態へ上げることが行われてきたが，必ずしも流動食から開始する必要はなく，患者が食べたい形態から始めても問題ないとする意見もある．

ダンピング症候群：早期（食後20～30分）に起こるダンピング症候群は発汗，頻脈，熱感や腹部膨満，下痢などが出現する．予防にはたんぱく質，脂質を含む食品を用いた食事をゆっくりと咀嚼し，頻回に分けて食べることである．食後2～3時間ごろに生じる後期ダンピング症候群は食後の急激な糖吸収による高血糖状態がインスリンの分泌過剰をきたし，冷汗，頻脈，めまい，全身倦怠感などの低血糖症状をきたす．単純糖質の短時間での摂取をひかえ，たんぱく質，脂質を含む食品を時間をかけて摂取する．また糖質を含む食品を少量頻回に分けて摂取することも予防となる．

下痢：一般に胃切除後は脂肪の吸収が悪くなり下痢が生じやすい．比較的吸収しやすい乳化した油脂（バター，マーガリン，マヨネーズなど）を中心に使用する．

・**逆流性食道炎**：噴門括約筋の機能が低下し，また幽門機能の消失とあいまって食道内に胃液や胆汁の逆流をきたして食道炎を起こすことがある．症状を認める場合は，脂肪を制限した食事，軟らかく消化のよい食品，調理法を選ぶ．

貧血：胃切除により胃酸分泌の低下により三価鉄の二価鉄への還元が悪くなり鉄の吸収が低下して鉄欠乏性貧血となる．

[**栄養補給**] 胃全摘の場合は，静脈栄養による栄養補給を行い，術後の経過が良好であれば早期に術中に留置した空腸瘻から経腸栄養を併用する．経腸栄養は低速度（25～50 mL/h）よりポンプを用いて開始する．経腸栄養剤の増量に伴いTPNを徐々に減らす．縫合不全や通過障害がないことを確認し，おおむね術後7日目ごろから経口摂取を開始する．胃部分切除では術直後は電解質輸液を中心に静脈栄養を行い，術後4日目ごろより経口摂取を開始する．経口摂取は流動食より開始し，分粥食，全粥食へと順次食事を進める．

[**栄養教育**]

栄養素不足の予防：3分粥や5分粥では，食事摂取量が少なく，また使用する食材も限られるためビタミンやミネラルの摂取が不足する．食事からの摂取量が不足する場合はサプリメントの使用も考慮する．エネルギーの摂取量ともに不足する場合には濃厚流動食の経口摂取を考慮する．

調理・献立の注意点：揚げ物や海藻，こんにゃく類，繊維が多く硬い野菜を除く．煮物や蒸し物を中心とし，加熱により軟らかく調理する．

ダンピング症候群の対策：たんぱく質源となる食品（肉・魚・卵・大豆製品・乳製品）と乳化した油脂を中心に穀類を組み合わせ，少量ずつ十分な咀嚼と時間をかけて摂取するよう指導する．後期ダンピング症候群の予防には食間におにぎりやパンなど少量の糖質を摂取する．低血糖症状を認めた場合には，グルコースや果糖，ショ糖などの吸収のよい糖分を摂取する．

2) 食道切除

①**食道がん**：食道がんは食道疾患の大部分を占め，高濃度のアルコール常飲者，喫煙者，熱い食事や刺激性の強い飲食物を好む人，早食いの人などがなりやすい傾向にある．食道がんはリンパ節転移や隣接する臓器に浸潤しやすい．症状は嚥下困難，嘔吐，体重減少などがある．外科的手術が行われるが，切除不能進行がんに対しては，化学療法や放射線療法が適用される．早期食道がんに対しては内視鏡的粘膜切除術が行われる．

②**食道裂孔ヘルニア**：食道裂孔が拡大し，胃の一部が胸腔内に脱出した状態をいう．保存的

治療が第一選択であるが，著明な胃の変形や食道の潰瘍形成を伴った傍食道型は手術適応となる．

③**逆流性食道炎**：　消化液の食道内逆流による炎症性疾患．症状は嚥下時痛，胸痛，嚥下障害，つかえ感などである．内科的治療によっても再発を繰り返す症例や逆流による誤嚥から呼吸合併症を示す症例が手術適応となる．

④**食道アカラシア**：　食道括約筋の弛緩不全と異常拡張により通過障害をきたす機能的疾患．嚥下障害，悪心，嘔吐，前胸部痛，体重減少，誤嚥などの症状を呈し慢性的に進行する．拡張が高度で狭窄部が長く，保存的治療が有効でない症例に手術適応となる．

[**栄養評価**] 術前栄養不良状態は術後合併症の発生を高めるといわれており重要である．術前栄養管理に準じて栄養管理を行う．食道がんでは免疫賦活栄養素を強化した免疫増強経腸栄養剤（immune-enhancing enteral diet：IED）の術前摂取が術後の免疫能低下を抑え，縫合不全を防ぐと報告されている．経口摂取では n-3系不飽和脂肪酸であるエイコサペンタエン酸（EPA）やドコサヘキサエン酸（DHA）を多く含む油脂の多い魚，アルギニンを多く含む魚介類，肉類などを不足なくとるようにする．術後は，侵襲によりCRPが上昇し総たんぱく（TP）や血中アルブミンは減少するが，通常は炎症反応の低下とともに改善する．**表9.O.2**に従い栄養評価を実施する．

[**栄養補給方法**] 術直後は侵襲により血糖の上昇を認め，また循環動態の安定を優先するため水，電解質が補給される．安定すれば静脈栄養が開始され，縫合不全がなければ，術後2～4日目頃から胃瘻や腸瘻から経腸栄養剤が開始される．食道がんの手術の場合には，咽頭の挙上障害や頸部食道の屈曲や吻合部の狭窄などにより誤嚥が生じやすい．術後4～6日目頃，嚥下障害がないことを確認し経口摂取を開始する．経口から十分な栄養量を摂取できるまでは経腸栄養や静脈栄養の併用が必要である．嚥下障害を認める場合には，嚥下訓練を行いながら，栄養投与方法は経腸栄養と静脈栄養の併用から経腸栄養へ移行する．

・必要栄養量：食道がん術後は高度侵襲となるため，30～35 kcal/kg/標準体重とする．ハリス-ベネディクトの式を用いる場合はストレス係数1.3～1.5を用いて計算する．ただし術直後は循環動態の安定が優先され，またoverfeeding（栄養過剰）の予防の観点からも計算上の必要エネルギーを全量投与しない．

・必要たんぱく質量：食道がん術後では，代謝亢進レベルが高度であるため，1.2～1.5 g/kg/標準体重を目安とする．

[**患者教育**]

食事摂取のポイント：　食道と胃の上部を縫合する再建術が行われた場合は胃を切除した場合と同様の状態になる．したがって胃切除後の食事と同様に少量ずつ頻回に分けて摂取する．誤嚥を起こしやすいため，水分に近いものでも，よく噛んでゆっくり食べるように指導する．

形態：　食事開始時は胃切除後と同様にやわらかい食品，消化しやすい調理方法を選ぶ．嚥下障害を認める場合には，嚥下困難食に準ずる．反回神経麻痺による嚥下障害は水分による誤嚥が多くとろみが必要である．通過障害や嚥下障害が改善すれば制限する食品はない．

必要栄養量の摂取：　頻回食により必要栄養量を摂取するよう指導する．食事摂取量が不足である場合は良質のたんぱく質を含む食品や乳化した脂肪の摂取を優先し，経腸栄養剤の経口摂取の併用も考慮する．栄養量の評価のために体重を評価する．嚥下食が長期にわたる場合は，負担を減らすため市販品の紹介も行う．

c 小腸，大腸

1) 小腸切除（短腸症候群）

　小腸の広範囲の切除により消化吸収不全を呈した状態を短腸症候群という．短腸症候群の原因疾患として，成人では上腸間膜動脈血栓症，クローン病，外傷などが，小児では小腸閉鎖症や腸回転異常症などの頻度が高い．下痢，体重減少，脱水，栄養障害などの臨床症状を特徴とする．短腸症候群における吸収障害は手術時の年齢，残存小腸の長さ，回盲弁の有無，残存小腸の病変の有無，合併切除臓器の有無，切除部位など，さまざまな因子による影響を受ける．空腸の切除は膵液胆汁分泌が影響を受け，脂肪やたんぱく質の消化吸収障害が起こるが，回腸が十分に残存していれば代償される．回腸の大量切除は小腸の消化吸収時間や吸収能に大きな影響を与える．回盲弁は回腸と結腸の圧格差を維持するのに重要な役割を果たす．

[**栄養評価**] 胆汁酸塩は回腸において吸収され，肝臓を経て再循環するが腸肝循環が遮断され，脂肪の吸収が阻害される．胆汁酸のミセル化障害による脂肪吸収障害により，脂肪酸が結腸粘膜に強い刺激を与え，高度の下痢と脂肪便となる．下痢により水・電解質の異常が起こる．これらの栄養障害が起こるため，小腸切除後では，吸収不良症候群による低栄養がないか，脂溶性ビタミンの欠乏症や電解質異常について評価する．

[**栄養補給**] 短腸症候群の術後の経過は大きく3期に分けることができる．各期の病態の特徴と栄養補給について**表9.O.3**に示す．

[**栄養教育**] 患者が次第に活動的になり，食欲が出る2期に栄養食事療法が始まることが多い．食事のポイントを以下に挙げる．

　①経口摂取開始時は，少量の重湯，くず湯などの糖質食から始める．その後，糖質を主体に良質のたんぱく質を加える．

　②食事中の脂肪はできるだけ控える．下痢などの異常がなければ，中鎖脂肪酸（MCT）などで少量から脂肪の摂取を開始する．経口摂取量の基準を設定することが困難であるため，体重や血清たんぱくの推移をみながら投与量を算定し，栄養バランスの良い食事で電解質，ビタミンの補給を行う．

　③食事は少量ずつ頻回食とする方が腸管への負担が少ないが個々の状態に合わせる．

〈表9.O.3〉　短腸症候群の術後経過と栄養補給

	第1期	第2期	第3期
期間	術後1か月以内	術後1〜3か月	術後4〜12か月
病態・投与ルート	多量の下痢に伴う水分と電解質の喪失を特徴とする．TPNが必須	残存腸管の再生が促進される．消化吸収能・下痢の改善を認める．経口摂取の開始・TPNの投与量を減少．下痢が持続する場合は消化のよい成分栄養剤や，低残渣の経腸栄養剤を併用する	残存腸管の能力に応じた代謝レベルに落ち着く．経腸栄養への移行を進め，TPNからの離脱を図る．経口摂取のみで離脱が困難な場合は，夜間の経管栄養も考慮する．
投与栄養	成人では30〜35 kcal/kg/日　アミノ酸1.0〜1.2 g/kg/日　微量元素の欠乏に注意する（特に亜鉛）	TPNとENや経口摂取を併用する場合，症例により残存小腸の消化吸収能に差があるため，経口を含めた必要栄養量の設定は困難である．体重や血清蛋白の推移をみながら患者に応じた投与量を設定する．脂肪性下痢時や成分栄養使用時には脂溶性のビタミンD，Kなどの欠乏に注意する．	

TPN：中心静脈栄養．

2）大腸切除

　外科手術が必要な大腸疾患の多くは大腸がんである．その他に家族性大腸腺腫症，潰瘍性大腸炎，クローン病などがある．大腸病変の占拠部位によって切除範囲が決まるが，大きく分けて，右側結腸切除術，左側結腸切除術，S状結腸切除術，直腸切除術と人工肛門造設を行う直腸切断術がある．盲腸からS状結腸までが切除されると便を固形化できず下痢便となりやすい．また便をためる部位である直腸の一部または全部を切除した場合，下痢便，頻便，便失禁，便秘など排便機能障害が発生することが多くなる．術後は程度の差はあるが，腹部膨満感や吐き気，ひどい場合は腸閉塞を起こすことがある．腸閉塞を認める場合は，食事を一時中止する．縫合不全がなければ経口摂取が基本であるが，縫合不全を認める場合は輸液管理となる．

[**栄養評価**] 高齢者に比較的多い疾患であり，術後の合併症も頻度が高いため，術前の栄養状態をよく評価し，低栄養を認める場合は栄養療法を行う．術前術後の栄養評価には**表9.O.2**を用い複数の指標を用い評価する．経口摂取開始後には，腹部膨満感や水分の摂取量と摂取回数，下痢，便秘について確認を行う．

[**栄養補給**] 術後，ガスが出て縫合不全がなく吻合部の通過障害がなければ食事が開始となる．食事形態は流動～3分粥程度で開始し，問題がなければ2～3日のうちに常食まで段階的に進める．食事摂取が十分でない場合には，食事に加え，栄養補助食品を経口から摂取する，経腸栄養剤を経管栄養により投与する，輸液を補うなどして必要栄養量を満たすように工夫する．

[**栄養教育**] 結腸切除の場合，①食品選択：食物から栄養素や水分は吸収できるため食物の種類に制限は少ないが，不溶性の食物繊維が多く含まれている食品は消化しにくいため腸閉塞の原因となることがある．食物繊維を多く含むゴボウやたけのこ，海藻類，きのこ類は術後6～8週間は摂取量を控える．②下痢・便秘への対処：便の回数が多い場合は，水溶性食物繊維やオリゴ糖，乳酸菌を含む治療用食品や特定保健用食品などの利用を試みる．便秘の場合は，適度な運動と水分摂取を心がける．

　直腸切断術（人工肛門造設）の場合，①ガスの発生が気になる場合：ガスを発生しやすい食品の摂取を控える（アクの強い野菜，ビール，炭酸飲料，豆類，いも類，ゴボウ，かに・えび類）．②においが気になる場合：肉食中心の食事ではインドール，スカトールなど臭い成分の発生のため腐敗臭を認める．またニンニクやタマネギなども臭いの原因となる．これらの摂取を控え，臭いを少なくする食品（果物，パセリ，オレンジジュース，クランベリージュース）などを取り入れる．

　いずれの場合も小腸の働きが悪いため，腹部膨満感を認める．よく消化されていない食べ物が小腸へ流れ込むことは腸閉塞の原因となる．このためしっかり咀嚼するよう指導する．また，下痢が継続する場合には，食物繊維の多い食品に加え，脂肪の多い食品（脂肪の多い肉，油を多く使う天ぷら，フライなどの調理法）を控え経過をみる．

d　消化管以外の術前・術後

1）肝臓切除

　肝切除の対象となる疾患は，肝細胞腺腫のような良性疾患から肝細胞がんを中心とした悪性腫瘍までさまざまである．肝切除後に残存肝の機能障害が問題となるのは，主には慢性肝疾患を合併した肝細胞がんである．「科学的根拠に基づく肝癌診療ガイドライン2009」では，肝細胞がんの治療は肝障害度，腫瘍数，腫瘍径を考慮されて選択される．肝切除の対象となるのは，Child分類AないしBで腫瘍が単発ないし腫瘍数が2～3個の場合である．したがって肝切除の対象となる場合には，肝機能が比較的良好に保たれている場合が多い．

〈表9.0.4〉 肝硬変栄養管理のガイドライン

1. エネルギー必要量
   食事摂取基準を目安にする*
   耐糖能異常のある場合　25〜30 kcal/kg**/日
2. たんぱく質必要量
   たんぱく不耐症がない場合***　1.0〜1.5 g/kg/日
   たんぱく不耐症がある場合　　低たんぱく質（0.5〜0.7 g/kg/日）＋肝不全用経腸栄養剤
3. 脂質必要量
   エネルギー比率　20〜25％
4. 食塩
   腹水，浮腫（既往歴も含む）がある場合　5〜7 g/日
5. 分割食（4〜6回/日）あるいは夜食（約200 kcal相当****）

（日本静脈経腸栄養学会編：静脈経腸栄養ハンドブックより引用）
　　*日本人の食事摂取基準（厚生労働省，2015）
　 **kg　標準体重kg
　***低アルブミン3.5 g/dL以下，フィッシャー比1.8以下，BTR 3.0以下の場合には分岐鎖アミノ酸顆粒製剤を投与することがある．
****肥満例では，夜食を給与する場合には，1日の食事総量を変化させないか減量する必要がある．また痩せ例では，夜食も含めて1日の食事総量の増加を検討する．夜食などはバランス食であることが望ましい．

[栄養評価] 一般的な術前の栄養評価に加え，肝予備能を正しく評価する．指標は，脳症・腹水の有無，血清ビリルビン値，インドシアニングリーン（ICG）排泄能，プロトロンビン値などである．

[栄養補給] 術直後は侵襲が大きく安静時代謝量（REE；resting energy expenditure）の亢進を認める．このような状況では耐糖能異常を起こしていることが多いため，血糖管理が重要となる．循環動態が安定したのちは，必要栄養量は30〜35 kcal/kg/日を目安とする．耐糖能異常を伴う場合は25〜30 kcal/kg/日とする．術後3〜5日には経口摂取が可能であり，分粥，全粥，普通食へと進める．肝不全を認める場合には，肝硬変の栄養療法に準じ（**表9.0.4**）食事からのたんぱく質摂取量を制限し分岐鎖アミノ酸（BCAA）製剤や分岐鎖アミノ酸含有栄養剤を併用する．

[栄養教育] 肝切除を行う患者ではChild分類AないしBに相当する場合がほとんどであるため術前，術後は慢性肝炎の食事療法に従って食事療法を行う．肥満は肝臓の線維化を助長するため体重コントロールや血糖コントロールは重要である．

　①必要エネルギー：30 kcal/kg/日．肥満や耐糖能異常を認める場合は25〜30 kcal/kg/日．
　②たんぱく質：1.2〜1.3 g/kg/日．
　③脂質：脂肪エネルギー比20〜25％を目安とする．
　④C型肝炎の場合：術後はASTやALTは低下するが術後3ヶ月目ごろより上昇を認める場合には，鉄の制限を行い経過を観察する．肝硬変を合併している場合には肝硬変の食事療法に準ずる（**表9.0.4**）．

2）心臓の手術

心臓の手術には，心筋虚血部の血行再建のための冠状動脈バイパス術（CABG；coronary artery bypass grafing）と弁膜症に対して行われる弁置換術と弁形成術がある．冠状動脈バイパス術は内胸動脈・橈骨動脈・大伏在静脈などを使ってバイパスを作り血行を改善する手術である．弁膜症には狭窄と閉鎖不全の2種類の機能障害がある．原因として従来はリウマチ性のものが多くを占めていたが，高齢者の動脈硬化性によるものが増加している．

[栄養評価] 冠動脈バイパス術では動脈硬化症が原因であるため，脂質異常症や耐糖能異常を認

〈表 9.O.5〉 動脈硬化性疾患予防のための食事

1. エネルギー摂取量と身体活動量を考慮して標準体重を維持する．
2. 脂肪エネルギー比率を 20～25％，飽和脂肪酸を 4.5％以上 7％未満，コレステロール摂取量を 200 mg/日未満に抑える．
3. n-3 系多価不飽和脂肪酸の摂取を増やす．
4. 炭水化物のエネルギー比率を 50～60％とし，食物繊維の摂取を増やす．
5. 食塩の摂取は 6 g/日未満を目標とする．
6. アルコール摂取量を 25 g/日以下に抑える．

(動脈硬化性疾患予防ガイドライン 2012 より引用)

める場合には，各々の食事療法に則り，食事療法を行っておく．弁膜症の場合は，高齢者であることが多く，低栄養は呼吸困難・易疲労・心拍出量減少を増悪させるため良質たんぱく質の摂取を促す．術後は比較的短期間で普通形態の食事が摂取できるが，創部痛や食欲不振を認め必要量の摂取ができない場合は，経口から経腸栄養剤の補給を行うなど必要栄養量が摂取できるよう工夫する．

[栄養補給方法] 術直後は血行動態を考慮した水分バランスの管理が重要となる．消化管には直接障害を与えないため，1～2 日後より分粥を開始し全粥，普通食へと進める．経口摂取が 3 日以上遅延する場合には静脈栄養や経腸栄養による栄養補給を行う．TPN による栄養補給を行う患者で人工呼吸器からの離脱の時期にある場合は過剰のグルコースが二酸化炭素 VCO_2 を増加させるため脂肪製剤を加えグルコースの投与量を減らす．

[栄養教育] 心臓手術の対象となる冠動脈バイパス術や動脈硬化性の弁置換術は，動脈硬化を基盤として発症し，肥満，脂質異常症，高血圧，糖尿病，慢性腎臓病などの包括的な管理が必要である．動脈硬化性疾患予防ガイドラインに基づく食事療法（表 9.O.5）を行うよう指導する．抗血液凝固薬（ワルファリン®）を服用する場合には，食事に含まれるビタミン K 量に影響を受け，ワルファリン®の抗凝固作用が減弱化するため，納豆，クロレラ，青汁の摂取を控える．ビタミン K 含量の多い経腸栄養剤や経静脈栄養を受けている場合にも注意を必要する．

P クリティカルケア

重症外科手術患者，救急患者などをはじめとする重症病態の患者（critically ill patient）に対して，集中治療部（intensive care unit：ICU）やコロナリーケアユニット（coronary care unit：CCU）や救命救急センターにおいて行われる治療を**クリティカルケア**（critical care）という．クリティカルケアが必要な患者の病態は多岐にわたるが，急性に発生した重症病態という点，また侵襲によって全身性炎症反応が引き起こされるという点で共通点がある．代表的な外科的救急病態として，外傷，熱傷，内科的救急病態として重症心疾患，重症感染症（敗血症）などがある．

クリティカルケアが必要な患者では，「疾病」ごとの栄養管理だけでなく，呼吸不全や感染症などの重症度に応じた栄養管理が必要である．

[栄養投与ルートの選択] クリティカルケアが必要な患者では経口摂取だけで栄養状態を維持することは不可能であるため，静脈栄養または経腸栄養が必須である．栄養投与ルートの選択における大原則は，可能な限り経腸栄養を選択することである．経腸栄養が実施できない場合は静脈栄養を選択する．

[投与栄養量の決定] クリティカルケアが必要な患者では著しく代謝が亢進しているため，毎日

の栄養評価が重要である．重症化とともに進行する血管透過性の変化，体重変化，たんぱく合成能低下などを加味したうえで投与エネルギー量，たんぱく質，脂質のバランスを決定する．

エネルギー投与量： エネルギー投与量は間接熱量計による測定結果 EE に基づいて決定することが望ましい．呼気ガス分析と蓄尿により，全身酸素消費量（VO_2 mL/分），二酸化炭素産生量（VCO_2 mL/分）と尿中尿素窒素量（g/日）を計測し，Weir の式から求められる．

$$EE = 5.67 \times VO_2 + 1.60 \times VCO_2 - 2.17 \times 尿中尿素窒素量$$

測定が難しい場合には，推定式を用い算出する．ハリス–ベネディクトの式がよく使用される．最も簡易な計算法は体重のみで行うものである．ICU へ入室するような患者では 25〜30 kcal/kg/日が平均的である．

たんぱく質（アミノ酸）： 高度侵襲状態では，たんぱく質の必要量が増加している．個々の症例によって異なるが，たんぱく質（アミノ酸）投与量は，侵襲度を考慮して 1.2〜2.0 g/kg/日を基準にして決定する．また，侵襲度が強いと NPC/N は低い方がたんぱく質代謝改善に有効なので 100〜140 を，腸管を使用できるような安定期には NPC/N を 140〜160 を目安とする．

糖質： 糖質は脳の代謝を維持することを基準として考えると 2 g/kg/日の投与が必要である．クリティカルケアが必要な患者では代謝の亢進にしたがって高血糖を呈する．侵襲が加わった場合には耐糖能が低下することが多いため，静脈栄養では 4 mg/kg/分以下の速度で投与することが望ましい．グルコースの投与速度超過がないにもかかわらず高血糖を生じる場合にはインスリンを用いて調整する．経腸栄養では，高血糖を伴う病態下では糖質のエネルギー比率の低い製剤の使用を考慮する．

脂質： 一般的に推奨される脂肪の摂取量は 1 g/kg/日である．しかし脂肪を総エネルギーの何％投与するかについては病態や報告者によってさまざまであり一定の基準はない．脂肪はエネルギー効率がよいのが特徴であるとともに，生体調節に欠かすことができない必須脂肪酸（リノール酸，α-リノレン酸，アラキドン酸）を供給する観点からも投与は必須である．クリティカルケア患者は原則として脂肪乳剤を併用することが推奨されている．経腸栄養剤を用いる症例において，高炭酸ガス血症を伴う病態下では脂肪のエネルギー比率の高い製剤の使用を考慮する．

a 外傷（多発外傷）

頭部，顔面，胸部，腹部，脊椎，骨盤，四肢など身体の複数部位に一定以上の損傷を生じた状態を多発外傷という．個々の損傷が相互に悪影響を与え，時に治療の制約すら生じる．単独外傷と異なり治療の優先順位決定や専門各科が協力する感染制御チーム（ICT）や栄養サポートチーム（NST）などのチーム医療を必要とする．重篤な中枢神経損傷を伴う頭部外傷では，過剰な神経内分泌反応により，代謝亢進や異化亢進反応が起こり栄養不良を導くリスクとなる．

［**栄養管理**］多発外傷では直接的損傷による侵襲だけではなく，循環血液量減少性ショックなど二次的内因性侵襲も加わり高度の侵襲下にある．よって栄養管理は重症度に応じたクリティカルケアが行われる．中枢神経障害を伴う頭部外傷において，脳低体温療法を施行する場合，体温が 1℃ 低下すると生体の酸素消費量は 6〜9％ 低下する．このためエネルギー投与量は 15〜22 kcal/kg 程度を目安とする．また，脳低体温療法中は外来性脂質の利用能が低下しているためカロリー投与の主体はグルコースで行う．

b 熱　　傷

熱傷は，熱による生体表層の組織障害をいう．熱傷の重症度は広さと深さで規定される（**表 9.P.1**）．熱傷は受傷〜利尿期，48〜72 時間後の利尿期，感染期〜創閉鎖期の 3 つの病期に分

けられる．受傷〜利尿期では熱傷による組織損傷により創部での組織が障害され，全身性炎症反応症候群（SIRS；systemic inflammatory responce syndrome）が惹起される．急性期を脱すると感染症の管理治療，壊死除去術，植皮の生着が治療の主体となる．この時期が最も長い．熱傷は侵襲の程度が生体に加わる障害の中で最大であり，失われた表皮の修復に多大な時間を要する．

[栄養管理]　表9.P.1の重症熱傷やBurn Indexで重症に値するもの以外にも，年齢因子（70歳以上または5歳以下），気道熱傷，耐糖能異常，熱傷による臓器機能低下例では積極的栄養管理が必要である．

〈表9.P.1〉　熱傷の重症度分類

1. Artzの基準
   ① 重症熱傷：熱傷専門施設での入院加療を要する
   - Ⅱ度熱傷で30％以上のもの
   - Ⅲ度熱傷で10％以上のもの
   - 顔面，手足のⅢ度熱傷
   - 以下の合併症を有する熱傷・気道熱傷・軟部組織の損傷・骨折
   - 電撃傷，化学熱傷
   ② 中等部熱傷：一般病院での入院加療を要する
   - Ⅱ度熱傷で15〜30％のもの
   - Ⅲ度熱傷で10％未満（顔面，手足は除く）
   ③ 軽傷熱傷：外来通院でよいもの
   - Ⅱ度熱傷で15％未満のもの
   - Ⅲ度熱傷で2％未満のもの

2. Burn Index (BI)
   [Ⅱ度熱傷面積(%)×1/2＋Ⅲ度熱傷面積(%)]
   BI：10〜15以上であれば重症とする

必要エネルギー量の算出は，間接熱量計による測定が勧められるが，予測式を用いる場合にはハリス-ベネディクトの式やCurreriの式がよく用いられる．

Curreriの式

成人：20 kcal×体重＋65 kcal×熱傷面積（％）

小児：0〜1歳　　基礎代謝＋15 kcal×熱傷面積（％）
　　　1〜3歳　　基礎代謝＋25 kcal×熱傷面積（％）
　　　4〜15歳　 基礎代謝＋40 kcal×熱傷面積（％）

*熱傷面積50％まではよく相関するが，それ以上は過剰となるため注意する．

ハリス-ベネディクトの式では侵襲度に応じてストレス係数に1.3〜2.0を用いる．しかし係数が大きいため算出された栄養量が大きい場合には，頻回にモニタリングを行いながら投与エネルギー量を漸増し適切な投与量を決定する．たんぱくの体表からの漏出，異化亢進による体たんぱくの崩壊，尿中窒素排泄量増加が起こるため，十分量のたんぱくの投与が必要になる．そのたんぱく必要量は，中等度熱傷では1.5 g/kg/日程度，重症になれば2.0 g/kg/日となる．経口摂取が可能な患者においても食べやすい粥やゼリー類はたんぱく質が少ないため，摂取量と窒素出納を評価し，不足の場合には濃厚流動食等によるたんぱく摂取を促す．

c　集中治療

クリティカルケアが必要とされるその他の病態には，重症感染症，急性呼吸不全，急性膵炎などがある．

①**重症感染症**：　感染症のなかでも敗血症に対する栄養管理は免疫能の維持・改善，損傷組織や臓器の回復という観点から重要である．早期からの経腸栄養管理は敗血症においても勧められているが，目標栄養量の投与を行うために，補足的静脈栄養を行うことについては一定の見解が得られていない．

②**急性呼吸不全**：　呼吸不全は多岐にわたる疾患によって生じるため，臨床経過，症状，画像検査，血液検査などの総合的な判断により，感染症，急性肺障害/急性呼吸窮迫症候群，慢性閉塞性肺疾患，間質性肺炎などの原疾患を同定したうえで，現疾患に対する治療に加えて人工呼吸器管理を含めた集中治療管理が必要とされる．栄養管理は他のクリティカルケアが必要な疾

患と同様であるが急性呼吸不全では血中二酸化炭素濃度の上昇が問題となる場合があり，栄養成分として糖質を減らし，脂肪の割合を増やし対応する．

③**急性膵炎**：　急性膵炎は膵酵素による自己消化が起こる病態であり，その炎症が膵臓やその周囲を超えて全身に波及したものが重症急性膵炎である．重症急性膵炎では全身性の炎症反応のため異化亢進状態となり，エネルギー必要量が増加し低栄養に陥りやすい．経腸栄養には膵分泌刺激が低い消化態栄養剤（成分栄養剤）が用いられる．

Q 摂食機能の障害

摂食・嚥下とは，食物を食べて飲み込む一連の動作のことである．摂食・嚥下障害とはこの5つの期のいずれかに異常がみられることをいう（嚥下5期モデル，**図9.Q.1**）．
①先行期（認知期）：何をどのように食べるか判断し，食物を口へ運ぶ
②準備期：食物を口に取り込み，咀嚼して食塊にする時期
③口腔期：食塊を口腔から咽頭へと送り込む時期
④咽頭期：嚥下反射により食塊を咽頭から食道へと送り込む時期
⑤食道期：蠕動運動により食塊を食道から胃へと送り込む時期

摂食・嚥下障害の原因は，大きく3つに分けられる．
①器質的原因：食物の通路の構造に問題があり，通過を妨げている．
②機能的原因：食物の通路の動きに問題があり，上手く送り込むことができない．加齢も機能的原因の1つとなる．
③心理的原因：摂食の異常や嚥下困難を訴える患者のうち，理学的所見や検査上明らかな異常が認められない場合．

摂食機能障害の症状として，食事中の嗄声，痰の量が多い，むせる，口腔内汚染，体重減少，食欲低下，食事時間の延長，肺炎を繰り返す，などがある．

摂食・嚥下障害の原因となった病態を把握し，摂食・嚥下のプロセスの中で，どの時期に障害があるのかを把握し，障害に合わせて，食形態の調整を行う．さらに，口腔ケア（口の中の清潔，浄化），環境設定（姿勢［車いすの高さ，テーブルの位置，体幹角度の調整］，自助具など），食べ方（交互嚥下，スライス法等）を設定する．

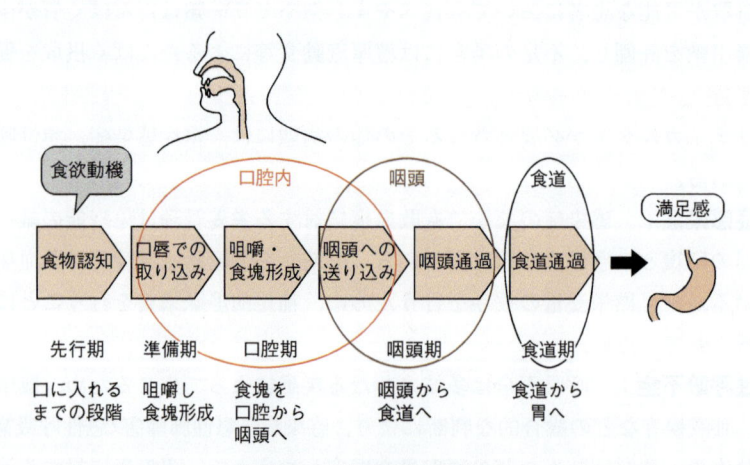

〈図9.Q.1〉　嚥下5期モデル
（小山珠美：摂食・嚥下障害①，予防．消化器外科NURSING, 12(10)：76-87, 2007）

a　意識障害

1）病態

[**病態生理**] 意識障害をきたす原因疾患として，頭蓋内病変に伴う一次性脳障害と脳神経機能を二次的に障害する全身性疾患に伴う二次性脳障害に分類される．

一次性脳障害は，特に脳幹部周辺部位の病変で覚醒障害が生じ，大脳皮質病変で意識内容の障害が発生する．二次性脳障害は，代謝性・中毒性・ショックによる脳虚血・呼吸障害による低酸素などの全身疾患によるものである．

[**症状**] 意識障害とは外部の刺激に対して正常に反応できない状態をいい，障害の程度によって分類される．意識障害は，「意識水準の低下」「意識の変容（せん妄）」「特殊な意識障害」に大別される．

[**診断**] 「意識水準の低下」の評価法には，①ジャパン・コーマ・スケール（Japan Coma Scale：JCS），② Mayo Clinic 分類，③グラスゴー・コーマ・スケール（Glasgow Coma Scale：GCS）などがある．

[**治療**] 診断・治療の遅れは非可逆的脳損傷を増悪させるため，救命処置とともに可逆性因子を念頭においた迅速な診療が要求される．複数の原因により意識障害をきたしている場合や，意識障害のために合併疾患の存在が見逃される可能性にも注意が必要である．

2）栄養ケアマネジメント

[**栄養病態**] 意識障害を発症した患者の多くは，経口摂取困難な場合が多い．意識状態の低下は，食物や吐物，唾液などの誤嚥によって窒息や誤嚥性肺炎を引き起こす恐れがある．

[**栄養アセスメント**] バイタルサインが安定していれば，早期に栄養補給を開始することが望ましい．意識障害の状態に応じて，栄養補給法を選択する．

[**栄養基準**] 日本人の栄養摂取基準および病態別栄養摂取基準に準ずる．

[**栄養補給**] 栄養補給法については，意識水準の評価を行い，経口摂取が困難な場合には，経静脈または経鼻胃管，または胃瘻から栄養補給を行う．経口摂取が可能な場合には，嚥下評価を行い，食形態を段階的にステップアップさせる．

b　咀嚼・嚥下障害

1）病態

[**病態生理**] 摂食・嚥下障害の原因はさまざまである．脳血管障害（脳梗塞・脳出血など）による麻痺や，神経・筋疾患，また加齢による筋力の低下などが主な原因である．

[**症状**] 嚥下運動（認知期，準備期，口腔期，咽頭期，食道期）の一連の動きのなかで障害が生じる．たとえば，食物が飲み込みにくい，食事中にむせる，食物通過時のつかえ感などがある．この機能障害には機能的嚥下障害と器質的嚥下困難に大別される．

[**診断**] X 線造影検査，内視鏡検査，CT，MRI 検査などがある．

[**治療**] 嚥下機能訓練，手術療法などがある．

2）栄養ケアマネジメント

[**栄養病態**] 摂食・嚥下障害に伴う窒息，誤嚥，誤嚥性肺炎，低栄養状態，脱水を招きやすい．

[**栄養アセスメント**] 原因疾患の状態および全身状態を把握したのち，嚥下機能評価を行い，適正な食形態の調整を行う．さらに，口腔ケア，姿勢，食べ方について，合わせて評価する．

[**栄養基準**] 日本人の栄養摂取基準および病態別栄養摂取基準に準ずる．

[**栄養補給**] 摂食・嚥下機能の状態により経口摂取のみで栄養補給ができない場合には，静脈栄養および経鼻・胃瘻栄養を併用する場合がある．

食形態においては，嚥下の状態に合わせて「かたさ」「付着性」「凝集性」を調整することが重要である．

［栄養教育］本人および家族や介護者に食べ方，介助の方法，食環境の調整，食形態の調整，嚥下訓練などのポイントを指導する．

c 消化管通過障害

1) 病 態

［病態生理］消化管通過障害とは，主に食物が口腔から食道，胃に到達するまでの過程での障害である．広義には小腸，大腸，肛門に到達するまでの過程を含む．器質的な障害として口腔がん，食道がん，胃がん，（小腸がん，大腸がん，肛門がん）などがある．機能的な障害には，下部食道括約筋の障害による胃食道逆流や食道アカラシアなどがある．

［症状］口腔内痛，胸焼け，胸部圧迫感，食欲不振，悪心，嘔吐，腹痛，腹部膨満感．

［診断］消化管内視鏡検査，食道胃X線造影検査，胸腹部X線検査，CT検査，MRI検査，超音波検査，食道内圧測定，pHモニタリング検査．

［治療］腫瘍がある場合には，その治療を優先する．原因疾患の治療が困難な場合には，対症療法を行う．

［予後］各疾患により異なる．

2) 栄養ケアマネジメント

［栄養病態］消化管通過障害により，絶食になる期間が予想されることから，栄養状態が悪化する恐れがある．小腸大量切除の場合には，腸からの栄養の補給は難しい．

［栄養アセスメント］身体計測や血液検査の栄養指標により，栄養状態を評価する．また，腹部症状の有無を確認し，栄養補給法を検討する．

［栄養基準］日本人の栄養摂取基準及び病態別栄養摂取基準に準ずる．

［栄養補給］消化管の機能に応じて，栄養補給法を選択する．消化管機能が働いているときは第一選択肢として経口または経腸栄養法を用いる．

［栄養教育］　それぞれの原因疾患に準ずる．

d 口腔・食道障害

1) 病 態

［病態生理］口腔・食道疾患により，食物が口腔から食道を通過する過程での障害をいう．

［症状］口腔内痛，胸焼け，胸部圧迫感，食欲不振，悪心，嘔吐，誤嚥，発熱．

［診断］b項（咀嚼・嚥下障害）およびc項（消化管通過障害）を参照．

［治療］口腔がん，食道がんなどの原因疾患がある場合には，その治療を行う．

　胃酸過多が原因となる疾患の治療．口腔ケアの実施．経腸栄養で逆流があり，誤嚥の恐れがある場合には，半固形の経腸栄養剤（材）を用いる．

［予後］各疾患により異なる．

2) 栄養ケアマネジメント

［栄養病態］食物を咀嚼，食塊形成し，咽頭，さらに食道に送り込む過程に障害があるため十分な栄養補給および水分補給ができず，低栄養状態および脱水を引き起こすおそれがある．

［栄養アセスメント］障害の状態を評価し，障害に合わせた食形態を選択する．

［栄養基準］日本人の栄養摂取基準および病態別栄養摂取基準に準ずる．

［栄養補給］食形態の調整を行い，可能な限り経口摂取を選択するが，栄養状態が維持・改善できない場合には，静脈栄養または経腸栄養（経鼻，胃瘻など）を併用する．

[**栄養教育**] b項（咀嚼・嚥下障害）に準ずる．

R 身体・知的障害

a 身体障害

　　身体障害とは四肢，聴覚，言語，視覚および心臓・腎臓などの障害による身体機能の低下である．在宅者の身体障害者数は 3,483,000 人と推測されている．そのうち，肢体不自由（上肢切断，上肢機能障害，下肢切断，下肢機能障害，体幹機能障害など）50.5％，内部障害（循環器障害，呼吸機能障害，腎機能障害，肝機能障害，代謝障害など）30.7％，聴覚・言語障害（聴覚障害，平衡機能障害など）9.8％，視覚障害（視力障害，視野障害，色覚障害など）8.9％である．原因別には，疾患によるもの，事故によるもの，加齢によるもの，出生時の損傷によるものとなる．

[**治療**] 一般的な治療として，患者の残存機能を活かし自立した日常社会生活が営めるよう，運動療法，理学療法，薬物療法，肺理学療法，栄養食事療法などが行われる．栄養食事療法において，身体障害者では疾患の状態により基礎代謝量が大きく異なるのが特徴である．アテトーゼ（不随意運動）主体型では，意識的な運動と無意識的な運動のバランスが崩れ，運動の調節や協調の制御ができないため必要栄養量が高いのに対し，動きの少ない痙直型が主体である場合では，必要栄養量が低い傾向にあるといわれている．身体障害者に対する明確な栄養基準を示す十分な根拠は得られていないが，必要栄養量は麻痺の有無や筋緊張の状態などの臨床所見を参考に，年齢別体重あたり基礎代謝量の 1~2 倍程度を範囲にエネルギー量を設定し，その後の栄養指標の経過を観察しながら調整する．なお身体障害者にはやせの割合が多く，血清アルブミン値が低値の割合が高い．

b 知的障害

　　知的障害は，「知的機能の障害が発達期（おおむね 18 歳まで）に現れ，日常生活に支障が生じているため，何らかの特別な援助を必要とする状態にある者」と定義される．ここでいう日常生活能力とは自立機能，運動機能，意思交換，探索操作，移動，生活文化，職業などの到達水準をさす．

　　知的障害者の総数は 547,000 人で，その内訳は在宅者数 419,000 人，施設入所者 128,000 人と推測されている．在宅者の障害の程度状況は，「最重度」が 14.9％，「重度」が 24.4％，「軽度」が 23.3％となっている．知的障害の原因は不明なことが多い．

[**栄養ケアマネジメント**] 知的障害者では，過栄養や低栄養，過食や偏食，丸呑みなどの食行動の問題が想定されることから，個々にその状態を把握し，食生活および栄養サポートをすることが患者の QOL 向上および尊厳ある自己実現を図るうえで重要である．知的障害者の栄養状態の特徴として，肥満頻度が高いことが報告されており，男性よりも女性の方が肥満の頻度が高い傾向にある．身体障害と同様に障害の種類により基礎代謝が大きく変わるため，身長・体重から年齢体重あたりの基礎代謝量と必要エネルギーを算出した後，栄養指標を経過観察しながら個別に調整する．

　　重症心身障害者では，摂食・嚥下障害を有する者が多いことから，必要に応じて嚥下透視検査を行い，障害に応じた食物形態，摂食姿勢，口腔ケア，介助方法などを，医師，看護師，管理栄養士，生活支援員などの多職種によるチーム全体で検討し，情報を共有，連携して支援することが重要である．

c 精神障害

①うつ病： 現在，うつ病の患者数は95.8万人と推計されている．うつ病の障害発症率は3～7％であると報告されているが，近年では10％にも及んでいるといわれており，早期発見・早期治療が重要である．基本的症状は，憂うつ，気分の落ち込みなど抑うつ気分と興味・意欲の低下で，頭痛，めまい，耳鳴り，全身疲労感，食欲不振などさまざまな症状が発症する．うつ病は自殺を伴うので対処に注意が必要である．

[栄養管理] うつ病は身体的・精神的疾患で，治療は，精神療法と抗うつ薬などの薬物療法を実施する．

うつ病の主な症状の1つに食欲不振がある．食欲低下により栄養摂取量が不足していないか，栄養バランスの偏りも含めて栄養評価を行う．一方，過食や体重増加を認める患者においては，脂質異常症や肥満を伴う場合も多く，各病態に合わせた栄養食事療法・栄養指導を実施する．特に栄養食事療法を必要とする疾患がない場合は「日本人の食事摂取基準」を参考にする．

うつ病における栄養療法として，エイコサペンタエン酸（EPA）とドコサヘキサエン酸（DHA）などn-3系多価不飽和脂肪酸が抑うつ気分を緩和する可能性があるとして最近注目されている．また，うつ病の原因は不明だが，神経伝達物質のノルアドレナリンとセロトニンの低下が関与していると考えられていることから，セロトニンを増やす食材としてのトリプトファンの有効性にも注目が集まっている．

②統合失調症： 統合失調症は，幻覚や妄想という症状が特徴的な精神疾患で，気分障害に分類される．原因は現在のところ不明であるが，病的な素因や中枢神経機能の脆弱化があり，心理社会的ストレスの誘因に伴い症状が形成されると考えられ，慢性の経過をたどりやすい．発症は，思春期から青年期の10歳代後半から30歳代に多い傾向にある．統合失調症の治療では，薬物療法（非定型抗精神病薬の服用）と心理社会的治療を実施する．

[栄養管理] 統合失調症における栄養問題として肥満がある．統合失調症患者は一般の人に比べ，肥満の頻度が高い傾向にあることが報告されている．統合失調症の症状の1つである意欲低下や活動性の低下，陰性症状による健康への関心低下，抗精神薬の副作用が原因で，肥満，糖代謝異常，脂質異常症が起こる場合が多いと考えられている．そのため，栄養食事療法においては，適正体重を維持するとともにこれらの疾患に対応した食生活支援・栄養指導が重要である．特に栄養食事療法を必要とする疾患がない場合は「日本人の食事摂取基準」を参考にする．

5 乳幼児・小児の疾患

小児の栄養ケアの重要性は，成人にもまして重要視されなければならない．

a 消化不良症・下痢症

消化不良症とはさまざまな原因により消化・吸収が障害され，下痢・嘔吐などが生じた状態をいう．

①急性消化不良症： 急性乳幼児下痢症ともいう．一般に便回数が1日に3回以上か通常より増加した場合をいう．経口摂取した水分は腸管内で吸収されるが，腸管上皮には水分を分泌する機能もある．水分摂取と分泌メカニズムは，おもに腸管内と血管内の浸透圧格差によって受動的に行われるが，腸管粘膜の水分移動はNa^+とCl^-の移動が中心になる．そのバランスが崩れた際に腸管内の水分量が増加して下痢が生じる．

急性下痢症の病因としてウイルス感染，細菌感染，食物アレルギー，薬剤起因性，後天的乳糖不耐症によるものがあるが，ほとんどがウイルス感染による急性胃腸炎である．

①ウイルス感染：ロタウイルス，ノロウイルス，腸管アデノウイルス，サポウイルス，アストロウイルスなど．

②細菌感染：病原性大腸菌，サルモネラ菌，カンピロバクター菌，エルシニア菌，赤痢菌，黄色ブドウ球菌，ビブリオ菌，*C. difficile* 菌など．

ウイルス性と細菌性の病態の違いは，ウイルス性では上部小腸の上皮への感染が主体であるのに対し，細菌性では回腸や大腸の上皮への感染が主である．そのため，ウイルス性の方が嘔吐などの上部消化管症状を合併しやすく，腹痛は軽度で水様便が主体である．細菌性では腹痛や粘液便の頻度が多く，時に血液が混入する．

②慢性消化不良症：　難治性下痢症，乳糖不耐症，牛乳アレルギー（牛乳過敏症）など．①難治性下痢症（生後3か月以内に発症し，病原菌が特定されない2週間以上続く下痢）および②遅延性下痢症（年齢を問わず，2週間以上続き，体重増加不良などの全身症状を伴う下痢）がある．

[**栄養アセスメント**] 脱水の症状（体重減少，皮膚・口唇の乾燥，皮膚の緊張の低下，尿量減少），不機嫌，活気がない，などをみる．

乳児の脱水重症度判定（軽症3％まで，中等度7％まで，重症度7％以上の体重減少）を行う．

[**栄養ケア計画**] 脱水症に対しては，水やお茶ばかりを摂取させたり，浸透圧の高い果汁を摂取させたりすることは避ける．脱水重症度判定により，軽度から中等度の脱水症で意識が清明かつ経口摂取が可能であれば，経口補水療法（ORT：oral rehydration therapy）が第1選択とされる．一方，重度であれば，輸液療法が第1選択となる．

経口補水液（ORS：oral rehydration solution）の摂取量の目安は，1日あたり乳児で体重1 kg当たり30～50 mL，幼児で300～600 mL，学童で500～1000 mLとする．少量ずつ摂取させる指導を行う．

①乳児期の補水法：母乳が十分に出ていれば，他の飲料による補水に固執する必要はない．母乳が出ない場合はミルクを，生後2か月過ぎれば白湯，麦茶，できれば電解質を含んだ乳児用のイオン水およびORSなどのなかで乳児が飲みやすい飲料を与える．

②幼児期から学童期の補水法：脱水状態の改善のために，摂取可能となったらORSを最初の3～4時間は100～150 mL/時間を目標に摂取させる．その後，下痢や嘔吐の都度，ORSを追加摂取させる．目安量は体重10 kg未満の児であれば1回あたり60～120 mLを，それ以上であれば，120～240 mLを摂取させる．

③急性消化不良症：　ウイルス感染が原因で起きる小児の急性胃腸炎による下痢や・嘔吐は，嘔気や嘔吐を呈している場合は，経口摂取により嘔吐を誘発する場合があるので注意する．嘔吐が続く場合には，安静にし，嘔吐物が気管に入らないように体を横向きに寝かせる．30分くらい後に吐き気がなければ，様子を見ながらORSなどの水分を少量ずつ摂取させる．

症状が改善された後，脂肪の少ない流動食を開始する．徐々に食事形態を常食に近づけ，1回の食事量も段階的に増量する．

経口摂取が不可能な場合は，輸液による栄養補給を続ける．

④慢性消化不良症：

[**栄養管理**]

①栄養状態の低下に注意し，欠乏が予測される栄養素を補給する．

> **コラム　小児の急性症状**
>
> ウイルス感染が原因で起きる小児の急性胃腸炎による下痢や嘔吐は，体内に侵入したウイルスを早く体外に排出する生体の防御反応である．冬の乳児下痢症はロタウイルスの感染によるものが多く，白色水様便が特徴である．重症度の判定は，体重減少率を用いる．重症の乳児下痢症では，経静脈栄養などの輸液を行う．

②経腸栄養での栄養補給を行う場合，下痢を生じやすいので注意する．濃度 0.05 kcal/mL/速度 40〜50 mL/時から徐々に濃度・速度を上げる．
③経口摂取を開始する際は，糖質からはじめ，徐々に植物性たんぱく質食品，低脂肪食品などを増やしていく．
④脂肪の投与は患者の状態を注意深く観察し，慎重に行う．
⑤ビタミン，ミネラルの不足に注意する．
⑥ラクトース含有食品の投与は慎重に行う．
⑦乳糖不耐症の場合は乳糖除去乳を与える．
⑧静脈栄養，たんぱく質加水分解乳などによる栄養補給を行う．

b 周期性嘔吐症

周期性嘔吐症とは1〜3日間持続する嘔吐の発作を周期的に繰り返す症候群である．間欠期にはまったく正常で，数年の経過により自然軽快する．アセトン血性嘔吐症，周期性 ACTH-ADH 放出症候群，自家中毒症などともいう．家族歴として片頭痛があること，発作は突然に発症し，突然に回復すること，成人期に片頭痛に移行する例があること，頭痛の随伴症状が多いこと，片頭痛の治療薬が有効である例が多いことなどから国際分類では，周期性嘔吐症が小児の片頭痛の1型として位置づけられている．

1) 病態

[症状] 突然に発症する嘔吐発作が特徴的である．2〜10歳に好発し，特に6歳以下に多い．性差はなく，季節性もない．

嘔吐，腹痛が夜間から早朝にかけてみられる．呼気にアセトン臭があり，血中・尿中のケトン体量が高いと代謝性アシドーシスが生じる．重症になると，脱水やけいれん，昏睡などを生じることもあるが，多くの場合，軽症のうちに改善する．

[治療] 嘔吐発作時の治療は対症療法で，制吐薬の他，脱水症の合併時には，輸液療法が必要となる．発作予防は発作の原因となるものを除去することである．心理的，身体的ストレスが誘因であれば心理的カウンセリングが発作回数減少に有効である．発作予防のための内服薬は，1か月に1回以上の発作，または重症で発作時には入院加療が必要な場合に適応となる．

2) 栄養ケアマネジメント

嘔気がおさまり，輸液などのケトーシスの改善がみられてから食事療法へ移行する．水分，電解質，糖質を補給し，脱水やケトーシスを改善する．

[栄養・食事ケアのポイント] 脱水，嘔吐の状況，血液検査値（ケトーシス，血糖値など）を十分考慮したうえで，栄養補給を決定する．

①嘔吐を誘発しない程度の糖質・電解質・水分を補給する．
②スープ，麺類，パン，粥，果物（水分が多く，酸味が少ないもの），野菜，ゼリー，アイスクリーム（脂質の少ないもの）などを，頻回与える（1日6回程度）．
③回復がみられたら，軟菜食，常食へと速やかに移行する．

c　アレルギー疾患

　　食物アレルギーとは，食物を摂取した際，身体が食物に含まれるたんぱく質（以下，アレルギー物質）を異物として認識し，自分の身体を防御するために過敏な反応を起こすことである．主な症状は「かゆみ・じんましん」「唇の腫れ」「瞼の腫れ」「嘔吐」「咳・喘鳴（ゼイゼイ・ヒュウヒュウ）」などである．「意識がなくなる」「血圧が低下してショック状態になる」という重篤な場合もあり，死に至ることもある．食物アレルギーは人によってその原因となるアレルギー物質とその反応を引き起こす量が異なる．また，同一人であっても体調によって，その反応も変わる．なお，食物にもともと含まれる薬理作用を持った化学物質に対する過敏反応（ヒスタミンによるアレルギー様作用やカフェインによる興奮作用など）は食物アレルギーに含まれない．**表 9.S.1** に臨床型分類を示した．

　　我が国における食物アレルギー有病率調査では全人口の 1～2％で，乳児が約 10％，3 歳児が約 5％，保育園児が 5.1％，学童以降が 1.3～2.6％と考えられている．

1）病　態

［**診断**］多くは摂取後 1 時間以内にみられる．いったん軽快した後に，同様に症状が二相性にみられることがある．

［**治療**］即時型の反応に対しては抗ヒスタミン薬の内服，軟膏塗布や，酸素投与，気管支拡張薬の吸入など，それぞれの症状に応じた治療を行う．

　　食事制限は患者とその家族に身体的，社会的不利益が多いため，以下の注意が必要である．

　　①正確な診断により，必要最小限の除去を指導すること；詳細な問診と必要に応じて食物負荷試験を併用し，原因物質を特定する．特異的 IgE 陽性のみで食事制限をしてはならない．逆

〈表 9.S.1〉　食物アレルギーの臨床型分類

臨床型		発症年齢	頻度の高い食物	耐性獲得（緩解）	アナフィラキシーショック*の可能性	食物アレルギーの機序
新生児・乳児消化管アレルギー		新生児期，乳児期	牛乳（育児用粉乳）	多くは緩解	(±)	主に非 IgE 依存性
食物アレルギーの関与する乳児アトピー性皮膚炎*		乳児期	鶏卵，牛乳，小麦，大豆など	多くは緩解	(+)	主に IgE 依存性
即時型症状（じんましん，アナフィラキシー*など）		乳児期～成人期	乳児～幼児：鶏卵，牛乳，小麦，そば，魚類，ピーナッツなど．学童～成人：甲殻類，魚類，小麦，果物類，そば，ピーナッツなど	鶏卵，牛乳，小麦，大豆などは緩解しやすい．その他は緩解しにくい	(++)	IgE 依存性
特殊型	食物依存性運動誘発アナフィラキシー（FEIAn/FDEIA）	学童期～成人期	小麦，えび，かになど	緩解しにくい	(+++)	IgE 依存性
	口腔アレルギー症候群（OAS）	幼児期～成人期	果物・野菜など	緩解しにくい	(±)	IgE 依存性

*慢性の下痢などの消化器症状，低たんぱく血症を合併する例もある．すべての乳児アトピー性皮膚炎に食物が関与しているわけではない．
（厚生労働科学研究班：食物アレルギーの診療の手引き，2011）

に陰性でも症状が確認されるものは除去が必要となる．

　②代替食品を指導するなど栄養面への配慮を行うこと：乳児期は成長に必要な栄養素や熱量を確保しなければならないため，十分な配慮が必要である．

　③早期に再検討し，解除を検討すること：食物負荷試験を行う必要があり，専門施設と連携して診療を行うべきである．

2）栄養ケアマネジメント
[栄養計画]

　①乳児期の栄養指導：食物アレルギー発症のほとんどは乳児期（0歳児）で，その多くは"食物アレルギーが関与する乳児アトピー性皮膚炎"である．

　②栄養指導のポイント

・離乳食は医師より指示された原因食品を除去しながら，厚生労働省策定"授乳・離乳の支援ガイド"にもとづいて開始する．

・保護者が「念のため」に食物の除去を拡げることがないように，保護者の不安を取り除く．

　③離乳食

・食物アレルギーでも，離乳食の開始や進行を遅らせる必要は基本的にない．

・患者の皮膚症状がよくない場合は，食べた食物の皮膚症状への影響が判断しにくいため，改善してから離乳食を始める．

・初めての食物を与えるときは，患者の体調の良いときに，新鮮な食材を，充分に加熱し，少量から与える．平日の昼間に与えれば症状が出たときに医師の診察を受けやすい．

・乳児期の原因食物は鶏卵，牛乳，小麦が90％を占める．離乳食開始に利用される米，イモ類（ジャガイモ，サツマイモ），野菜類（ダイコン，ニンジン，カボチャなど）が原因食物となることは少ない．

　④妊娠中・授乳中の母親の食事除去

・母親が原因で患者が悪化する場合には，母親も原因食物の除去を支持されることが時にある．しかし，母親が患者と同様の除去を長期間必要とすることは少ない．母親が食事除去をする場合には，母親の栄養状態にも留意する．

・ハイリスク児（両親・同胞に1人以上のアレルギー患者がいる児）に対して，アレルギー性疾患発症予防を目的とした妊娠中・授乳中の母親への食物制限は，十分な根拠がなく勧められない．

社会的対応（食品衛生法：加工食品に含まれるアレルギー表示）： 2002（平成14）年4月より発症頻度が多いか重篤な症状を誘発しやすい食べ物（特定原材料等）に対して，微量（数$\mu g/g$以上）でも有している場合は，原材料表示されるようになった．ただし，表示の対象は容器包装された加工食品のみで，店頭販売品や外食は対象外である．除去食を実践するうえで重要な情報であり，患者および保護者に情報を提供すべきである．

食物除去の指示書（診断書）： 保育所給食においては「保育所におけるアレルギー疾患生活管理指導表」を，幼稚園・学校給食においては学校生活指導表（アレルギー疾患用）を基に対応する．「保育所におけるアレルギー対応ガイドライン（厚生労働省）」および「学校のアレルギー疾患に対する取り組みガイドライン（日本学校保健会）をそれぞれ参照してもらい，対応の充実を促す．ただし，保育所で預かる児の年齢の幅が広く，また食物アレルギーの患者も多いため，給食対応が煩雑となり誤食事故が発生しやすい現状が問題となっている．

d 小児肥満症

　　肥満とは，体内に脂肪組織が過剰に蓄積した状態をいう．肥満度の程度は数量的に体格指数（体重と身長の比率）で評価される．2002年に肥満治療が特に必要となる医学的問題として「小児肥満症」が定義された．肥大した脂肪細胞からはインスリン抵抗性を惹起するTNF-α，レジスチンなどのアディポサイトカインが分泌され，相反して，インスリン感受性を有するアディポネクチンの分泌が低下し，メタボリックシンドロームを併発することが多い．

　　以下のように分類される．肥満のほとんどが単純性肥満である．
　①症候性肥満：何らかの原因疾患に基づく肥満．
　②単純性肥満：症候性肥満以外の肥満．

1）病　態
　　9.B節（肥満と代謝疾患）を参照．

[治療] 食事療法と運動療法を行う．軽度で合併症がない場合，積極的な治療をせず，運動を奨励する．高度でエネルギー制限を行う場合，制限が厳しい場合は入院治療を行う．エネルギー制限をやや厳しくすることはあるが，この場合は特に除脂肪組織の減少を防止するために，たんぱく質量の確保に特に注意を払う．

　　症候性肥満では，原因の治療を行う．

2）栄養ケアマネジメント
[栄養スクリーニング・ケア計画]
　①体格指数：小児では幼児期まではカウプ指数（18以上が肥満），それ以降は肥満度（+15%以上，学童期以降+20%以上が肥満，+50%以上は高度肥満）やローレル指数（学童160以上で肥満）が体格指数として広く用いられている．
　②カウプ指数：体重(g)/身長$(cm)^2 \times 10$　（幼児），
　　ローレル指数：体重(g)/身長$(cm)^3 \times 10^4$　（学童）

コラム　小児のメタボリックシンドローム

　我が国では厚生労働科学研究班から日本人小児メタボリックシンドロームの診断基準が2007年に示された（表9.S.2）．本邦小児の頻度は，全小児の0.5～3.0%，6～15歳肥満児の10～35%と報告されている．妊娠期に低栄養状態になった場合，児は低出生体重児となりインスリン抵抗性を獲得して（胎児プログラミング），出生後の栄養状態の豊富な環境とのミスマッチの結果，メタボリックシンドロームを高頻度に発症することが指摘されている（Barker仮説）．

〈表9.S.2〉　日本人小児のメタボリックシンドロームの診断基準

危険因子		異常判定基準
腹囲（臍囲）		≧80 cm（注）
上記に加え，以下のうち2項目を有する場合にメタボリックシンドロームと診断する．		
1）血清脂質	中性脂肪 かつ/または HDL-コレステロール	≧120 mg/dL < 40 mg/dL
2）血圧	収縮期血圧 かつ/または 拡張期血圧70 mmHg以上	≧125 mmHg
3）空腹時血糖	空腹時血糖	≧100 mg/dL

（大関武彦ほか：「小児のメタボリックシンドローム診断基準の各項目についての検討」厚生労働科学研究費補助金　循環器疾患等生活習慣病対策研究事業　小児期メタボリック症候群の概念・病態・診断基準の確立および効果的介入に関するコホート研究　平成18年度総合研究報告書，2007）
注）腹囲については腹囲/身長が0.5以上，腹囲については小学生は75 cmであれば各々異常を満たすとする．

[**栄養ケア計画・実施・評価**] 小児期の肥満は成人後の肥満や生活習慣病にもつながるため，できるだけ早期に改善することが大切であるが，成長発達の観点から無理なエネルギー制限は行わない．

栄養・食事ケアのポイント：

①小児期は身長が伸びるために，緩やかな体重増加があっても標準体重を維持できる点を考慮して，摂取目標値を決定する．エネルギー摂取量は標準体重の推定エネルギー必要量レベルとし，食事摂取基準の推奨量または目安量を満たすようにする．食生活のリズムの確立をするように家族を含めた指導を行う．

②食事は1日3回決まった時間に摂取し，夜食・間食はできるだけ控える．

③高脂肪食を控える．

④野菜，海草，きのこなどを多くとりいれる（毎食100g以上摂取し，食物繊維不足や偏食を改善する）．

⑤たんぱく質は動物性たんぱく質に偏らないようにし，できるだけ3食均等に配分する．

⑥カルシウム，鉄，ビタミンB群が不足しないように注意する．

⑦身体活動が少ない小児には，運動指導も行う．

[**食事計画**] 治療の中心は今までの誤った生活習慣，食習慣を是正することにある．食事・運動の指針は2型糖尿病の食事・運動療法に準ずる．

小児肥満の治療には家族全員の協力が必要であり，目標達成には毎日の体重測定や生活習慣のチェックリストが役立つ．

e 先天性代謝異常

フェニルケトン尿症，メープルシロップ尿症，ホモシスチン尿症，ガラクトース血症と内分泌疾患であるクレチン症，21水酸化酵素欠損症の6疾患を対象とした先天性代謝異常スクリーニング検査がある．この検査は，生後5日目前後に赤ちゃんの踵を穿刺して，微量の血液をろ紙に浸透させ，検査機関に血液のついたろ紙を送付して検査が行われている．

①**フェニルケトン尿症**（phenylketon uria，PKU）： PKU（高フェニルアラニン血症の一部を含む）の勧告治療指針（平成24年）は以下のとおりである．

①新生児マススクリーニングで高フェニルアラニン血症が見出された新生児については，テトラヒドロビオプテリン（BH_4）負荷試験によってビオプテリン代謝異常が否定され，通常の哺乳状態で血中フェニルアラニン（Phe）値が10 mg/dLを超えている場合は，生後1か月以内に食事療法を開始する．なお，10 mg/dL未満の場合は，数日間経過を観察して7 mg/dL以上の値が続くときに食事療法を開始する．

②新生児ではPhe投与量を適切に制限し，数日のうちに血中Phe値が10 mg/dL以下になるようにし，引き続き血中Phe値が2〜4 mg/dLまで低下するようにPhe投与量を調節する．Phe忍容能（どれ位のPheを摂取できるか）は症例によってかなり異なるので，治療開始時には血中Phe値を連日測定しながらPhe投与量を調節する．その際の採血には侵襲が少ないろ紙採血が奨められる．また，このような初期治療は入院して行うことが必要である．

③年齢別血中Phe値の維持範囲を**表9.S.3(A)**に示す．

④Pheの忍容能は症例により異なるが，Pheは必須アミノ酸であるから，PKUであっても必要なPhe量は食事から補充する必要がある．各年齢におけるPhe摂取量のおよその目安を**表9.S.3(B)**に示す．血中Phe値を維持範囲に低下させるためには治療乳を使用することにより，数日以内に維持範囲に低下させることが可能であり，退院後も乳幼児期は月1回程度，血

中 Phe 値を測定して，Phe 摂取量を調節する．ろ紙に採取した血液の Phe 値は Guthrie 法，HPLC 法またはタンデムマス法，血清 Phe 値はアミノ酸分析計で各々測定する．

⑤ 1 日の摂取エネルギー量および三大栄養素の配分比は同年齢の健康小児とほぼ等しくし，身体計測を行ってエネルギー不足が疑われる場合には糖質を追加する．

⑥自然たんぱく質と代替物を合わせたたんぱく質摂取量は，乳児期には 2 g/kg/日，幼児期は 1.5 g/kg/日，学童期およびそれ以後は 1.0 g/kg/日以下にならないようにする．たんぱく質摂取量が 0.5 g/kg/日以下になると，Phe 摂取制限をしていても血中 Phe 値が上昇することがあるので注意を要する．

⑦生命維持と発育に必要な窒素源，すなわちたんぱく質の大部分は Phe を含まないアミノ酸混合物で作成した治療乳から摂取し，**表 9.S.3(A)** の血中 Phe 値に保つことができる範囲の Phe を自然たんぱく質から与える．年齢ごとの治療乳（Phe 除去ミルク配合散，雪印）摂取量の目安を**表 9.S.3(C)** に示す．

⑧小学校入学までは原則として 4 週ごとに来院させ，血中 Phe 値を測定するとともに身体計測を行う．3 カ月ごとに血液一般検査，血液生化学検査を行う．また適宜脳波検査と脳の画像検査を行うことが望ましい．

⑨本症の食事療法は終生継続することが奨められており，担当医は食事療法を中断することがないように，患者・保護者を十分に教育することが必要である．

②**メープルシロップ尿症（楓糖尿病）**： メープルシロップ尿症は，分岐鎖(α)アミノ酸脱水素酵素複合体（BCKAD 複合体）の異常（欠損または著明な低下）により 3 種の分枝鎖アミノ酸（バリン，ロイシン，イソロイシン）などの代謝が障害されて，これらのアミノ酸やこれらのアミノ酸に由来する α-ケト酸が体内に蓄積することで発症する常染色体劣性遺伝性疾患である．日本における発生頻度は約 50 万人に 1 人である．

〈表 9.S.3〉 血中 Phe 値の維持範囲(A)，各年齢別 Phe 摂取量の目安(B)，治療乳摂取量の目安(C)

(A) 血中 Phe 値の維持範囲

乳児期～幼児期前半	2～4 mg/dL（120～240 μmol/L）
幼児期後半～小学生前半	2～6 mg/dL（120～360 μmol/L）
小学生後半	2～8 mg/dL（120～480 μmol/L）
中学生以後	2～10 mg/dL（120～600 μmol/L）

(B) 各年齢別 Phe 摂取量の目安

年齢	摂取 Phe 値（mg/kg/日）
0～3 か月	70～50
3～6 か月	60～40
6～12 か月	50～30
1～2 歳	40～20
2～3 歳	35～20
3 歳以後	35～15

註：PKU ではない 3 か月乳児で，1 日のたんぱく質摂取目安量を 15 g/日とすると，それに含まれる Phe は約 750 mg となり，体重を 6 kg とすると Phe 摂取量は 125 mg/kg/日となる．PKU 児ではこれを 70～50 mg/kg まで制限する必要がある．

(C) 治療乳摂取量の目安（g/日）

乳児期	60～100
幼児期前半（1～2 歳）	100～120
幼児期後半（3～5 歳）	120～150
学童期前半（6～9 歳）	150～200
学童期後半およびそれ以後	200～250

コラム　先天性代謝異常の新しい検査法（タンデムマス法）

タンデムマス法を用いた新生児マススクリーニング検査によって，アミノ酸代謝異常，有機酸代謝異常及び脂肪酸代謝異常の早期発見が可能となること，また，そのうちの 16 疾病については，見逃し例がきわめて少なく，早期治療により心身障害の予防又は軽減が期待できること等が報告されている（厚生労働省：雇児母発 0331 第 1 号　平成 23 年 3 月 31 日）．

[**症状**] 母乳中のアミノ酸などが体内に蓄積することにより哺乳力低下，嘔吐，けいれん，昏睡といった症状が現れる．α-ケト酸が尿や汗などに排出されることで特有のメープルシロップの匂いがする．

重症型では呼吸障害，意識障害，けいれんなどが新生児期早期に出現し，緊急治療が必要である．

①血漿アミノ酸分析による分枝鎖アミノ酸の測定を行う．
②血漿あるいはろ紙血のアロイソロイシンのピークをアミノ酸分析で確認する．
③尿有機酸分析によって，α-ケト酸の検出を確認する．

[**治療**] 急性期は血中のケト酸濃度を低下させる処理を行い，全身症状が落ち着いた後は，主に食事療法が一般的であるが，分枝鎖アミノ酸を含まない特殊ミルクや制限食により栄養を補うことになる（表9.S.4）．急性期の治療が遅れると，後遺症が残ったり，生命予後が悪くなるため，十分に注意することが必要である．また，生涯にわたりこれらのアミノ酸を除去した食事療法が必要な場合がある．

〈表9.S.4〉 メープルシロップ尿症暫定的治療方針

月齢	ロイシン	イソロイシン	バリン
0〜3か月	160〜80	70〜40	90〜40
3〜6か月	100〜70	70〜50	70〜50
6〜12か月	70〜50	50〜30	50〜30

（資料：厚生省先天性代謝異常治療研究班）

[**予後**] 早期に治療が開始できれば正常な発達が期待できる．

③ホモシスチン尿症： 検査方法はBIA法（ガスリー法）を用いる．

[**栄養ケア計画，治療および食事療法**] 治療はメチオニンを除去した低メチオニン・高シスチン食事療法が一般的で，生涯継続して行う．乳児期にはメチオニン除去した特殊ミルクを使用する．しかし，メチオニンも発育には必要なアミノ酸なので，普通ミルクなども用いて血液中のメチオニン濃度をコントロールする事が重要である．また，ビタミンB_6を併用することで食事用法を緩和できる場合もある．離乳期以降もメチオニン除去ミルクと低たんぱく食で食事療法を継続する．空腹時血中メチオニン1 mg/dLを目標に，もしくは症状発現に直接関与している血漿ホモシステインを指標とした治療効果判定基準に従って治療を行う．

特殊ミルク： ホモシスチン尿症・高メチオニン血症治療用特殊ミルクがあり，s-26ではメチオニンが含まれていないこと，シスチンが1000 mgとふつうミルクの4〜5倍に含まれているのが特徴である．

[**病態**] ホモシスチン尿症はメチオニンというアミノ酸を代謝する際に必要な酵素に異常があり，ホモシスチンというアミノ酸を発生し尿中に大量排泄される先天性アミノ酸代謝異常症の1つで常染色体劣性遺伝疾患である．また，メチオニンを代謝しきれなくて血液中のメチオニン濃度が高くなることも知られている．

我が国の新生児マススクリーニングでは，約90万人に1人の割合で発見されている．

[**症状**] 主な症状はホモシステインの蓄積とシステイン，シスチンの欠乏が原因であると考えられている．フィブリリンはシスチンに富んだたんぱく質で，シスチンの不足により構造維持に重要なs-s結合が形成されないために，眼症状や骨格異常を発現すると考えられている．血栓症は血中ホモシステイン，ホモシスチンの増加により，トロンボキサンチンA_2の上昇などのアラキドン酸代謝に異常をきたし，血小板の凝集能の亢進が原因とされている．

[**臨床症状・合併症**] 出生時は異常が認められず，年齢とともに症状が出現してくる．

早期発見，早期治療が行われない場合には①水晶体脱臼に起因する近視や緑内障などの眼症

状，②骨粗鬆症や高身長・クモ状指・側弯症・鳩胸・外反膝などの骨格系の異常，③知的障害，てんかんなどの中枢神経系の異常，④冠動脈血栓，肺塞栓，脳血塞栓症などの血管系障害がある．

[診断] 新生児マススクリーニングで血中メチオニンの高値によって発見される．血中メチオニンの上昇は胆汁うっ滞性肝障害をはじめとしたさまざまの疾患が認められるため，さまざまな所見から総合的に判断される．血中ホモシステイン，尿中ホモシステインの増加が重要である．ビタミン B_6 負荷試験により，ビタミン B_6 反応型との鑑別を行う．

[予後] 早期治療を開始することができれば予後は良好である．しかし，食事療法による血液中のメチオニン濃度をうまくコントロールできないと，血栓症，塞栓症により死亡する場合もある．

④**ガラクトース血症**： ガラクトース血症とは，乳糖の成分であるガラクトースが体内で代謝される際に必要な酵素の欠損によりガラクトースが体内に蓄積することで特有の症状を発症する疾患である．

ガラクトース血症には欠損している酵素の種類により1型，2型，3型の3種類に分類することができそれぞれに特有の症状が認められる．発症頻度は，タイプ1の場合おおよそ47,000人に1人と推定されている．

[症状]
　①1型：新生児期から哺乳力低下，体重減少，肝腫，黄疸等がみられ肝硬変を発症し感染症等で死亡することもある．また早期に白内障を伴う場合がある．
　②2型：白内障が主な症状である．
　③3型：ほとんど無症状である．

[治療] 食事療法が一般的である．具体的には乳糖を含む食品の摂取を中止し，代わりに無乳糖特殊ミルクを摂取する．離乳期以後は乳製品およびそれを含む食品，その他乳糖を含む食品の摂取を禁止し，加工されていない穀類，いも類，果実，油脂，肉類（レバーは禁止），魚類，卵，海草，野菜，砂糖を使用した食事療法を実施する．

[予後] 早期発見，早期治療を開始できれば予後は良好と思われる．

⑤**糖原病1型**： 糖原病は先天的なグリコーゲン代謝異常症であり，現在14種類の病型が報告されている．筋型糖原病はその中で筋症状を呈するものを総称し現在12種類の報告がある．酵素発現が他臓器にもある場合は筋症状のみならず，肝障害，心筋障害，中枢神経障害などを合併する．診断は酵素診断が主流であるが，一部遺伝子診断も可能である

糖原病1型の食事療法のポイントは，頻回の糖質摂取により空腹時の低血糖を予防し，グルコース以外の単糖類とそれを含む二糖類を制限することである．低血糖による解糖系の亢進でトリグリライド，LDLコレステロールの合成が亢進し脂質異常症を生じるが，頻回の糖質摂取により低血糖を防ぐことで，脂質異常症も是正できる．

　①摂取栄養量について：エネルギー構成比率として糖質を多くし，脂質は少なくする．使用する糖質はでんぷん，麦芽糖，グルコースとし，果糖，ガラクトースは過剰摂取すると乳酸値が上昇するので，それを含む乳糖，ショ糖は糖質の5％以内の摂取量に制限する．

乳児期に診断された場合は，母乳，一般調製粉乳，牛乳の使用を禁止し，糖原病特殊ミルクに切り替える．

　②食事回数：低血糖を防ぐために乳児期から幼児期前半は8回食とし，深夜から早朝にも哺乳を必要とする．学童期に入ると頻回食を行うことが難しくなるが，低血糖を予防するために

午前と午後に特殊ミルクや生コーンスターチの摂取が必要になる．

③制限糖質の使用方法：1型では果糖およびガラクトースの利用が障害されており，これらを1g/kg/回与えると血中の乳酸値が著しく上昇する．しかし，少量であれば大きな影響は考えなくてもよく，1日に摂取する糖質のエネルギーの5％以内に制限し，果実，乳・乳製品なども含めて許容範囲内で使用する．

④ミネラルの補給：生コーンスターチを用いた食事療法は低血糖の予防には有効であるが，カルシウムや鉄などのミネラルの摂取不足が生じるので，糖原病用特殊ミルクや乳製品の中で乳糖の少ない食品を使用する．

f 糖尿病

小児糖尿病の治療目標は，非糖尿病児と同等の発育とQOLの確保である．

思春期では，成長ホルモンの影響などにより「生理的インスリン抵抗性」が増大するほか，思春期特有の精神的葛藤も血糖コントロールに強く影響し，女子では月経周期の影響も加わる．

[**食事計画**] 食事で摂取すべきエネルギー量は思春期に最大となる．食事制限を行う場合は，成長に必要な栄養素やエネルギー量が不足しないように注意する．

[**栄養基準**] 食事摂取基準に準じる．

①小児1型糖尿病： 主に自己免疫を基礎とした膵β細胞破壊，HLA（human leucocyte antigen）などの遺伝因子に何らかの誘因・環境因子が加わって起こる．

①インスリン治療：強化インスリン療法が基本である．小児のすべての年齢で適応となるが，個々の生活習慣に合致した適切なインスリン注射法を選択する．

②食事療法：エネルギー摂取を同性，同年齢の健常児と同様にして，栄養素の配分を適正化する．

③運動療法：低血糖の発生に注意すれば，原則として運動制限はない．低血糖時には適切な補食を行う．

②2型糖尿病： 日本人では，小児糖尿病の約7割が肥満の2型糖尿病である．インスリン分泌の低下やインスリン抵抗性をきたす複数の遺伝因子に過食（特に高脂肪食），運動不足などの環境因子が加わってインスリン作用不足を乗じて発症する．

①食事療法：中等度の肥満ではエネルギー摂取を健常児の90％程度に制限し，軽度〜非肥満では95％を目安として治療を開始する．その後症例により漸次増減する．

②運動療法：1日の摂取エネルギーの10％程度を消費する運動メニューを作成するが，運動を強要せず，日常の活動量を増やすように指導する．

③薬物療法：食事・運動療法に抵抗し，**HbA1c**＊（NGSP値）が7.5％以上を示す場合は，経口血糖降下薬あるいはインスリン療法を開始する．

コラム　カーボカウント

小児1型糖尿病患児に対してカーボカウント（Carbohydrate Counting）を導入指導している病院がみられるようになった．カーボカウントは欧米ではすでに定着している．

糖尿病における食事療法の1つで，食事の栄養素のなかで，糖質が強く血糖値を上昇させるので，食事中の糖質量を計算する．食事中の糖質が血糖に与える効果を知ることで，血糖値のコントロールをしようという考え方である．炭水化物を減らしたりすることを勧めている方法ではない．一方，糖尿病食品交換表はエネルギー（カロリー）から食事内容を指導するので，カロリーカウントといえる．1カーボは糖質を10gとしている場合が日本では多い．

g 小児腎疾患

①小児急性糸球体腎炎： A群β溶血性連鎖球菌に感染した後に発症するため，溶連菌感染後急性糸球体腎炎とも呼ばれる．無症状のものから，一時的に透析を必要としたり高血圧性脳症を発症する重症例もあるが，ほとんどが自然軽快し，腎予後も良好である．

[アセスメント] 自然軽快する疾患なので，対症療法のみで行う．急性期の血圧・水分管理が最も大切である．

[食事] 浮腫・高血圧・溢水のみられる急性期には水分制限（前日の尿量＋不感蒸泄）・塩分制限（1日3g程度）を行う．利尿に伴い解除する．必要に応じてカリウム制限，たんぱく質制限（0.5 g/kg/日）を行うこともある．

②小児慢性（糸球体）腎炎： たんぱく尿や血尿が持続し，高血圧，浮腫とともに腎機能障害が緩徐に進行する病態である．糸球体ろ過量（GFR）の低下と腎組織でのネフロンの減少を特徴とする．

検尿： 尿たんぱくを試験紙法あるいは1日の尿たんぱくの定量とにより評価する．随時尿は尿たんぱく/尿Cr 日を測定する．2歳以上では0.21 g/g以下，2歳未満では0.5 g/g以下が正常であり，0.5以下の場合には通常，腎機能障害の進行は少ない．併せて，試験紙法による尿潜血反応および尿沈渣による赤血球の観察を行う．

[アセスメント] 詳細な家族歴の聴取や，特徴的な理学所見（関節腫脹，難聴など）の評価を行う．

慢性腎臓病として定期的に腎機能を評価する．小児においては身長と血清Cr値を用いたシュワルツの式により推定GFRを算出する．

$$小児の推定 GFR (mL/min/1.73 m^2) = \kappa (係数) \times 身長 (cm) / 血清 Cr (mg/dL)$$

$\kappa=0.45$（1歳未満），$\kappa=0.55$（2〜12歳），$\kappa=0.55$（13歳以上の女性），$\kappa=0.70$（13歳以上の男性）血清Cr値はヤッフェ法を使用する．

[栄養管理] 浮腫，高血圧，心不全を呈する場合には塩分制限，水分制限が必要である．たんぱく制限は行わない．

③小児ネフローゼ症候群： ネフローゼ症候群は高度なたんぱく尿がもたらす一連の病態であり，厚生省特定疾患ネフローゼ症候群調査研究班の診断基準（1974）によって定義される．診断基準は，①たんぱく尿の持続（3〜5月以上），②低たんぱく貧血症，③浮腫，④脂質異常症など．

[栄養と水分管理] 浮腫に対してはNaバランスを是正する必要があり，程度が強い場合には塩分制限を行う（添加塩分0〜2g/日，できるだけ1g/日以下）．水分制限は血管内脱水を起こしやすいために注意して行い，前日1日尿量と不感蒸泄量（400〜600 mL/m³/日）を加えた量を与える．急性期の水分のin/outを輸液を含めて細かく管理する．低たんぱく質食の有効性については十分なエビデンスはないが，少なくとも高たんぱく質食は推奨されない．

④小児慢性腎臓病（CKD）に対する食事療法基準（2012年）について（一部改変）： 慢性糸球体腎炎，低・異形成腎など，すべての小児腎臓病を対象とする．

エネルギー： 日本人の食事摂取基準（2015年版）に準ずる．

①入院中の小児腎臓病患者の身体活動レベルは低いと思われることから身体活動レベルの指数（基礎代謝量の倍数）は，Ⅱの1.75からⅠの1.5まで下げてもよいと考えられ，これは食事摂取基準の推定エネルギー必要量の86％に相当する．②CKDステージ4.5，身体活動レベルが低いと思われる患児の場合は，前述の値までエネルギー摂取量を減らすことができる．③腹

膜透析では透析液からの吸収エネルギー分を考慮する．④適正なエネルギー摂取は小児（特に乳幼児）の成長・発達のために不可欠であり，エネルギー摂取不足に陥っていないかどうかを常にチェックする必要がある．

たんぱく質，食塩，カリウム： 日本人の食事摂取基準（2015年版）に準ずる．

①ネフローゼ症候群の乏尿期間には食塩の制限が必要である．②急性腎炎症候群の乏尿期には，たんぱく質，食塩，カリウムの制限が必要である．③保存期慢性腎不全期（CKDステージ3.4）における腎不全進行抑制を目的としたたんぱく質制限食の効果は否定的な意見が多い．④たんぱく質を制限する場合には，FAO/WHO（1985年）から示されたたんぱく質摂取の安全レベル以上のたんぱく質は最低減摂取するようにする．⑤腎不全進行因子として高血圧の関与が示されていることから，食塩の過剰摂取は避け，高血圧を認める場合には食塩制限を行う．⑥小児の慢性腎不全の原因として最も多い先天性腎尿路奇形症例では，尿中へのナトリウム喪失が認められる場合が多く，食塩の補充が必要な場合もある．⑦CKDステージが進んだ場合（ステージ3.4.5（透析期を含む））には，高窒素血症，高リン血症，代謝性アシドーシスのコントロールのためにたんぱく質の過剰摂取はさける．また，高カリウム血症がみられる場合はカリウムを制限する．⑧透析期では，溢水に対する厳重な注意が必要であり，食塩は制限する．⑨透析期における適正なたんぱく質摂取量は不明である．ただし，血液透析の場合はわが国のたんぱく質推奨量で，腹膜透析の場合はわが国のたんぱく質推奨量＋0.4 g/kg/日量のたんぱく質を摂取するのが現時点では妥当とされる．

T 妊産婦・授乳婦の疾患

a 妊娠糖尿病

妊娠糖尿病（gestational diabetes mellitus, GDM）は，糖尿病に至らない軽い糖代謝異常でも，児の過剰発育が起こりやすく周産期のリスクが高くなること，ならびに，母体の糖代謝異常が出産後いったん改善しても一定期間後に糖尿病を発症するリスクが高いことにあるので，定期的な経過観察が必要である．

わが国の糖尿病人口は急増しており，これまでの診断基準ではわが国のGDMの頻度は2.92％であったが，2010年7月に大規模な診断基準の変更がありGDMの頻度は12.08％と4.1倍に増えた．ただし，この数字は全員に75gグルコース負荷試験（75gOGTT）を行った場合の数字であるので，スクリーニング陽性者のみグルコース負荷試験（OGTT）をしたときは，これより若干少なくなる．

妊娠中の糖代謝異常には，糖尿病が妊娠前から存在している糖尿病合併妊娠と，妊娠中に発見される糖代謝異常がある．後者にはGDMと，妊娠時に診断された明らかな糖尿病の2つがある．糖尿病合併妊娠はGDMに比し胎児に奇形を生ずるリスクが高まる．

妊娠糖尿病は「初めて発見または発症した糖尿病に至っていない糖代謝異常」で，明らかな糖尿病は含めない．

〈表9.T.1〉 妊娠糖尿病の定義と診断基準

定義	妊娠中に初めて発見または発症した糖尿病に至っていない糖代謝異常
診断基準	75g OGTTにおいて次の基準の1点以上を満たしていた場合に診断する． 　空腹時血糖 ≧ 92 mg/dL 　1時間値　≧ 180 mg/dL 　2時間値　≧ 153 mg/dL ただし，臨床診断において糖尿病と診断されるものは除外する．

（日本糖尿病学会編：2012-2013糖尿病治療ガイド（HbA1c国際基準化対応），文光堂，2013）

表 9.T.1 に GDM の定義と診断基準を示す.

1) 病態

[**診断**] 初診時およびインスリン抵抗性の高まる妊娠中期に随時血糖検査を行い, 随時血糖値が 100 mg/dL 以上の陽性者や糖代謝異常の危険因子を持つ場合に, 75 g OGTT を施行して診断する.

妊娠初期に糖代謝異常が存在する場合には, 妊娠前から糖尿病や IGT などの糖代謝異常が存在していたと推測される. 妊娠可能年齢の女性で肥満や第1度近親者に糖尿病がある場合には, 妊娠前に血糖検査を行うことが望ましい. 糖尿病女性が挙児を希望する場合には, 児の先天性異常と母体の糖尿病合併症悪化を予防するために, 妊娠前の治療・管理が重要である (計画妊娠).

妊娠初期の血糖コントロールが不良の場合, 児の先天性異常や流産が高率となる. この点からは, 妊娠前に血糖コントロールの指標が正常化されていることが望ましいが, HbA1c*(NGSP 値) 7.0%未満が妊娠を許容できる目安となる.

[**治療**] 妊娠中の血糖コントロールは, 母体や児の合併症を予防するため, 厳格に行う. 朝食前血糖値 70〜100 mg/dL, 食後2時間血糖値 120 mg/dL 未満, HbA1c (NGSP 値) 6.2%未満, HbA1c (JDS 値) 5.8%未満を目標とする.

妊娠前, 妊娠中, 周産期, 授乳期の薬物療法にはインスリンを用いる. インスリン抵抗性の増大する妊娠中期以降には必要に応じてインスリンを増量し, 分娩後には速やかに減量する. 中止できる症例もある (**図 9.T.1**).

2) 栄養ケアマネジメント

[**スクリーニング, アセスメント**]

①妊娠中の糖代謝異常の有無のスクリーニングは妊娠初期から開始する. 特に, 肥満妊婦, 第1度近親者に糖尿病がある妊婦では妊娠初期のスクリーニングは重要である.

②GDM の危険因子には, 尿糖陽性, 糖尿病家族歴, 肥満, 過度の体重増加, 巨大児出産の既往症, 加齢などがある.

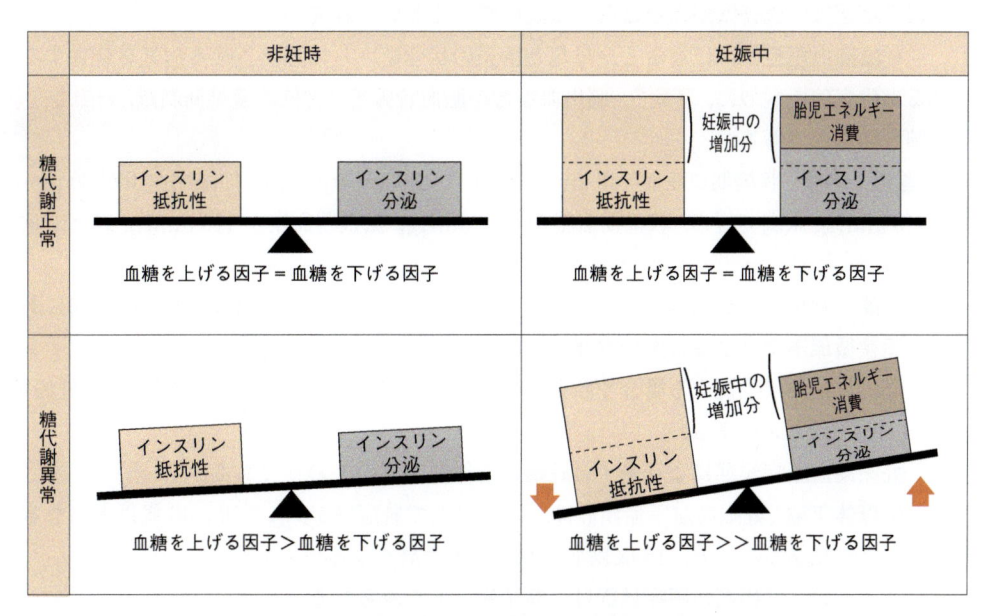

〈図 9.T.1〉 糖代謝正常・異常状態での非妊時と妊娠中の変化

[栄養ケア計画，実施，評価］食事療法は胎児の健全な発育，母体の産科的合併症予防，厳格な血糖コントロール達成のために重要であり，妊婦に必要にして十分な栄養を付加し，適正な体重増加を目指すものとする．

日本産科・婦人科学会栄養代謝問題委員会が提案した食事療法は，食事摂取基準（2015年版）の推定エネルギー必要量に負荷量を加えて次のようにする．

①妊娠初期：50 kcal
②妊娠中期：200 kcal
③妊娠末期：500 kcal

3回食で目標血糖値を達成できない場合には各食事を2:1あるいは1:1に分割し，1日6分割食にすることが有効なことがある．夜間，低血糖症状を呈する場合には，就寝時にスナックの摂取が勧められる．

[モニタリング，再評価］分娩後，GDM褥婦は母乳育児ができないことが多い．この理由として，自分の血糖管理と育児の負担が挙げられる．さらに，妊娠中は「胎児のために」という強い動機づけがあり，血糖管理が良好であったが，出産後はその動機が消失し，血糖管理も不良になりやすいことなどが考えられる．そこで，母乳育児の利点や血糖管理の良否が母乳組成と分泌量に影響することを教育し，血糖管理の動機の維持を援助することが必要である．

b 妊娠高血圧症候群

1) 病態

妊娠15週までに胎盤の血管壁の異常によって胎盤で母親から胎児への酸素や栄養素の受け渡しがうまく行かなくなり，胎児の発育が悪くなる．母体は胎児の発育に必要な栄養や酸素をできるだけ多く流そうとして高血圧が生じてしまうというのが妊娠高血圧症候群の起こるメカニズムだと考えられている．

ただし，胎児の発育に問題のない妊娠高血圧症候群も多くあるし，逆に胎児の発育が悪くても妊娠高血圧症候群にならない例もある．

妊娠高血圧症候群のリスクは，母親と胎児に多くの合併症を引き起こすことにあるが，そのほとんどは「血管壁が傷むこと」で説明できるといわれている．

妊娠高血圧症候群になると，母親と胎児の状態をさらに悪化させる病気を合併することがある．代表的なものに，子癇*，脳出血などの脳血管障害，常位胎盤早期剥離，HELLP症候群*，肺水腫などがある．

[診断，治療］収縮期血圧が140 mmHg以上で160 mmHg未満，拡張期血圧が90 mmHg以上，110 mmHg未満で軽症，収縮期血圧が160 mmHg，拡張期血圧が110 mmHg以上で重症と診断する．

安静，食事療法が基本だが，極端なエネルギー制限や塩分制限は行わない傾向にある．

胎盤循環不全による胎児発育遅延や胎児ジストレスの発症に注意する．

降圧剤治療に抵抗する場合や胎児が発育停止やジストレスを発症する場合は，妊娠を中断（ターミネーション）する．

妊娠高血圧症候群になりやすい妊婦の条件は以下のとおりである．

①母体年齢：妊娠高血圧症候群は，35歳以上で発症率が高くなり，40歳以上になるとさらにリスクが高まる．一方，15歳以下でも発症率は高くなる．

②初産婦：妊娠高血圧症候群は，初産婦に多くみられる．

③肥満：BMI 25以上や非妊娠時体重55 kg以上は妊娠高血圧症候群になりやすいといわれ

ている．

2) 栄養ケアマネジメント

妊娠20週以降，分娩後12週までに高血圧がみられる場合，または高血圧にたんぱく尿を伴う場合のいずれかで，かつ，これらの症候が偶発合併症によらないものを妊娠高血圧症候群と診断する．

病型分類として，妊娠高血圧腎症，妊娠高血圧，加重型妊娠高血圧腎症，子癇に分類される．

早期に発症するもの，重症例，子癇発作，あるいは肺水腫，脳出血，HELLP症候群を併発する場合，母体死亡に至ることもある．

〈表9.T.2〉 妊娠全期間を通じての推奨総体重増加量（体格区分別，中期から末期を含む）

体格区分	推奨総体重増加量	推奨総体重増加量（＊中期から末期）
低体重（やせ）：BMI 18.5未満	9～12 kg	0.3～0.5 kg/週
ふつう：BMI 18.5以上 25.0未満	7～12 kg	0.3～0.5 kg/週
肥満：BMI 25以上	個別対応	個別対応

〈表9.T.3〉 妊娠高血圧症候群の生活指導および栄養管理

1. 生活指導
   安静，ストレスを避ける
   予防には軽度の運動，規則正しい生活が勧められる．
2. 栄養管理（食事指導）
   a) エネルギー摂取（総カロリー）
   非妊時 BMI 24以下の妊婦：30 kcal×理想体重(kg) + 200 kcal/日
   非妊時 BMI 24以上の妊婦：30 kcal×理想体重(kg)/日
   予防には妊娠中の適切な体重増加が勧められる．

（出典：日本産婦人科学会周産期委員会，1998）
体重管理は表9.T.1参照．

[**スクリーニング**] 妊婦の血圧測定と尿検査で尿中たんぱくの測定が妊娠高血圧症候群診断の基本である．妊娠20週〜分娩後12週に行う．

[**栄養アセスメント，栄養ケア計画**] 体格区分が「ふつう」の場合，BMIが「低体重（やせ）」に近い場合には推奨総体重増加量の上限側に近い範囲を，「肥満」に近い場合には，推奨総体重増加量の下限に近い範囲を推奨することが望ましい．BMIが25.0をやや超える程度の場合は，おおよそ5 kgを目安とし，著しく超える場合は，他のリスクなどを考量しながら，臨床的な状況を踏まえ，個別的に対応してゆく（**表9.T.2**）．

妊娠高血圧症候群の生活指導および栄養管理を**表9.T.3**に示した．

①塩分摂取：7〜8 g/日程度とする（極端な塩分制限は勧められない．予防には10 g/日以下が勧められる）．

②水分摂取：1日尿量500 mL以下や肺水腫では前日尿量に500 mLを加える程度にするが，それ以外は制限しない．口渇を感じない程度の摂取が望ましい．

③たんぱく質摂取量：理想体重×1.0 g/日（予防には理想体重×1.2〜1.4 g/日が望ましい）．

④動物性脂肪と糖質は制限し，高ビタミン食とすることが望ましい（予防には食事摂取カルシウム900 mg/日に加え，1〜2 g/日のカルシウム摂取が有効との報告もある．また海藻中のカリウムや魚油，肝油（不飽和脂肪酸），マグネシウムを多く含む食品に高血圧予防効果があるとの報告もある）．

[**モニタリング，再評価**] 体重測定，血圧測定，尿検査などをチェックする．

U 老年症候群

WHO（世界保健機関）は，65歳以上を高齢者と定義している．さらに65歳以上を10歳ごとに区分けし，65〜74歳を前期，75〜84歳を後期，85歳以上を超後期高齢者と呼ぶ．

2000年に「健康寿命」がWHOによって提唱され，我が国でも2012年厚生労働省が「健康寿

命」の延伸政策を掲げた．

　人は老いとともに若年者にはない特徴をみる．老年症候群とは加齢とともに現れてくる身体的および精神的諸症状・疾患である．加齢に伴い諸器官の生理的機能が低下し，体動の減少に伴い**廃用症候群**＊などが重なり生じる．

　高齢者は栄養障害を生じやすく，生理的な要因では唾液分泌の減少，味覚，嗅覚の減退，歯の欠損，消化管蠕動運動の低下，萎縮性胃炎，便秘，乳糖不耐症，摂食・嚥下の問題などがある．病的な要因では意欲の低下，抑うつ状態，認知障害，痴呆，悪性腫瘍，アルコール依存症，腰痛・閉塞性肺疾患などの慢性疾患によるADL（Activities of Daily Living，日常生活動作）の低下，脳血管障害の後遺症などによる嚥下障害，手術，外傷などである．医原的要因では薬物の副作用，過度な栄養制限があり，社会的な要因としては一人暮らし，介護者が高齢，収容施設の食事内容，経済的問題，子どもがいる世帯との嗜好の違いなどがあげられ，認知障害，移動能力障害，感覚障害，栄養摂取障害などに分類される（**表9.U.1**）．

〈表9.U.1〉　老年症候群

認知障害	認知症（脳血管性認知症，アルツハイマー型認知症），せん妄，抑うつ
移動能力障害	寝たきり，廃用症候群，転倒，骨折
排泄機能障害	尿失禁，尿閉，便失禁，便秘
感覚障害	視覚障害，聴覚障害，構音障害，失語症
栄養摂取障害	嚥下障害，低栄養
その他	褥瘡，皮膚炎，睡眠覚醒障害

　加齢に伴い脂肪組織の割合は増加し，除脂肪体重（Lean Body Mass：LBM）の減少があげられる．除脂肪体重を構成する主な組織は筋肉，骨，結合組織であり，除脂肪体重の減少は，高齢者の筋力低下，骨の骨粗鬆症化，骨塩量の喪失，皮膚の弛緩や乾燥化，細胞内水分量の減少を引き起こし，転倒や骨折，寝たきりなどの自立障害を引き起こす原因となる．加齢に伴う同化作用の減少により筋肉量が減少し，筋力の低下が起こる（**筋肉減少症**＊（サルコペニア））．LBMの減少とともに，骨格筋，心筋，平滑筋などの筋肉量の減少，内臓たんぱく質の減少（アルブミンなど），免疫能の障害（総リンパ球数，リンパ球，多核白血球，抗体，急性相たんぱく質（CRP：C-reactive protein）），創傷治癒遅延，臓器障害（腸管，肝臓，心臓），生体適応の障害などが生じてくる．LBMが70％減少するとヒトは死亡する（Nitrogen death，**窒素死**＊）．

［**栄養ケアマネジメント**］高齢者では低栄養から筋肉量が減少し（サルコペニア），ADL・BMIが低下する．これらのことが転倒，骨折，褥瘡，寝たきりとつながり悪循環に陥る．この改善には時間を要するため，早期の栄養介入が求められる．

①**誤嚥**：　誤嚥とは食塊や唾液などが誤って気管に侵入することをいう．誤嚥量が少量の場合には反射的に咳が起こり排出（咳嗽反射）されるが，排出がうまく行われず，食塊，飲料などが気管支や肺に流出し誤嚥性肺炎を起こす．誤嚥には，誤嚥の量，誤嚥物の喀出能力，口腔内細菌，体力，免疫力などが関与する．高齢者の死因の第4位は肺炎であるが，その内の7割は誤嚥性肺炎である．通常，誤嚥は発熱，咳嗽など身体所見で気づかれることが多く，胸部X線検査での陰影所見や血液検査で白血球やCRP値の上昇を認める．高齢者の場合，元気がない，食欲不振，傾眠などが初期症状のこともある．また，むせや咳き込みなどの防御反応が起こらない誤嚥として不顕性誤嚥がある．不顕性誤嚥は介護者も気づきにくく，窒息，肺炎のリスクが高く危険な状態に陥りやすい．就寝中に唾液が肺に入り込み生じることもある．

　摂食・嚥下の過程は5期に分けて考えられる（**表9.U.2，図9.Q.1**も参照）．一部でも障害があれば摂食・嚥下障害を引き起こす．誤嚥は高齢者のみでなく脳血管障害発症後，投薬，手術，認知症の影響などでも起こる．

　高齢者は加齢に伴う生理的な歯肉退縮で歯間などが拡大し，唾液の分泌低下による自浄作用

〈表9.U.2〉 摂食・嚥下の過程

| 摂食・嚥下の
プロセス	働き	主に使用する器官	障害となる問題点
先行期
（認知期）	食べ物が口腔に入る前の時期で，食べ物を確認し，どのように食べるかを決定し，行動に移る段階	食物が舌の随意運動により咽頭に運ばれる．	覚醒状態，食欲，姿勢，認知，食物動作
準備期
（咀嚼期）	食べ物を口腔へ入れ，咀嚼してから食塊形成をし，嚥下運動が行われるまでの時期	咽頭粘膜の刺激は，脳神経の舌咽（Ⅸ），迷走（Ⅹ）神経を介して延髄網様態の嚥下中枢を興奮させる	歯周疾患，残存歯の減少，唾液の分泌低下，口腔内保持能力の低下
口腔期	口腔から咽頭へ食塊を送る時期，随意運動から不随意運動へと移行	運動神経を介して，咽頭筋が収縮する	
咽頭期	食塊を咽頭から食道へ移送する段階．反射運動（嚥下反射）となる．	嚥下反射を介して輪状咽頭筋が弛緩する．上部食道括約筋（Upper Esophageal Sphincter : UES）が弛緩して，食物が食道へ運ばれる．	嚥下反射の低下，咳反射の低下，分割嚥下，咽頭の位置の低下，咽頭運動の低下
食道期	食道から胃への蠕動運動の時期	嚥下時には迷走神経を介して，下部食道括約筋（Lower Esophageal Sphincter : LES）が弛緩して，食塊は胃に運ばれる．	食道蠕動運動の低下，逆流性食道炎，治療薬物の影響

の減弱によりプラークが貯留しやすい傾向がある．口腔細菌は誤嚥性肺炎の原因となり，その他血流を介して全身に移行し，心膜炎，動脈硬化，血栓症，糖尿病の原因にもなる．また，咀嚼筋の筋力低下や口腔感覚の低下などの咀嚼機能障害，中枢および末梢神経系の伝達遅延による嚥下反射の遅れ，脳血管障害など罹患する疾患の中途障害によっても誤嚥の可能性が増大する．誤嚥性肺炎を繰り返すとADLが低下し，廃用症候群につながる．

　誤嚥の予防には，食事の際，座位が可能な場合は90度座位として，体幹と股関節，膝関節，肘関節の角度が90度に基づいた姿勢を保ち，足の裏が床などについている姿勢が最も良いとされる．寝たきりの場合は，胃からの逆流性誤嚥予防のため，30度仰臥位・頸部前屈とする．

　嚥下機能低下の場合，原因疾患の治療と並行して摂食・口腔環境の整備を行う．誤嚥防止のため摂食時の姿勢，食物形態（嚥下食）を工夫し，義歯による咀嚼，咬合せの安定化など口腔環境を整え，食前食後の口腔ケア（後述）を実施する．嚥下訓練としては間接訓練（マッサージ，嚥下運動など）と直接訓練（食物を用いる）がある．

　口腔の汚れは大きく2つに分類され，食物残渣や新陳代謝により脱落した口腔粘膜細菌や遊離細菌などの汚れと口腔粘膜や歯の表面に付着している**バイオフィルム***がある．バイオフィルムは，免疫細胞や薬剤（抗菌薬）の作用をブロックすることから，歯ブラシや清拭などの物理的な方法によって除去しなければならない．口腔ケアは，①虫歯・歯周病，②唾液分泌の促進，口腔乾燥症，③口臭，④味覚の維持，⑤口内炎・口腔カンジダ症，⑥誤嚥性肺炎，⑦歯性病巣感染などを予防し，円滑な摂食・嚥下環境を整えることにつながる．

　摂食・嚥下機能のスクリーニング検査を行い，経口摂取が可能であれば，必要に応じて嚥下訓練食を用いる．経口困難であり長期化する場合は胃瘻を短期の場合には鼻腔経腸栄養を行うことを検討する．栄養状態の改善が基礎疾患・全身状態の改善，さらには嚥下能力の改善，誤嚥性肺炎の改善に寄与することが多い．

②**転倒**：　転倒は加齢とともに増加する病態であり，ADLの障害を伴う．転倒の原因はさまざまであるが，筋力の低下やバランス障害，俊敏性の低下，視力など加齢による身体機能の低下，骨関節疾患（変形性関節症）や神経変性疾患（脳卒中後遺症，パーキンソン病，末梢神経障害

〈表9.U.3〉 栄養摂取の基準

カルシウム	800 mg/日以上（目標値）
ビタミンC	100 mg/日（推奨量）
ビタミンD	10～20 μg/日（目標値）
ビタミンK	250～300 μg/日（目標値）
リン	過剰摂取は骨代謝に悪影響を与えるので，カルシウム/リンの比率は0.5～2.0の範囲になるように
マグネシウム	270～370 mg/日（日本人の食事摂取基準）とし，カルシウム/マグネシウム比率は2：1が望ましい
ナトリウムやカフェイン	過剰摂取を避ける
エネルギーやたんぱく質	摂取量を不足させないようにする
アルコール	禁酒または適量な摂取

など）が加わり，易転倒性が顕著となりやすい．高齢者では転倒し骨折すると，行動範囲が制限され，寝たきりに拍車をかけ要介護状態から廃用症候群に結びつくことが多い．

[**予防**] 積極的に日常生活を営むことが求められ，日々の歩行は下肢や体幹筋力を維持することにつながる．食事療法は，体力・筋力・骨量維持のために不可欠である．特に骨量維持のためには基本的な栄養状態を維持した状態で，カルシウム，ビタミンD，ビタミンC，ビタミンKなどを十分に摂取することが重要である（**表9.U.3**）．

③**失禁**： 高齢者の排尿機能の特徴は，①膀胱が萎縮するため膀胱容量の減少が起き，少量の尿貯留で尿意が起こり，排尿回数が増し頻尿となる．②膀胱の弾力性が低下するため排尿後も残尿が生じ頻尿となる．③膀胱の充満感が鈍くなるため，充満するまで尿意を感じないので，尿意が起きると我慢できず，漏らしてしまうことがある．

男女の排尿における疾病の違いでは50歳代以降は，男性では前立腺肥大症，前立腺がんなどが劇的に増加し，それに比例して前立腺に起因した排尿障害が増加する．女性では閉経後のエストロゲン欠乏や骨盤底筋群の弛緩などにより，尿道閉鎖圧や，機能的尿道長の低下による尿失禁が増加する．この他に，脳血管障害（脳梗塞，脳出血，クモ膜下出血など）や脳内の変性疾患（パーキンソン病，多発性硬化症，アルツハイマー病など）で高位の排尿中枢が障害をきたした場合，脊髄レベルでの障害や手術その他での末梢の骨盤神経レベルでの障害などでも排尿障害は生じる．

さらに尿路感染（尿道炎・膀胱炎・腎盂腎炎を含む），水分摂取不足，膀胱や尿道の尿流減少などによる尿のうっ滞（尿が膀胱に溜まること），長期臥床，導尿カテーテルの使用などによって排尿障害を罹患しやすい．また，敗血症を起こす危険性も高いため十分に注意する．

高齢者の尿失禁は，①尿道括約筋の緊張異常，②前立腺肥大，③脳血管疾患，④認知症，⑤排泄動作が遅くなり排尿が間に合わない，⑥薬物の服用（利尿剤・降圧剤・睡眠剤など）などの疾患や身体の異常が原因で生じることが多い．失禁の分類を**表9.U.4**に示す．

尿失禁はイライラ・悲観，不安，不眠，陰部の感染，不快，尿路感染の誘発，褥瘡形成の危険性，集中力・意欲の低下・羞恥心，日常生活の制限，精神活動の低下などに影響する．高齢者の自尊心を損なわない対応が大切である．尿失禁の治療法としては，下部尿路リハビリテーション，薬物治療，外科的治療などがある．

④**褥瘡**： 褥瘡は，骨と皮膚表層の間の軟部組織に外力が加わり，血流を低下または停止させ，一定時間維持され生じる不可逆的な阻血性障害であり圧迫，摩擦，ズレにより生じる．要因は

コラム　ロコモティブシンドローム（locomotive syndrome）

「運動器の障害」により「要介護になる」リスクの高い状態になる疾患で，「運動器自体の疾患」と「加齢による運動器機能不全」がある．寝たきり予防の観点から，厚生労働省では平成24年7月に健康増進法に基づき国民の健康の増進の総合的な推進を図るための基本的な方針を打ち出した．

①運動器自体の疾患（筋骨格運動器系）：加齢に伴うさまざまな運動器疾患．変形性関節症，骨粗鬆症に伴う円背，易骨折性，変形性脊椎症，脊柱管狭窄症など．あるいは関節リウマチなどでは，痛み，関節可動域制限，筋力低下，麻痺，骨折，痙性などにより，バランス能力，体力，移動能力の低下をきたす．

②加齢による運動器機能不全：加齢により，身体機能は衰える．筋力低下，持久力低下，反応時間延長，運動速度の低下，巧緻性低下，深部感覚低下，バランス能力低下などがある．「閉じこもり」などで運動不足になると，これらの「筋力」や「バランス能力の低下」などとあいまって「運動機能の低下」が起こり，転倒しやすくなる．
（日本臨床整形外科学会）

〈表9.U.4〉　尿失禁の種類

失禁の種類	失禁の状態	基礎疾患
腹圧性尿失禁	咳・くしゃみ・急に立つなど激しい動作時に腹圧が高まり，尿が漏れる	多産の老女性，尿道括約筋不全
切迫性尿失禁	急に激しい尿意があり，頻尿を伴う	脳血管疾患，脳腫瘍，尿路感染
溢流性尿失禁	膀胱収縮筋肉の緊張が低下し，尿が溜りすぎてあふれ出る．排尿困難を伴い，残尿量が多い	前立腺肥大（男性），糖尿病性ニューロパチー
機能性尿失禁	四肢の麻痺・手指の機能低下・動作の緩慢・トイレの場所がわからないなどでトイレに行けずに漏らしてしまう．	意識障害，精神障害，知能障害，ADLの低下
反射性尿失禁	尿意を伴わずに，尿が漏れてしまう．	脊髄損傷

褥瘡の深達度分類の「深さ」（2008）	〈d0〉皮膚の損傷・発赤なし		〈d1〉持続する発火	〈d2〉真皮までの損傷	〈D3〉皮下組織までの損傷	〈D4〉皮下組織を超える損傷	〈D5〉関節腔・体腔に至る損傷	〈U〉深さ判定が不能な場合
NPUAP分類（2007改訂版）[*1]		DTI[*2]疑い	〈ステージⅠ〉皮膚の損傷はないが，圧迫しても消退しない発火がみられる病態	〈ステージⅡ〉皮膚の表皮，基底膜を経て真皮に至る部分欠損がみられる病態	〈ステージⅢ〉皮膚の真皮を経て皮下組織（主に脂肪組織）に至る部分欠損がみられる病態	〈ステージⅣ〉皮膚の皮下組織を経て骨，腱，筋肉を含む支持組織の露出を伴う全層組織欠損がみられる病態		〈判定不能〉皮膚の全層組織欠損で，潰瘍の底面が肉眼的に確認できない病態

〈図9.U.1〉　褥瘡の深達度分類の深さ項目

大文字は重症，小文字は軽傷を表す．　　（褥瘡予防・管理ガイドライン（日本褥瘡学会編）照林社，2010より引用）

[*1] NPUAP分類：National Pressure Ulcer Advisory Panel（米国褥瘡諮問委員会）のステージ分類
[*2] DTI（deep tissue injury）：骨突出部にかかるずれ力により，皮膚表面よりも骨に近接した深部組織の組織障害が先行し，臨床的には疼痛を伴う限局性の皮膚の変色（紫色または栗色）や皮下の硬結として観察される病態

低栄養（PEM），脱水，発熱，全身疾患（糖尿病など），知覚障害，皮膚の湿潤などで発症する．初期は皮膚表面に可逆的な発赤を生じ，発赤の持続，水疱形成を経て，壊死に至る．好発部位は仙骨部・大転子部・腸骨稜部・足踵部である．褥瘡の重症度分類を図9.U.1に示す．

[予防]　褥瘡の発生危険度を評価するツールとして，ブレーデンスケールやOHスケールが使用されている．褥瘡評価には日本褥瘡学会が作成したDESIGN-Rを使用することが多い（表

〈表 9.U.5〉 DESIGN-R® (褥瘡経過評価用)

Depth 深さ 創内の一番深い部分で評価し，改善に伴い創底が浅くなった場合，これと相応の深さとして評価する				
d	0	皮膚損傷・発赤なし	D	3	皮下組織までの損傷
	1	持続する発赤		4	皮下組織を越える損傷
	2	真皮までの損傷		5	関節腔，体腔に至る損傷または，深さ判定が不能の場合

Exudate 滲出液				
e	0	なし	E	6	多量：1日2回以上のドレッシング交換を要する
	1	少量：毎日のドレッシング交換を要しない			
	2	中等量：1日1回のドレッシング交換を要する			

Size 大きさ 皮膚損傷範囲を測定：[長径(cm)×長径と直交する最大径(cm)]				
s	0	皮膚損傷なし	S	15	100 以上
	3	4 未満			
	6	4 以上 16 未満			
	8	16 以上 36 未満			
	9	36 以上 64 未満			
	12	64 以上 100 未満			

Inflammation/Infection 炎症/感染				
i	0	局所の炎症兆候なし	I	3	局所の明らかな感染徴候あり(炎症徴候，膿，悪臭など)
	1	局所の炎症兆候あり（創周囲の発赤，熱感，疼痛）		9	全身的影響あり（発熱など）

Granulation 肉芽組織				
g	0	治癒あるいは創が浅いため肉芽形成の評価ができない	G	4	良性肉芽が創面の 10％以上 50％未満を占める
	1	良性肉芽が創面の 90％以上を占める		5	良性肉芽が創面の 10％未満を占める
	3	良性肉芽が創面の 50％以上 90％未満を占める		6	良性肉芽がまったく形成されていない

Necrotic tissue 壊死組織　混在している場合は全体的に多い病態をもって評価する				
n	0	壊死組織なし	N	3	柔らかい壊死組織あり
				6	硬く厚い密着した壊死組織あり

Pocket ポケット　毎回同じ体位で，ポケット全周（潰瘍面も含め）[長径(cm)×長径と直交する最大径(cm)]から潰瘍の大きさを差し引いたもの				
なし		記載せず	P	6	4 未満
				9	4 以上 16 未満
				12	16 以上 36 未満
				24	36 以上

部位（仙骨部，坐骨部，大転子部，踵部，その他）

深さ（Depth: d, D）の得点は合計には加えない．
（日本褥瘡学会，2008）

9.U.5)．DESIGN-R は深さ，滲出液，大きさ，炎症・感染，肉芽組織，壊死組織，ポケットの7項目で評価する．褥瘡は程度の重症度が増すにつれエネルギー消費量が増加することが多い．褥瘡治療の根幹は，除圧とスキンケアとリハビリ，栄養管理など全身状態の改善が重要である．

[栄養ケアマネジメント] 栄養評価は栄養状態を把握（身長・体重・BMI・体重減少率）し，血清アルブミン値（3.0 g/dL 以上）血中ヘモグロビン値（11 g/dL 以上）値，CRP などの検査値も評価する．褥瘡は低栄養患者に発生しやすく，発生すると低栄養がさらに進むことが多い．

創傷治癒過程の炎症期・滲出期では糖質が不足すると白血球機能が低下し免疫能が低下する．

また，たんぱく質不足が続くと炎症期が長引くため十分なエネルギー・たんぱく質の摂取が必要である．肉芽形成期にたんぱく質・亜鉛が不足すると線維芽細胞機能が低下する．また，銅・ビタミンA・ビタミンCが不足することによりコラーゲン合成機能が低下する．肉芽形成のためには十分なエネルギー・たんぱく質・アルギニン・亜鉛・ビタミンCを強化する必要がある．創の収縮・成熟期にカルシウムが不足するとコラーゲンの架橋結合不全が生じ，亜鉛・ビタミンAの不足では上皮形成不全が生じる．創の収縮・成熟期にはカルシウム・ビタミンAの強化が必要となる．褥瘡治療のための栄養摂取目標量を**表9.U.6**に示す．

〈表9.U.6〉 栄養摂取目標量

エネルギー	軽症：25〜30 kcal 重症：30〜35 kcal
たんぱく質	褥瘡グレードd1〜2：1.25〜1.5 g/日 褥瘡グレードD3〜5：1.5〜2.0 g/日
水分	25 mL/kg/日：飲料水として
亜鉛	30 mg
鉄	15 mg
銅	1.3〜2.5 mg
カルシウム	600 mg 以上
ビタミンA	600〜1500 μgRE
ビタミンC	500 mg 以上

　食事が十分に摂取できない場合には，たんぱく質・亜鉛・アルギニンなどを加えた補助食品などを利用するとよい．

　医療現場では医師，看護師，管理栄養士，理学療法士などのチーム（褥瘡対策チーム）が集まり，褥瘡の予防および早期治療を行っている．多職種のスタッフが協力し褥瘡対策を多方面からアプローチすることで，より効率的な予防・治療を行うことにつながる．

参　考　書

第1章
荒木誠之：社会保障読本（新版補訂），有斐閣選書，2000.
厚生労働省：平成30年度診療報酬改定について，2018. https://www.mhlw.go.jp/stf/seisakunitsuite/bunya/0000188411.html
厚生労働省：平成30年度介護報酬改定について
　https://www.mhlw.go.jp/stf/seisakunitsuite/bunya/hukushi_kaigo/kaigo_koureisha/housyu_kaitei30.html
篠原則康，河原鉄朗：診療報酬のしくみと基本2018 ダブル改定 2018（平成30）年度改定対応版，メディカ出版，2018.
小松龍史：医療と臨床栄養．臨床栄養学 第7版，p.333-344，医歯薬出版，2013.
寺本房子，渡邉早苗，松崎政三編：Nブックス 三訂 臨床栄養管理，建帛社，2010.
寺本房子，渡邉早苗，松崎政三編：臨地実習マニュアル［臨床栄養学］第4版，建帛社，2010.
外山健二，中村丁次：臨床ができる管理栄養士を育てる．ヒューマンニュートリション，22：20-23, 2013.
中村丁次，川島由起子，加藤昌彦編：管理栄養士養成課程におけるモデルコアカリキュラム準拠 第4巻 臨床栄養学 基礎，医歯薬出版，2013.
中村丁次，河原和江：臨床で活躍する人材を育てるための卒前・卒後教育．臨床栄養，122(4)：414-421, 2013.
日本栄養士会雑誌，61(4)：43-49, 2018.
日本栄養士会雑誌，61(6)：4-13, 2018.
本田佳子，土江節子，曽根博仁編：栄養科学イラストレイテッド 臨床栄養学 基礎編，羊土社，2013.
松田朗：厚生省保健事業推進等補助金．高齢者の栄養管理サービスに関する研究報告書，1999.

第2章
クエスチョン・バンク 管理栄養士国家試験問題解説 第10版，p.705，メディックメディア，2014.
厚生労働省「日本人の食事摂取基準」策定検討会報告書：日本人の食事摂取基準 2010年版，第一出版，2009.
多田由紀，森佳子，吉﨑貴大：食事摂取量の測定方法．コンパクト公衆栄養学 第2版，p.68-70, 朝倉書店，2012.
中村丁次編著：栄養食事療法必携 第3版，医歯薬出版，2010.
中村丁次，川島由起子，加藤昌彦編：管理栄養士養成課程におけるモデルコアカリキュラム準拠 第4巻 臨床栄養学 基礎，医歯薬出版，2013.
中屋豊編著：NST用語ハンドブック，メディカルレビュー社，2006.
日本病態栄養学会編：病態栄養専門師のための病態栄養ガイドブック，メディカルレビュー社，2011.
本田佳子編：新臨床栄養学 – 栄養ケアマネジメント，医歯薬出版，2011.
松崎政三，寺本房子，福井富穂編：臨床栄養 別冊 チーム医療のための実践POS入門，医歯薬出版，2005.

第4章
A. S. P. E. N. Board of Directors：Guidelines for the use of parenteral and enteral nutrition in adult and pediatric patients. JPEN, 26(Suppl)：8SA, 2002.
A. S. P. E. N. Board of Directors：Guidelines for use of parenteral enteral and parenteral nutrition in the adult and pediatric patients. JPEN J parenter Enteral Nutr, 17：7SA, 1993.
後藤昌義，瀧下修一：新しい臨床栄養学 改定第5版，南江堂，2011.
佐々木雅也：経腸栄養．新臨床栄養学増補版（岡田正ほか編），p.261-267, 医学書院，2010.
佐々木雅也：経腸栄養の適応 内科領域．臨床栄養別冊 JCNセレクト1 ワンステップアップ経腸栄養（佐々木雅也責任編集），p.1-5, 医歯薬出版，2010.
消費者庁：健康や栄養に関する表示の制度について．「特定保健用食品（トクホ）許可制」（健康増進法第26条）および「特別用途食品許可制」（健康増進法26条）．http://www.caa.go.jp/foods/index4.html
日本サプリメントアドバイザー認定機構編：日本臨床栄養協会サプリメントアドバイザー必携 第3版，薬事日報社，2008.
日本静脈経腸栄養学会編：日本静脈経腸栄養ガイドライン 第3版，照林社，2013.
日本病態栄養学会編：改定第3版 認定病態栄養専門師のための病態栄養ガイドブック，メディカルレビュー社，2011.
日本臨床栄養協会編：日本臨床栄養150年の軌跡 – 実践栄養学のリエンジニアリング（ダイジェスト版）．New Diet Therapy, 28(2), 2012.
東口高志編：NST完全ガイド，p.117-121, 照林社，2005.

第5章

厚生労働省：平成25年国民生活基礎調査の概況，2008．
中山玲子，宮崎由子：新食品・栄養科学シリーズ 栄養教育 第4版，化学同人，2012．
日本栄養改善学会監修：管理栄養士養成課程におけるモデルコアカリキュラム準拠 第4巻 臨床栄養学 基礎，医歯薬出版，2013．
日本栄養改善学会監修：管理栄養士養成課程におけるモデルコアカリキュラム準拠 第5巻 臨床栄養学 傷病者，要支援者，要介護者，障がい者への栄養ケア・マネジメント，医歯薬出版，2013．
日本栄養士会編：管理栄養士 栄養士必携 2014年度版，第一出版，2014．
日本老年学会編：老年医学テキスト 改訂第3版，メジカルビュー，2008．

第6章

Elia, M.：THE 'MUST' REPORT-Nutritional screening of adults：a multidisciplinary responsibility- Executive summary, BAPEN, 2003.
The Malnutrition Advisory Group (MAG) of BAPEN：The 'Malnutrition Universal Screening Tool' ('MUST') for Adults, BAPEN, 2003.
日本静脈経腸栄養学会編：栄養管理におけるモニタリングのポイント．静脈経腸栄養ガイドライン 第3版，pp.149-151，照林社，2013．
日本静脈経腸栄養学会編：静脈経腸栄養ガイドライン 第3版，pp.154-157，照林社，2013．
Bagley, S. M.：Nutritional needs of the acutely ill with acute wounds. crit. Care Nurs Clin North Am, 8：159-167, 1996.
Boitano, M., Bojak, S., McCloskey, S. et al：Improvoing the safety and effectiveness of parenteral nutrition.resuits of a quality improvement collaboration. Nutr Clin pract, 25：663-671, 2010.

第7章

雨海照祥責任編集，井上善文・佐々木雅也監修：JCNセレクト7 薬物-飲食物相互作用薬物-的確な栄養療法のために，医歯薬出版，2012．
医薬品医療機器総合機構：ホームページ． http://www.info.pmda.go.jp/
小出輝：水・電界質代謝異常-診断と治療の進歩．日本内科学会雑誌，80(2)：46-51, 1991.
国立健康・栄養研究所：「健康食品」の安全性・有効性情報． https://hfnet.nih.go.jp/contents/index2.html
中村丁次，杉山みち子ほか編，薬と栄養，食物の相互関係．臨床栄養学，p.87-95，南江堂，2008．

第8章

石井均編著：行動の変化ステージと介入方法（改編）．栄養士のためのカウンセリング論，建帛社，2002．
日野原重明：POS，医学書院，1973．

第9章

五十嵐隆監修：小児・思春期診療最新マニュアル 代謝・内分泌疾患．日本医師会雑誌，141（特別号1），2012．
板倉弘重：医科栄養学，建帛社，2010．
今井孝成：厚生労働科学研究班による食物アレルギーの栄養指導の手引2011，国立病院機構相模原病院臨床研究センターアレルギー性疾患研究部，2011．
医療情報科学研究所編：病気がみえる vol.1 消化器，メディックメディア，2010．
医療情報科学研究所編：病気がみえる vol.2 循環器，メディックメディア，2010．
医療情報科学研究所編：病気がみえる vol.5 血液，メディックメディア，2008．
医療情報科学研究所編：病気がみえる vol.6 免疫・膠原病・感染症，メディックメディア，2013．
医療情報科学研究所編：病気がみえる vol.7 脳・神経，メディックメディア，2012．
岩田健太郎ほか：系統看護学講座 専門分野II アレルギー 膠原病 感染症（成人看護学11），医学書院，2012．
海老沢元宏：厚生労働科学研究班による食物アレルギー診療の手引2011，国立病院機構相模原病院臨床研究センターアレルギー性疾患研究部，2011．
M.P. 増刊 実地医家のための臨床検査のすすめかた・評価のしかた．臨時増刊号 vol. 29, 2012（発行：文光堂）．
大阪市立大学大学院医学研究科発達小児医学教室，大阪市立大学医学部付属病院栄養部編：かんたんカーボカウント，医薬ジャーナル，2012．
大阪大学医学部附属病院編：新やさしい糖尿病の自己管理，医薬ジャーナル社，2013．
大村健二編：がん患者の栄養管理，p.102，南山堂，2009．
大村健二，葛谷雅文編：治療が劇的にうまくいく！ 高齢者の栄養はじめの一歩，羊土社，2013．
大和田浩子：知的障害者の栄養状態と栄養管理．栄養学雑誌，67(2)：39-48, 2009.

恩賜財団母子愛育会：特殊ミルクの適応症と食事療法ガイドライン，特殊ミルク事務局，2012．
恩賜財団母子愛育会，日本こども家庭総合研究所編：マス・スクリーニング，p.168-176，精文堂，2006．
Guidelines for Isolation Precautions in Hospitals. Infect Control Hosp Epidemiol, 17：53-80, 1996；Am J Infect Control, 24：24-52, 1996.
神奈川県予防医学協会：健康かながわ，2010．
川上憲人：世界のうつ病，日本のうつ病－疫学研究の現在，医学のあゆみ，2006．
環境再生保存機構：ぜん息予防のための よくわかる食物アレルギーの基礎知識2012年改訂版，2012．
がん研究振興財団：がん統計2012．
急性膵炎診療ガイドライン2010改訂出版委員会編：急性膵炎[第3版]診療ガイドライン2010，金原出版，2009．
厚生統計協会：第3編 保健と医療の動向2011年10月，国民衛生の動向2012．
厚生統計協会：「感染症の予防及び感染症の患者に対する医療に関する法律」平成20年5月改正，国民衛生の動向2012．
厚生労働省：感染症法に基づく医師及び獣医師の届出．
厚生労働省：厚生労働省医政局指導課院内感染対策 医療施設における院内感染の防止について「院内感染防止に関する留意事項」，2005．
厚生労働省：授乳・離乳の支援ガイド，2007．
厚生労働省：知ることからはじめよう みんなのメンタルヘルス総合サイト　http://www.mhlw.go.jp/kokoro/
厚生労働省：平成23年患者調査の概況　http://www.mhlw.go.jp/toukei/saikin/hw/kanja/11/
厚生労働省エイズ動向委員会：サーベイランスのためのHIV感染症／AIDS診断基準，2007．
厚生労働省「日本人の食事摂取基準」策定検討会報告書：日本人の食事摂取基準2010年版，第一出版，2010．
後藤昌義，瀧下修一：新しい臨床栄養学 改定第5版，南江堂，2011．
小林寛伊監修：第2章 スタンダード・アプリケーションとは．CDC感染対策ガイドラインから学ぶ，大塚製薬，2001．
櫻林郁之介監修：今日の臨床検査（2013-2014），南江堂．
佐藤和人ほか：エッセンシャル臨床栄養学，医歯薬出版，2012．
サラヤ株式会社（栄養士ウェブ）：嚥下とは　http://www.eiyoshi-web.com/enge/engetoha/goen.html
山東勤弥，保木昌徳，雨海照祥：消化管の疾患，文光堂，2009．
下田妙子編：高齢者福祉施設・病院・在宅などで役立つ カラー図解 高齢者の栄養管理ガイドブック－お年寄りの栄養ケアマネジメントを適切に行うために，文光堂，2010．
下村伊一郎ほか監修：内分泌代謝疾患・糖尿病診療マニュアル 改訂版，医薬ジャーナル社，2009．
城西大学薬学部医療栄養学科：らくらく突破 管理栄養士国家試験 要点・重点総まとめ，技術評論社，2013．
消費者庁：アレルギー物質を含む加工食品の表示ハンドブック，2008．
消費者庁：健康や栄養に関する表示の制度について．「特定保健用食品（トクホ）許可制」（健康増進法第26条），「特別用途食品許可制」（健康増進法第26条）　http://www.caa.go.jp/foods/index4.html
白石弘美，多田紀夫ほか：健康21シリーズ15 脂質異常症-コレステロール・中性脂肪が気になる人の食事，女子栄養大学出版部，2011．
腎疾患の食事療法ガイドライン改定委員会：慢性腎臓病に対する食事療法基準2007年版．日腎会誌，49(8)：871-878, 2007．
杉原茂孝：思春期における生活習慣病．母子保健情報，60：16-22, 2009．
鈴木彰人編：はじめて学ぶ臨床栄養管理，南江堂，2011．
全国栄養士養成施設協会・日本栄養士会監修：管理栄養士受験講座 臨床栄養学Ⅱ，第一出版，2008．
綜合病院山口赤十字病院：健康コラム 急性喉頭蓋炎　http://www.yamaguchi-redcross.jp/keitai/column.html
高橋三郎ほか：精神疾患の分類と診断の手引（DSM-Ⅳ-TR新訂版），医学書院，2009．
瀧本秀美：妊娠期の体重管理-妊娠増加の考え方．臨床栄養，109(2)：164-169, 2006．
田地陽一編：栄養科学イラストレイテッド 臨床栄養学，羊土社，2012．
田中照二：臨床栄養のためのGlycemic Index，第一出版，2011．
谷口英喜：小児患者の下痢・嘔吐・発熱に伴う脱水状態にどう対応するか．臨床栄養，122(5)：524-530, 2013．
登録特殊ミルク共同安全事業安全開発委員会編：改訂2008食事療法ガイドブック-アミノ酸代謝異常症・有機酸代謝異常症のために，2008．
特殊ミルク事務局：「特殊ミルクについて」ほか　http://www.boshiaiikukai.jp/milk04.html
豊島聰ほか：医学・薬学のための免疫学 第2版，東京化学同人，2008．
長浜幸子，長崎洋三，手塚緑編：実践臨床栄養学実習 第2版，第一出版，2014．
中村丁次ほか編：臨床栄養学，南江堂，2008．
中屋豊：図解入門 よくわかる栄養学の基本としくみ（メディカルサイエンスシリーズ），秀和システム
灘本知憲，仲佐輝子編：新食品・栄養科学シリーズ ガイドライン準拠 基礎栄養学，化学同人，2010．
灘本知憲，仲佐輝子編：新食品・栄養科学シリーズ 基礎栄養学 第3版，化学同人，2012．
難病医学研究財団/難病情報センター：筋型糖原病（平成22年度）　http://www.nanbyou.or.jp/entry/719．

参 考 書

日本アレルギー学会：アレルギー疾患診断・治療ガイドライン2010, 協和企画, 2010.
日本医科大学多摩永山病院女性診療科・産科医局：ホームページ http://www.nms.ac.jp/hahanet/
日本胃癌学会編：胃癌治療ガイドライン 第3版（2010年10月改訂）, 金原出版, 2010.
日本肝臓学会編：2013年B型C型慢性肝炎・肝硬変治療のガイド, 文光堂, 2013.
日本緩和医療学会：終末期がん患者に対する輸液治療のガイドライン（2013年版）, 金原出版 http://www.jspm.ne.jp/guidelines/
日本高血圧学会高血圧治療ガイドライン作成委員会編：高血圧治療ガイドライン2014, ライフサイエンス出版, 2014.
日本甲状腺学会：甲状腺疾患診断ガイドライン2013（2013年6月24日改定） http://www.japanthyroid.jp/doctor/guideline/japanese.html
日本サプリメントアドバイザー認定機構編：日本臨床栄養協会サプリメントアドバイザー必携 第3版, 薬事日報社, 2008.
日本小児アレルギー学会食物アレルギー委員会：食物アレルギー診療ガイドライン2012, 2012.
日本静脈経腸栄養学会編：日本静脈経腸栄養ガイドライン 第3版, 照林社, 2013.
日本食道学会編：食道癌診断・治療ガイドライン 第3版, 金原出版, 2012.
日本神経学会「認知症疾患治療ガイドライン」作成合同委員会：認知症疾患治療ガイドライン2010, 医学書院, 2010.
日本神経学会「パーキンソン病治療ガイドライン」作成委員会：パーキンソン病治療ガイドライン2011, 医学書院, 2011.
日本腎臓学会：慢性腎臓病の食事療法基準2014.
日本腎臓学会，日本透析医学会，日本移植学会，日本臨床腎移植学会：腎不全-治療選択とその実際2012年度版, 2012.
日本摂食障害学会「摂食障害治療ガイドライン」作成委員会：摂食障害治療ガイドライン, 医学書院, 2012.
日本痛風・核酸代謝学会ガイドライン改訂委員会編：高尿酸血症・痛風の治療ガイドライン第2版2012年追補ダイジェスト版, メディカルレビュー, 2012.
日本透析医学会：2008年版 慢性腎臓病患者における腎性貧血治療のガイドライン. 透析会誌, 41(10)：661-716, 2008.
日本透析医学会：2009年版 腹膜透析ガイドライン. 透析会誌, 42(4)：285-315, 2009.
日本透析医学会：2012年末のわが国の慢性透析療法の現況.
日本透析医学会：慢性腎臓病に伴う骨・ミネラル代謝異常の診療ガイドライン, 透析会誌, 45(4)：301-356, 2012.
日本透析医学会：維持血液透析ガイドライン 血液透析処方. 透析会誌, 46(7)：587-632, 2013.
日本透析医学会：血液透析患者の糖尿病治療ガイド2012, 透析会誌, 46(3)：311-57, 2013.
日本糖尿病学会編：糖尿病治療ガイド2012-2013（HbA1C国際標準化対応）, 文光堂, 2012.
日本糖尿病・妊娠学会インターネット委員会, 編集委員会編：糖尿病と妊娠に関するQ&A http://www.dm-net.co.jp/jsdp/qa/
日本糖尿病療養指導士認定機構編：糖尿病療養指導ガイドブック, メディカルレビュー社, 2013.
日本動脈硬化学会：動脈硬化性疾患予防ガイドライン, 2012年版.
日本病態栄養学会編：改定第3版 認定病態栄養専門師のための病態栄養ガイドブック, メディカルレビュー社, 2011.
日本臨床栄養学会監修：臨床栄養医学, 南山堂, 2009.
日本臨床栄養協会編：日本臨床栄養150年の軌跡-実践栄養学のリエンジニアリング（ダイジェスト版）. New Diet Therapy, 28(2), 2012.
日本臨床整形外科学会：ロコモティブ症候群 http://www.jcoa.gr.jp/locomo/teigi.html
日本臨床内科医会編：内科処方実践マニュアル-使い分けとさじ加減, 日本医学出版, 2013.
ネスレ ヘルスサイエンス日本：簡易栄養状態評価表 http://www.mna-elderly.com/forms/MNA_japanese.pdf
藤田泰之：重症心身障害児. 小児内科, 41：1337-1341, 2009.
本田佳子編：新臨床栄養学 栄養ケア・マネジメント 第2版, 医歯薬出版, 2013.
本田佳子, 土江節子, 曽根博仁編：栄養科学イラストレイテッド 臨床栄養学 基礎編, 羊土社, 2012.
本田佳子, 土江節子, 曽根博仁編：栄養科学イラストレイテッド 臨床栄養学 疾患別編, 羊土社, 2012.
水間正澄, 杉山啓子, 西岡葉子ほか：実践介護食事論-介護福祉施設と在宅介護のための食事ケア 第4版, 第一出版, 2012.
南久美子ほか：食物アレルギー治療食の実際. 臨床栄養, 90：813-815, 1997.
MedicalPractice編集委員会編：臨床検査ガイド2009～2010, 文光堂, 2009.
矢田純一：免疫-からだを守る不思議なしくみ 第4版, p.174-177, 東京化学同人, 2007.
吉田勉：わかりやすい臨床栄養学 第3版, 三共出版, 2012.
若林秀隆：PT・OT・STのためのリハビリテーション栄養-栄養ケアがリハを変える, 医歯薬出版, 2009.
若林秀隆編著：リハビリテーション栄養ハンドブック, 医歯薬出版, 2010.

用語解説 (五十音順)

ここに解説してある語句は本文中**太字*** で示した．

＊悪液質
基礎疾患に関連して生ずる複合的代謝異常の症候群で，脂肪量の減少の有無に関わらず筋肉量の減少を特徴とする．臨床症状として成人では体重減少，小児では成長障害がみられる．

＊アクティビティ
公的介護保険制度で要支援1～2の方が介護予防を目的に選択できるサービス．集団的なレクリエーションや創作活動を通して機能訓練が行われる．

＊朝のこわばり
関節リウマチの初期の主訴の1つで，起床直後，手指が動きにくくぎこちない状態．

＊アテローム
粥腫（じゅくしゅ）の意味である．動脈内皮に脂質やマクロファージなどが沈着し，血管内腔が肥厚した状態．柔らかく不安定なため，はがれやすく塞栓の原因になりやすい．

＊アナフィラキシー
じんましんだけや腹痛など1つの臓器にとどまらず，皮膚，呼吸器，消化器，循環器，神経など複数の臓器に重い症状が現れる．抗原抗体反応によるじんましん，呼吸困難，ショックなどの即時型全身反応．

＊アナフィラキシーショック
アナフィラキシーに血圧低下や意識障害を伴う場合．

＊アフタ性潰瘍
口腔粘膜にできる小さな痛みを伴う円形潰瘍．浅く平らで黄白色を呈し，周囲が赤くなっている．

＊アフラトキシン
ピーナッツなどに生えるある種のコウジカビが生産する毒素（マイコトキシン）．強力な肝臓がん発がん物質である．

＊安静時振戦
じっとしているときに振戦（ふるえ）が生じ，動作とともに消失する．パーキンソン病の初症状として特徴的である．

＊1,5-AG（1,5-アンヒドログルシトール）
正常値：14.0 μg/mL以上．糖尿病患者では1,5-AGの再吸収がブドウ糖により競合を受け尿中に排泄される．血糖が上昇するとすみやかに低下，血糖が正常化すると緩徐に上昇し，血糖の平均値ではなく尿糖量を反映する．過去数日間の血糖変動を反映する．

＊異食（症）
食物とはみなされないもの（土，毛髪，糞便など）を食べてしまう行動．認知症以外に，精神疾患，鉄欠乏性貧血，乳幼児などでみられることがある．また高齢者の貧血では，特に氷を欲しがる場合が多いので，貧血を疑い検査をする必要がある．

＊インスリン抵抗性
インスリンが分泌されても血中のインスリン濃度に見合っただけのインスリン作用が得られず，血糖が下がりにくい状態をいう．

＊wearing off 現象
L-dopaの長期服用による副作用で，薬の有効時間が1～2時間に短縮し，効果が切れるとパーキンソン病症状の悪化がみられる．

＊運動療法
有酸素運動が奨励されるが，筋力の低下した高齢者では，レジスタンス（筋力）運動も併用するのが望ましい．種目は散歩，ジョギング，ラジオ体操，水泳，自転車エルゴメーターなど全身の筋肉を用いる．運動時間は，10分程度/回を3セット or 30分程度/回，3～5日以上/週を目安に実施する．実施にあたりメディカルチェックと適応外症例の除外を行う．

用 語 解 説

脂肪細胞の量的異常による肥満症（BMI≧30 kg/m²）では，食事療法による減量を重視する．

*ACTH（adrenocorticotropic hormone）

副腎皮質刺激ホルモン．アミノ酸で構成されるポリペプチドで，脳の下垂体前葉から分泌され，副腎皮質ホルモンの分泌を刺激するホルモンである．コルチゾールなどの糖質コルチコイドを含むすべての副腎皮質ホルモンの分泌を促進する．

*NSAIDs（エヌセイズ）

抗炎症作用，鎮痛作用，解熱作用を有する薬剤の総称で，広義にはステロイドではない抗炎症薬すべてを含む．一般的には，疼痛，発熱の治療に使用される「解熱鎮痛薬」とほぼ同義語．代表的な NSAIDs として，アスピリン（バファリン® など），ロキソプロフェン（ロキソニン® など），ジクロフェナク（ボルタレン® など），インドメタシン（インダシン® など），メフェナム酸（ポンタール® など）などがある．

*N バランス（N-balance）

窒素係数ともいう．N バランスは生体のたんぱく合成能力の指標である．健常人は 0（ゼロ）または少しプラス（+），術後・疾患によってはマイナス（−）のときがある．

　　N バランス＝たんぱく質摂取量/6.25−尿中尿素 N(g/日)+4**，
　　**尿中尿素 N 以外の N（便・汗など）を1日4gとした Blackburn らの方法．

*FDG-PET 検査

陽電子放射断層撮影（Positron Emission Tomography）の略．がんを検査する方法の1つである．がん細胞が正常細胞に比べて3〜8倍のグルコース（fluoro-deoxy glucose：FDG）を取り込むという性質を利用する．グルコースが多く集まるところが，がんを発見する手がかりとなる．

*嚥下困難食

特別用途食品に分類される，許可基準型の特定保健機能食品である．嚥下障害・困難のために誤嚥の危険性ある人の安全性を重視した食事を「嚥下困難食」とする．安全性と見た目・ワンパターン化する点から難しい食事であり，調理の工夫が求められており，近年，利用率や消費需要が伸びている．

*OH スケール

褥瘡危険要因点数法で①自力体位変換，②病的骨突出（仙骨部），③浮腫，④関節拘縮の度合いを点数化し評価する方法．

*咳嗽（がいそう）反射

食べ物が気管に入ると，激しくむせ外に出そうとする反射をいう．

*片麻痺（かたまひ）

病巣と対側に出現する．左側病変の場合には，右片麻痺と失語症が起こり，右側病変の場合には左片麻痺と失認が起こる．

*カタル性口内炎

粘膜の発赤を主な症状とする口内炎で，単純性口内炎ともいう．

*家庭血圧

診察室外血圧のことで，自宅等で測定した血圧を指す．診療機関で測定する血圧を「診察室血圧」という．基準値は診察室血圧より5mmHg 低く設定されている．再現性良く簡便に測定できること，朝夕の血圧の比較，仮面高血圧や白衣高血圧の診断などにきわめて有効である．

*カーボカウント

炭水化物摂取量を考慮した糖尿病の食事指導法である．食物が血糖値に反映されるまでの時間は炭水化物で2時間以内，たんぱく質や脂質で3時間以降であり，食後2時間血糖値は主に炭水化物量に依存する．このことに基づき炭水化物量を一定にする．あるいは摂取量に応じて血糖降下薬量を変化させることで食後血糖値を管理する方法である．

*間欠性跛行

下肢に起こった動脈硬化で，5〜10分歩くと足に痛み，しびれ，脱力などにより歩行が中断されるが，休むと再び歩行できるが，また痛みが生じて歩けなくなる状態を指す．

*緩和ケア

生命を脅かす疾患による問題に直面している患者とその家族に対して，痛みやその他の身体的問題，心理社会的問題，スピリチュアルな問題を早期に発見し，的確なアセスメントと対処（治療・処置）を行うことによって，苦しみを予防し，和らげることで，QOL を改善するアプローチである（WHO による定義．2002年）．

*緩和ケアチーム
　医師，看護師，薬剤師，ソーシャルワーカー，心理士，栄養士，リハビリテーションなどさまざまな職種が関与し，チームとして活動している．

*器質性疾患
　各組織（内臓，器官等）において病理的・解剖学的な異常が生じたことにより起こる疾患・疾病を指す．

*虚血性大腸炎
　大腸の小血管の血流障害に伴い，大腸粘膜に局限性虚血性変化をきたす疾患．高齢者に多く，突然の腹痛，下痢，下血が主な症状である．多くは一過性であるが，狭窄型や壊疽性も存在する．

*筋強剛（きんきょうごう）
　筋の収縮と弛緩のバランスが崩れ，関節が受動運動に対して抵抗を示すようになる．たとえばひじの曲げ伸ばしの動作や手首の屈伸が困難になる．

*筋肉減少症（サルコペニア）
　加齢などに伴う筋肉量の減少および筋力の低下，または老化に伴う筋肉量の減少のことをサルコペニア（Sarcopenia）という．高齢者の転倒や骨折，寝たきりなどの自立障害を引き起こす原因となる．

*グリコアルブミン（GA）
　正常値：11.0～16.0％．血清アルブミンにグルコースが非酵素的に結合したものを総アルブミンに対する比率で表したもの．血清アルブミンの半減期が約2週間であることから，過去2週間の平均血糖値を反映する．HbA1cが指標として使用できない鉄欠乏性貧血，溶血性貧血，腎性貧血など異常なヘモグロビン値を示す疾患の指標としても有用である．

*グリセミックインデックス（glycemic index：GI）
　炭水化物が消化されて糖に変化する速さを相対的に表す数値．食品により血糖値の上がり方のちがいをJenkins（1981年）らが提唱．食品の炭水化物50g摂取した際の血糖値上昇の度合いを，グルコースを100とした場合の相対値で表す．
　　GI＝（糖質50gを含有する食品摂取後2時間までの血糖曲線下面積/50gグルコース負荷後2時間までの血糖曲線下面積）×100

*クレチン病
　先天性甲状腺機能低下症のことで，甲状腺ホルモンが先天的に不足している疾患．新生児疾患マススクリーニングの対象疾患となっている．

*クワシオルコル
　たんぱく質の欠乏によって起こる栄養失調で，大きく膨れたお腹が特徴である．アフリカや東南アジアの発展途上国の乳幼児にみられ，たんぱく質が不足すると血液中の液体成分が胃に流出して胃が膨らみお腹が突出する．顔・腕・手足の浮腫，筋力低下，肝腫脹，毛髪の異常，無気力，低身長などの症状が伴い，敗血症，手術後，外傷後，熱傷後などにも伴い発症することがある．

*経管栄養
　経口摂取のみでは必要栄養量を満たせない場合に，チューブを用いて消化管内に栄養補給を行うことをいう．消化管の構造や機能，経腸栄養の実施期間，誤嚥の可能性などを考慮し投与経路や器具が選択される．

*経口摂取・経口栄養
　口から栄養摂取することである．広義には経腸栄養法に含まれる．誤嚥の可能性などを考慮し，適切な食形態を選択する．

*血行性転移
　がんが血管に入り肝臓や肺に転移する．

*血中Cペプチド（血中CPR）
　インスリン分泌能の指標となる．一般に血中CPR（C-peptide immunoreactivity）が空腹時1.0 ng/mL以上，食後2.0 ng/mL以上はインスリン非依存状態，血中CPRが空腹時0.5 ng/mL以下はインスリン依存状態であることが多い．

*ケトアシドーシス
　ケトン体（アセトン・アセト酢酸・β-ヒドロキシ酪酸）の蓄積により体液のpHが酸性に傾いた状態．

*原発性肥満（単純性肥満）
　肥満を生じる病態が不明で，主に過栄養，運動不足などを原因とする．

*構音障害
意図した通りに音を出して話すことができず，発音・抑揚・スピードなどが障害されること．「ろれつが回らない」という表現で訴えることが多い．

*高カロリー輸液（total parenteral nutrition：TPN）
中心静脈ルートを用いて，糖質，アミノ酸，脂質，電解質などを含む輸液を投与する維持輸液法の1つである．一般的には10〜12.5％以上の糖質を含む輸液を投与する．中心静脈栄養ともいわれる．

*交差抗原性
異なるアレルゲンに共通の構造をしたエピトープ（抗原性をもつ最小単位）が存在して，両者に共通して特異的IgE抗体が結合すること．

*甲状腺シンチグラフィー
甲状腺に特異的に集積するラジオアイソトープを含んだ薬剤を注射して行う核医学検査．甲状腺の形態診断，甲状腺機能亢進症，甲状腺機能低下症，甲状腺腫瘍の診断などのために行われる．

*行動療法
行動を修正するために，プラスの行動には褒美を与え，マイナス行動には罰を与えるという再条件付けを系統的に行う治療．体重測定，食事や運動の内容など日常の生活行動を自分で観察し記録する．体重の増減を起こす問題点を患者自身から気付き，その修復を図る．患者の意欲をそそる方策であること．

*抗レトロウイルス療法（ART）
抗ウイルス薬を3〜4剤組み合わせて併用する治療法．現在ではバックボーン（キードラッグを補足しウイルス抑制効果を高める強力な薬剤）をNRTI 2剤とし，キードラッグ（抗HIV薬の中でHIVを抑制する効果がより強力な薬剤）を1剤とする組み合わせが一般的である．十分な抗ウイルス効果を得るにはヌクレオシド系逆転写酵素阻害剤（NRTI）2剤＋非ヌクレオシド系逆転写酵素阻害剤（NNRTI）1剤，NRTI 2剤＋プロテアーゼ阻害剤（PI）1剤（少量RTV併用），NRTI 2剤＋インテグラーゼ阻害剤（INSTI）1剤，いずれかの組み合わせを選択する．

*骨髄抑制
骨髄の働きが低下している状態で，赤血球減少による貧血症状，白血球・好中球減少による感染（発熱），血小板減少による出血傾向が出現する．

*臍帯血移植
分娩後の胎盤，臍帯に残った胎児由来の血液に含まれる造血幹細胞を移植すること．ドナーの負担が少なく，利点も多いが生着不全が多く，移植後感染の可能性もある．

*T_4（サイロキシン），T_3（トリヨードサイロニン）
甲状腺ホルモン．正常な脳の発達，成長を促進し，代謝を促進する．血中の遊離T_4は，総T_4量のおよそ0.05％で，サイロキシン結合たんぱく（TBP）の濃度変化に依存せず，甲状腺機能をよく反映する．

*嗄声（させい）
声帯に病変があって音声が異常な状態．しわがれ声，声がれを総称している．

*子癇
「妊娠20週以降に初めて起きたけいれん発作で，てんかんや脳炎，脳腫瘍，脳血管障害，薬物中毒を原因としないもの」をいう．子癇は，妊娠中，分娩中，分娩後のいずれの時期にも起き，そのほとんどが妊娠高血圧症候群の妊産婦に起きる．子癇は「急激に起こった高血圧によって脳の中の血液が増え，脳の中にむくみが起きて，けいれんを起こす」と考えられている．子癇が治まらない場合は，脳のむくみが進行して脳ヘルニアという状態をきたし，胎児のみではなく，母体の命も危なくなる．

*支持療法
化学療法における抗がん剤の副作用に対して行われる治療である．

*姿勢反射障害
体の位置の変化に対応して筋を収縮させてバランスをとり姿勢を立て直す機能が障害される．首を前方に突き出し，上半身が前かがみになり，ひざを軽く曲げた前傾姿勢をとるのが特徴的である．

*C-反応性たんぱく質
急性期たんぱくの1つ．体内に急性の炎症や組織細胞の破壊が起こると血清中に増加するたんぱく質である．

* **GVL 効果, GVT 効果**
　ドナー由来のリンパ球が前処置後にも残存している白血病細胞を攻撃し，再発を減少させる効果を GVL 効果という．白血病以外にも多発性骨髄腫や悪性リンパ腫などでも GVL 効果と同様の効果がみられ，GVT 効果と呼ばれている．

* **就寝前軽食（late evening snack：LES）**
　通常，健常者例でも肝グリコーゲンは睡眠時間 10 時間程度で消費され枯渇するが，肝硬変症例では 6〜7 時間で肝グリコーゲンの枯渇が起こり，睡眠中覚醒時間前・早朝時には糖質不足状態となっていることが呼気ガス分析などで明らかにされている．この対応策として，就寝前に糖質中心の 200 kcal 程度の軽食摂取を指示されることがある．

* **術後補助化学療法（アジュバント療法）**
　再発の可能性が高いステージⅢの患者に行うことが推奨され，再発をできる限り防ぐために術後に抗がん剤を投与する治療．

* **術前補助化学療法**
　術前治療，術前薬物療法とも呼ばれ，手術で根治切除率を上げたり，がんの微小転移を制御することを目的に術前に行う抗がん剤を投与する治療．

* **消化吸収阻害薬**
　小腸で摂取した脂肪の分解を抑制し，摂取エネルギーを抑制する薬剤．

* **消化管毒性**
　がん化学療法に伴う重篤な副作用に悪心，嘔吐，下痢，便秘，口内炎などがある．

* **食欲抑制薬**
　満腹中枢を刺激して食欲を抑制しエネルギー消費を亢進させる．体重を減少させる目的の薬剤，マジンドール®は，日本で肥満症治療薬として承認されているが，保険適応基準が $BMI≧35 kg/m^2$ の高度肥満症と決められている．

* **食塩感受性**
　食塩を負荷したときの血圧の上昇を指す．感受性が高い場合は血圧が著明に上昇する．血圧上昇に体液量の増加という病態が強く関与することを意味する．

* **神経変性疾患**
　神経系の中である特定の神経細胞群が徐々に変性していく疾患の総称．代表的な疾患として，パーキンソン病，筋委縮性側索硬化症，アルツハイマー病，ハンチントン病がある．

* **振戦**
　意思とは無関係に生じる細かい震え（不随意な運動）．

* **心臓リハビリテーション**
　急性心筋梗塞後の離床と脱調節予防を目的として行われるリハビリテーションのこと．最近では手術の進歩による早期離床・早期退院が可能となったので，動脈硬化是正による再発予防へと目的が変わってきている．

* **心臓悪液質**
　うっ血性心不全に起因する全身の代謝疾患と極度のるいそうを指す．

* **睡眠時無呼吸症候群（sleep apnea syndrome：SAS）**
　睡眠時にいびきや呼吸停止または低呼吸になり，日中の過剰な眠気，倦怠感，熟眠感の欠如を伴う．肥満は，SAS を引き起こす危険因子である．

* **赤沈亢進**
　赤血球沈降速度．簡便で比較的鋭敏な炎症の検査法として日常臨床で広く用いられている．基準値は男性で 10 mm，女性で 15 mm 以下．進行がんにおいてほとんど高値を示す．

* **塞栓（そくせん）**
　何らかの物質が栓をすること．空気，脂肪など．血液の塊が栓をしたものを血栓という．

* **断酒薬（嫌酒薬）**
　アルコールの中間代謝産物のアセトアルデヒドを分解する酵素の働きを阻害する薬．その結果，有害なアセトアルデヒドが体にたまって，不快な悪酔い症状を引き起こす．

* **ダンピング症候群**
　胃切除術を受けた患者の 15〜30％にみられる胃切除後症候群である．食物が胃に留まらず急速に腸まで流

用語解説

れこみ，腹部症状などの機能障害を生じる．食事中や食事直後に症状が現れる早期ダンピング症候群と，食後2～3時間経過してから現れる後期ダンピング症候群に分けられる．

＊窒素死
骨格と筋肉の除脂肪体重（LBM）が70％を切ると人間は死亡するといわれており，このことをいう．最初に体重が減少，次に筋力・筋肉が低下．そして，内臓たんぱく質の減少（アルブミンなど），免疫能の障害（リンパ球，多核白血球，抗体，急性相たんぱく質），創傷治癒遅延，臓器障害（腸管，肝臓，心臓），生体適応の障害が生じ死に至る．

＊中鎖脂肪酸（MCT）
脂肪として吸収されやすく，吸収後リンパ系を介せず門脈に直接入り，リンパ管内圧を上昇せず利用できる．脂肪酸とは，長鎖炭化水素の1価のカルボン酸である．一般的に，炭素数2～4個のものを短鎖脂肪酸，5～12個のものを中鎖脂肪酸，12個以上の炭素数のものを長鎖脂肪酸と呼ぶ．

＊中心性肥満
顔や腹部に脂肪がつき太っているが，腕や足は細い状態．

＊低アレルゲン化
たんぱく質の変性や分解（消化）によって特異的IgE抗体の結合力が減弱すること．

＊TSH（thyroid stimulating hormone）
甲状腺刺激ホルモン．下垂体前葉の甲状腺刺激ホルモン分泌細胞（thyrotroph）から分泌されるホルモンであり，甲状腺に働きかけ甲状腺ホルモンの分泌を促す．

＊超低エネルギー食（very low calorie diet：VLCD）
中枢神経系統ではめまいや吐き気，循環器系統では不整脈，消化器系統では便秘や下痢などの副作用があげられる．重症不整脈，インスリン治療中の糖尿病は禁忌．

＊TPN（total parenteral nutrition）
完全静脈栄養法，高カロリー輸液法とも呼ばれる．カロリーのみならず，すべての栄養を大静脈に挿入したカテーテルから補給する処置のことをいう．

＊糖尿病ケトアシドーシス
極度のインスリン欠乏と，コルチゾールやアドレナリンなどインスリン拮抗ホルモンの増加により，高血糖（≧300 mg/dL），高ケトン血症（β-ヒドロキシ酪酸の増加），アシドーシス（pH 7.3未満）をきたした状態が糖尿病ケトアシドーシスである．

＊糖尿病性昏睡
高血糖により意識障害が現れる場合がある．糖尿病性ケトアシドーシスによる昏睡，高浸透圧による昏睡である．また，ビグアナイド薬服用者で，感染を契機とした高血糖下で乳酸アシドーシスによる昏睡も出現することがある．これらについては充分な補液と高血糖是正のためのインスリン療法が必要となる．

＊ドライウェイト（dry weight：DW）
体液量が適正であり透析中の過度の血圧低下を生ずることなく，長期的にも心血管系への負担が少ない体重．

＊75g OGTT（oral glucose tolerance test：75 g経口ブドウ糖負荷試験）
糖尿病診断に用いる検査．朝まで10～14時間の絶食の後，空腹のままで来院させる．空腹のまま採血し，血糖値を測定する．次にグルコース（無水グルコース75 gを水に溶かしたもの．またはでんぷん分解産物の相当量——たとえばトレーランG®）を飲用させる．グルコース負荷後，30分，60分と120分に採血し血糖測定する．

＊ナラティブベーストメディシン（narrative based medicine：NBM）
患者が語る病の体験を（物語に基づく医療の意）として，医療者が真摯に聞き，理解をし，患者（家族）との対話を通して，問題解決に向けた新しい物語を創り出すこと，を意味する．科学的根拠に基づく医療（エビデンスベーストメディシン：EBM）を補完するものとして提唱されており，医療の質の向上，治療の促進が期待される．

＊二次性肥満（症候性肥満）
特定の基礎疾患による病因が明白で肥満を生じる．

＊二次性高血圧
腎疾患，内分泌疾患などの合併症として生じた高血圧を指す．

＊入院時食事療養
入院患者給食費の保険請求で届け出制．食事療養が管理栄養士によって実施され，患者の年齢，病状によって適切な食事療養が行われ，適時，適温の食事提供がされていること．

＊ non HDL-C
LDL-C＋30 mg で算出する．LDL-C はフリードワルド式（TC−HDL-C−（TG/5））で算出するが TG が 400 mg/dL 以上では式が適用できないので，non HDL-C を利用する．また，高 TG や低 HDL-C を伴う脂質異常のスクリーニングにも効果的である．

＊バイオフィルム
代謝により菌体外に排出した粘着性の不溶性グルカン（細菌が産生する菌体外多糖に覆われたもの）で強固に付着している細菌の固まり（マイクロコロニー）．この内部には薬剤も浸透しづらい．

＊排出行動
自己誘発嘔吐，または下剤，利尿剤，または浣腸の誤った使用を指す．

＊廃用症候群
長期の安静状態の持続によって起こる筋力低下，拘縮，体力低下起立性低血圧，認知症，沈下性肺炎などの症状．ベッド上の副作用．廃用症候群はサルコペニア＊につながる．

＊パーキンソニズム
筋強剛，無動，姿勢反射障害，安静時振戦を中核とする症状．

＊バクテリアルトランスロケーション
腸内の防御機構が破綻することで，腸管内に常在する細菌やその毒素が腸粘膜バリアを通過し体内に侵入する現象．

＊ HACCP（ハサップ）
Hazard（危険・危害），Analysis（分析），Critical（特に重要），Control（管理），Point（点・内容）の略．衛生管理の概念として，工程ごとに危害を分析する・重点的に管理する点など，管理に基準を定めている．合理的な食品衛生の管理手法であり，管理作業を明確にする作業マニュアルとして記録する．

＊ PSA（prostate specific antigen，前立腺特異抗原）検査
前立腺がん診断の腫瘍マーカー．PSA の基準値は，4.0 ng/mL．

＊ BMI（body mass index）
体重（kg）/身長（m）^{2} で算出．日本肥満学会は，BMI 25.0 kg/m^2 以上を肥満（obese）と判定している．WHO では BMI≧30 kg/m^2 以上を肥満としている．

＊非たんぱくカロリー/窒素（NPC/N：non-protein calorie/nitrogen）比
投与されたアミノ酸以外の栄養素（糖質＋脂肪）エネルギー量を投与アミノ酸に含まれる窒素量（g）で除した比のことである．アミノ酸が有効にたんぱく質に合成されるために必要な指標として，必要エネルギーに対して必要な窒素（アミノ酸）量を表す．たとえば術後などのストレス下では，この比が 120〜150，すなわちアミノ酸含有窒素量の 120〜150 倍のエネルギーがあればたんぱく合成が順調に行われるということを示す．また，腎不全患者は窒素の排泄が悪く BUN（尿素窒素）が高いため窒素の投与量が制限され，さらにたんぱく代謝の亢進を改善するために一般の人よりやや高めのエネルギー投与が必要である．

＊ PPN（peripheral parenteral nutrition）
10〜14 日の静脈栄養法では PPN で管理が可能とされているが，PPN として投与できるカロリーには限界があるため，不十分な栄養管理になる危険性もある．脂肪乳剤をうまく併用することにより，1,000 kcal 程度を投与することは可能である．

＊肥満関連腎臓病
高度肥満ではたんぱく尿が出現し，腎機能低下をもたらす．高血圧，脂質代謝異常等の合併を呈する．治療は減量が有効である．

＊病者用食品
健康の保持もしくは回復の用に供することが適当な旨を医学的，栄養学的表現で記載し，かつ用途を限定したもの．低たんぱく質食品，アレルゲン食品，無乳糖食品，総合栄養食品がある．

＊日和見感染
人が本来備えている生体防御機構が障害されることにより，通常では問題にならない病原体からも感染症を発症すること．生体防御機能が障害されていることを易感染患者といい，日和見感染が発症すると，重症ある

いは持続的な感染を呈し，難治の状態となり死亡する場合もある．

＊フィブリノイド変性
血管や結合組織に変性したフィブリンを主体とする種々の血漿成分（免疫グロブリンなど）よりなる物質が滲み込み形成される変性．

＊フォーミュラ食
肥満があり，悪化する疾患を有する人が減量および減量後の体重を維持する目的で使用する規格調整食品である．粉末を水で溶き，1袋（170〜200 kcal）を1食分に替えて飲む．通常1日1〜2袋用いる．1日3〜4袋使用した栄養成分は，食事摂取基準に準拠している．

＊不均衡症候群
急激な透析による一過性脳症（頭痛，悪心，嘔吐，筋のけいれん，全身倦怠感，血圧上昇，四肢しびれ感，意識障害）で，尿素などの溶質の除かれる速さが，体の各部位により差を生じることで発生する．その他，シャントの閉塞・感染・出血・穿刺痛・ブラッドアクセス作成困難，血圧低下，筋痙攣，不整脈である．一方，腹膜透析（PD）では不均衡症候群は起こりにくいが，腹部膨満感や腹膜炎のリスクがある．

＊腹膜播種性転移
がんが胃の壁を突き抜けて腹膜の中に種をまいたように広がる．

＊プラーク
アテロームが安定して硬くなった状態を指す．はがれにくいが，血管自体の柔軟性がなくなるため，硬くてもろくなる．

＊ブレーデンスケール
褥瘡が発生するリスクの評価用スケール．褥瘡を発生させる6つの危険因子（①知覚の認知，②湿潤，③活動性，④可動性，⑤栄養状態，⑥摩擦とズレ）を4段階で評価し，合計得点（23点満点）が病院の場合は14点，施設の場合は17点で危険度ありと評価する．

＊フローシート（経過表）
臨床経過を理解しやすくするために作成する．患者の治療経過の一覧表で，疾病や管理目標に合わせて項目は随時設定可能なものとする．転倒転落，褥瘡，肺血栓塞栓，内服薬，（外科）手術フローシートなどがある．

＊併存症
comorbidityの訳．ある疾患をもつ患者がその疾患の経過中またはその前後に罹患した別の疾患または病態を指す．必ずしも「合併症（complication）」を意味するものではない．

＊HbA1c（hemoglobin A1c，ヘモグロビンエーワンシー）
正常値は4.6〜6.2％．赤血球中のヘモグロビン（Hb）にブドウ糖が非酵素的に結合したもので，高血糖が持続するとその割合が増加する．赤血球の寿命が120日であるから，HbA1cは少なくとも過去1〜2ヵ月の平均血糖値を反映する．出血，腎不全，肝硬変などの病気がある場合は，実際の値よりも低くなることがあるため注意が必要である．糖尿病の経過を評価する指標である．合併症予防のための目標はHbA1c（NGSP）7％未満．治療強化が困難な際の目標はHbA1c（NGSP）8％未満．

＊ヘリコバクターピロリ菌
胃に生息するらせん型の桿菌（グラム陰性菌）で，4〜8本の鞭毛をもつ．感染経路は不明であるが，保菌している親と濃厚な接触がある小児期に経口感染するとされている．胃内だけで増殖可能であり，中性と酸性領域の2つの至適pHをもつウレアーゼを産生し，この酵素が本菌の胃内への定着と病原性に関与する．

＊HELLP症候群
妊娠の後半から出産後に発症しやすい疾患である．溶血（Hemolysis），肝酵素の上昇（Elevated Liver enzymes），血小板減少（Low Platelet）からHELLP症候群という．診断が遅れると血液の凝固障害や全身の多くの臓器がダメージを受けて致命的になる．

＊まだら認知症
血管障害部位に対応した機能のみが低下した状態．たとえば「記銘力の障害はあっても日常的な判断力や専門に関する知識は保たれている」ような状態．

＊マーフィー徴候
急性胆嚢炎，胆石症の触診で右季肋部下で肝縁下に探触子を押し当て圧迫することで深呼吸時に痛みの為に呼気が途絶する．超音波検査でも胆嚢描出時に，プローブにより圧迫を加えると圧痛を訴える徴候．

*マラスムス
　栄養やカロリー摂取不足で起こり，乳児期に発症すると低身長，体重の減少がみられる．ひどくなると，全身性の著明な衰弱，老人様顔貌，高度な発育障害，著明な体重減少が起こる．血清アルブミンは基準値を保ち，浮腫は発症しないが，飢餓，長期間にわたる栄養の不摂取，若年女子にみられる神経性食思不振症などでみられる栄養障害である．

*無動
　動作が乏しくなったり，ゆっくりになったりすること．無動より軽度の場合は寡動（かどう）という．

*約束食事箋
　医師，管理栄養士などにより各疾患ガイドラインや臨床研究などの文献を参考にして各診療科と栄養部門との協議により入院患者の食事基準が作成されている．

*有害事象
　薬物との因果関係がはっきりしないものを含め，薬物を投与された患者に生じたあらゆる好ましくない，あるいは意図しない徴候，症状または病気をいう．

*輸入感染症
　国内に常在しないコレラ・ペスト・エボラ出血熱は，国内に侵入すると流行する可能性があり，マラリヤ・デング熱などは侵入しても流行する可能性のないものに分けられる．また，赤痢・腸チフスなどは国内に常在するもの，海外から持ち込まれるものに区別される．

*ラテックスアレルギー
　ラテックスに含まれるたんぱく質に対するIgE抗体が産生されることによって起こる即時型反応．即時型アレルギー反応は通常，天然ゴム製品（手袋など）に曝露してから数分以内に起こりさまざまな症状を呈する．

*理想体重（ideal body weight：IBW）
　成人：標準体重$(kg)=$身長$(m)^2 \times 22$，学童期：標準体重$(kg)=$身長$(m)^3 \times 13$，5～17歳：成長曲線50％の値．

*レイノー（Raynaud）現象
　指の末端のみが発作的に白くなる．手指の末梢の血管の収縮により，皮膚が蒼白になり，その後に血管が拡張するために赤紫色を呈し，しばらく時間が経過するともとに戻る一連の反応である．抗核抗体と並んで，膠原病を発見する契機となりうる重要な所見．

*LES圧
　下部食道括約筋（LES）が食道の胃の入口（噴門）を締める力（圧力）のことをLES圧という．胃酸の逆流の原因の1つとしてLES圧の低下がある．

*レスパイトケア
　在宅介護者の身体的・精神的負担の軽減を目的とした介護者への支援のこと．日本では1976年に「心身障害児（者）短期入所事業」の名称と「社会的な事由」の利用要件で始まったが，現在は介護疲れを軽減する「家族がケアを休む必要性」が認識され「私的事由」でも利用できる．

*レビー（Lewy）小体
　神経細胞内に出現する円形の細胞質封入体．

略　語　表

* AAA	aromatic amino acid		芳香族アミノ酸
* ACTH	adrenocorticotropic hormone		副腎皮質刺激ホルモン
* ADL	activities of daily living		日常生活活動
* 1,5-AG	1,5-anhydroglucitol		1,5-アンヒドログルシトール
* AIDS	acquired immune deficiency syndrome		後天性免疫不全症候群
* Alb	albumin		アルブミン
* ALP	alkaline phosphatase		アルカリホスファターゼ
* ALT	alanine aminotransferase		アラニンアミノトランスフェラーゼ
* APSGN	acute post-streptococcal glomerulonephritis		溶連菌感染後急性糸球体腎炎
* ASPEN	American Society for Parenteral and Enteral Nutrition		米国静脈経腸栄養学会（アスペン）
* AST	aspartate aminotransferase		アスパラギン酸アミノトランスフェラーゼ
* BCAA	branched chain amino acid		分枝鎖アミノ酸
* BIA（法）	bioelectrical impedance analysis		バイオインピーダンス（法）
* BMI	body mass index		体格指数
* BNP	brain natriuretic peptide		脳性ナトリウム利尿ペプチド
* BT	bacterial translocation		バクテリアルトランスロケーション
* BUN（またはUN）	blood urea nitrogen		（血中）尿素窒素
* CCU	coronary care unit		コロナリーケアユニット
* ChE	cholinesterase		コリンエステラーゼ
* CKD	chronic kidney disease		慢性腎臓病
* COPD	chronic obstructive pulmonary disease		慢性閉塞性肺疾患
* CP	clinical path		クリニカルパス
* CPR	C-peptide immunoreactivity		Cペプチド
* CRBSI	catheter related blood stream infection		カテーテル関連血流感染
* CRP	C-reactive protein		C-反応性たんぱく
* CVD	cardiovascular disease		心血管疾患
* DEXA	dual-energy X-ray absorptiometry		二重X線吸収測定法
* DHA	docosahexaenoic acid		ドコサヘキサエン酸
* DIT	diet-induced thermogenesis		食事誘発性熱産生
* DRG/PPS	diagnosis related group/prospected payment system		診断群別分類・診断群別包括支払い方式
* DW	dry weight		ドライウェイト
* EBM	evidence-based medicine		エビデンスベーストメディシン
* ED	elemental diet		成分栄養（剤）
* EN	enteral diet		経腸栄養法
* EPA	eicosapentaenoic acid		エイコサペンタエン酸
* ESKD	end-stage kidney disease		末期腎不全
* FT3	free triiodothyronine		遊離トリヨードサイロニン
* FT4	free thyroxine		遊離サイロキシン
* GA	glycoalbumin		グリコアルブミン（糖化アルブミン）
* GAD	glutamic acid decarboxylase		抗グルタミン酸脱炭酸酵素
* GCS	Glasgow Coma Scale		グラスゴー・コーマ・スケール
* GDM	gestational diabetes mellitus		妊娠糖尿病
* GFR	glomerular filtration rate		糸球体濾過量
* GI	glycemic index		グリセミックインデックス
* GL	glycemic load		グリセミックロード（値）
* GNRI	Geriatric Nutritional Risk Index		高齢者の栄養評価指標
* γ-GTP	γ-glutamyl transpeptidase		γ-グルタミルトランスペプチダーゼ
* HbA1c	hemoglobin A1c		ヘモグロビンエーワンシー
* HD	Hemodialysis		血液透析
* HDL	high density lipoprotein		高比重リポたんぱく
* HIV	human immunodeficiency virus		ヒト免疫不全ウイルス
* HLA	human leucocyte antigen		ヒト白血球抗原

*	HOMA-R	homeostasis model assessment ratio	インスリン抵抗性指数
*	HPN	home parenteral nutrition	在宅（中心）静脈栄養法
*	IADL	instrumental activities of daily living	日常生活関連動作
*	IBD	inflammatory bowel disease	炎症性腸疾患
*	IBS	irritable bowel syndrome	過敏性腸症候群
*	IBW	Ideal body weight	理想体重
*	ICU	intensive care unit	集中治療部
*	IDL	intermediate density lipoprotein	中間比重リポたんぱく
*	IVH	intravascular hyperalimentation	高カロリー輸液
*	JCS	Japan Coma Scale	ジャパン・コーマ・スケール
*	LBM	lean body mass	除脂肪体重
*	LDH	lactate dehydrogenase	乳酸脱水素酵素
*	LDL	low density lipoprotein	低比重リポたんぱく
*	LES	late evening snack	就寝前軽食
*	LPL	lipoprotein lipase	リポプロテイン（たんぱく）リパーゼ
*	MCT	medium chain triglyceride	中鎖脂肪酸
*	3-MHis	3-methyl histidine	3-メチルヒスチジン
*	MNA	Mini Nutritional Assessment	簡易栄養状態評価
*	MOF	multiple organ failure	多臓器不全
*	NAFLD	nonalcoholic fatty liver disease	非アルコール性脂肪肝障害
*	NASH	nonalcoholic steatohepatitis	非アルコール性脂肪肝炎
*	NCM	nutrition care management	栄養ケアマネジメント
*	NPC/N比	non-protein calorie/nitrogen	非たんぱくカロリー/窒素比
*	NRI	nutritional risk index	栄養学的手術危険指数
*	NSAIDs	non-steroidal anti-inflammatory drugs	非ステロイド性抗炎症薬
*	NST	nutrition support team	栄養サポートチーム
*	ODA	objective data assessment	客観的評価法
*	OGTT	oral glucose tolerance test	経口ブドウ糖負荷試験
*	ORS	oral rehydration solution	経口補水液
*	ORT	oral rehydration therapy	経口補水療法
*	PCR	protein catabolism rate	たんぱく異化率
*	PCU	palliative care unit	緩和ケア病棟
*	PD	peritoneal dialysis	腹膜透析
*	PEG	percutaneous endoscopic gastrostomy	経皮内視鏡的胃瘻造設術
*	PEM	protein energy malnutrition	たんぱく質・エネルギー栄養障害
*	PNI	prognostic nutritional index	予後栄養指数
*	POMR	problem oriented medical record	問題志向型診療記録
*	POS	problem oriented system	問題志向型システム
*	PPN	peripheral parenteral nutrition	末梢静脈栄養（法）
*	PSA	prostate specific antigen	前立腺特異抗原
*	QOL	quality of life	生活の質
*	RBP	retinol-binding protein	レチノール結合たんぱく
*	REE	resting energy expenditure	安静時代謝
*	SARS	severe acute respiratory syndrome	重症急性呼吸症候群
*	SAS	sleep apnea syndrome	睡眠時無呼吸症候群
*	SGA	subjective global assessment	主観的包括的栄養評価
*	SIRS	systemic inflammatory response syndrome	全身性炎症反応症候群
*	SLE	systemic lupus erythematosus	全身性エリテマトーデス
*	TBP	thyroxine binding protein	サイロキシン結合たんぱく
*	TG	triglyceride	トリグリセリド（中性脂肪）
*	TIBC	total iron binding capacity	総鉄結合能
*	TLC	total lymphocyte count	末梢血総リンパ球数
*	TNA	total nutrient admixture	高カロリー輸液
*	TP	total protein	総たんぱく
*	TPN	total parenteral nutrition	中心（完全）静脈栄養（法）
*	TSH	thyroid stimulating hormone	甲状腺刺激ホルモン
*	VLCD	very low calorie diet	超低エネルギー食
*	VLDL	very low-density lipoprotein	超低比重リポたんぱく

索　引

欧　文

AC　28
ADL　1
1,5-AG　93
AIDS　158
AMC　28
ASPEN　54

BCAA　114
BMI　27

C型肝炎　172
C-反応性たんぱく　31
CGA分類　131
CKD　191,131
COPD　147
CP　14
CRP　31

DSM-IV　145

EBM/EBN　1
EN　46

HACCP　161
HbA1c　93
HDL-C　99
HELLP症候群　194
HIV　158
HOMA-R　93
HPN　63

IBD　107
IBS　109

JARD 2001　27

Kt/V　134

LDL-C　99

MIA症候群　135

NAFLD　116
NASH　116
NPC/N比　36,119
NSAIDs　104,157
NST　1,18,48

PCR　138
PEG-J　54
PEM　84
PN　47
POMR　17,80
POS　17,80
PPN　41,59
PTEG　47

QOL　5,23

SAS　88
SGA　24

TG　99
TPN　41,47,58

WHO　5,195

ア　行

アウトグロー　153
悪性貧血　149
朝のこわばり　157
アトウォーター係数　37
アナフィラキシーショック　154
アフラトキシン　164
アレルギー　153
アレルギー疾患　183
アレルギー反応の分類　154
アレルギー物質　153

胃潰瘍　106
胃がん　162,167
意識障害　177
胃食道逆流症　105
1型糖尿病　92
一般治療食　50
医薬品　74
医療保険制度　6
胃瘻　54
インクルージョン　4
インスリン　92
インスリン抵抗性　93
インスリン療法　95
院内感染　161
インフォームドコンセント　20

うつ病　180
運動療法　89

栄養アセスメント　25,69
栄養改善加算　11,68
栄養機能食品　49
栄養教育　42
栄養ケア　40,71
　　──の記録　80
栄養ケアマネジメント　84
栄養サポートチーム　1,48
栄養サポートチーム加算　10,65
栄養失調症　84
栄養指標　25,70
栄養障害　72
栄養食事指導料　9
栄養・食事調査　32
栄養・食事療法　41,44
栄養スクリーニング　24
栄養補給法　41,44
栄養マネジメント加算　11,67
栄養ルート　54,69
エネルギー　35
エネルギー摂取量　98
嚥下5期モデル　176
嚥下障害　177,196
炎症性腸疾患　107
エンテカビル　113

黄疸　112

カ　行

介護保険制度　7
外傷　174
潰瘍　106
潰瘍性大腸炎　108
外来個別栄養食事指導料　64
回復期リハビリテーション病棟入院料1　9
楓糖尿病　187
家族歴　26
活動係数　35
合併症　56,63,70
加熱食　151
過敏性腸症候群　109
カーボカウント　99
ガラクトース血症　189
カルシウム拮抗薬　77
がん　161
肝炎　111
肝グリコーゲン量　115
肝硬変　113,172

索引

肝細胞がん　171
肝性脳症　115
関節リウマチ　157
感染症　159
肝臓がん　164
肝不全　113
管理栄養士　1
　——の役割　13
緩和ケア　5, 165
緩和ケア診療加算　9

既往歴　26
気管支ぜんそく　147
器質性疾患　145
基礎代謝量　35
急性糸球体腎炎　126
急性腎不全　128
狭心症　123
虚血性心疾患　123
居宅療養管理指導費　68
筋肉減少症　196

空腸瘻　54
クエン酸　134
クッシング病/症候群　140
グリコアルブミン　93
グリセミックインデックス　99
クリティカルケア　173
クリニカルパス　14
グレープフルーツジュース　77
クローン病　108, 109
クワシオルコル　84

経管栄養法　54
経口移行加算　12, 67
経口維持加算　12, 67
経口栄養　45
経口栄養法　41
経口栄養補給法　50
経静脈栄養　47
経腸栄養　46
経腸栄養法　41
経腸栄養補給法　54
経皮経食道胃管挿入術　47
血清尿酸値　104
血中Cペプチド　93
血中フェニルアラニン値　186
結腸がん　163
ケトアシドーシス　92
下痢症　180
健康日本21　4

高血圧　119
膠原病　157
交差抗原性　156
甲状腺機能亢進症　139

甲状腺機能低下症　139
後天性免疫不全症候群　158
行動療法　89
口内炎　104
高尿酸血症　103
抗レトロウイルス（ART）療法　158
誤嚥　196
誤嚥性肺炎　57
国民皆保険　6
骨髄抑制　151

サ 行

在宅患者訪問栄養食事指導料　66
在宅ケア　21
在宅成分栄養経管栄養法　58
在宅（中心）静脈栄養法　63
再入所時栄養連携加算　13
細胞免疫反応　112
サプリメント　76
サルコペニア　196

子癇　194
敷石像　108
子宮がん　164
糸球体腎炎　191
自己消化　118
自己免疫疾患　157
脂質　37
脂質異常症　99
支持療法　151
失禁　198
シックデイ　98
脂肪肝　116
社会的不利　4
周期性嘔吐症　182
シュウ酸　133
周術期　166
縦走潰瘍　108
集団栄養食事指導料　65
集中治療　175
十二指腸潰瘍　106
主観的包括的栄養評価　24
消化管通過障害　178
消化不良症　180
常食　42, 51
小児急性糸球体腎炎　191
小児糖尿病　190
小児ネフローゼ症候群　191
小児のメタボリックシンドローム　185
小児肥満症　185
小児慢性（糸球体）腎炎　191
小児慢性腎臓病　191
傷病者・要介護者の栄養アセスメント　23
静脈栄養補給法　58

上腕筋囲面積　28
上腕周囲長　28
食事箋　50
食餌療法　44
褥瘡　198
食道アカラシア　169
食堂加算　9
食道がん　161, 168
食道障害　178
食道裂孔ヘルニア　105, 168
食物アレルギー　153, 183
食物繊維　36
心筋梗塞　123
神経性やせ症　144
神経性過食症　144
心血管疾患　131
診察報酬　6
身体活動量　98
身体計測　27
身体障害　179
心不全　124
腎不全　128

膵炎　118
推定エネルギー必要量　35
水分　38
睡眠時無呼吸症候群　88
ストレス係数　35, 175

生活習慣病　123
精神障害　180
生体防御機構　158
世界保健機関　5, 195
舌炎　105
摂食障害　144, 176
先天性代謝異常　186
セントジョーンズワート　77
前立腺がん　164

造血幹細胞移植　151
咀嚼障害　177

タ 行

退院時共同指導料　11
体脂肪率　29
耐性獲得　153
体組成　28
大腸がん　163, 171
ターミナルケア　165
炭水化物　36
胆石症　117
短腸症候群　170
たんぱく異化率　138
たんぱく質　36
たんぱく漏出性胃腸症　107
ダンピング症候群　168

索引

窒素出納　36
窒素平衡　167
知的障害　179
チーム医療　17, 201
チャイルド-ピュー分類　114
中心（完全）静脈栄養　47
中心静脈栄養法　41, 58
中性脂肪　99
腸内細菌　110
直腸がん　163

痛風　103

低血糖　98
鉄欠乏性貧血　148

糖原病　189
統合失調症　180
糖質　36
透析　134
糖尿病　92, 190, 192
糖尿病性腎症　130
動脈硬化症　121
特定給食施設　2
特定原材料　155
特定保健用食品　49
特別食加算　9
特別治療食　50, 53
特別用途食品　49
トクホ　49
ドライウェイト　138
トリグリセリド　99

ナ 行

内臓脂肪　116
内臓脂肪蓄積　88
内部環境　3
75g OGTT　93
ナラティブ・ベースト・メディシン　20
軟菜食　42
軟食　51

2型糖尿病　92
日常生活行動　1
日本人の新身体計測基準値　27
入院時支援加算　9
入院時食事療養　50
入院時食事療養費　8
入院時生活療養費　8
尿アルカリ化薬　104
尿路結石　133
妊娠高血圧症候群　194
妊娠糖尿病　92, 192
認知症　142

熱傷　174
ネフローゼ症候群　127, 191

脳梗塞　141
脳出血　141
ノーマリゼーション　4

ハ 行

肺炎　148
肺がん　164
廃用症候群　196, 197
パーキンソニズム　143
パーキンソン病/症候群　144
バクテリアルトランスロケーション　63, 118
白血病　150
ハリス-ベネディクトの式　35, 167, 175
バレット食道　105

非アルコール性脂肪肝炎/障害　116
皮下脂肪厚　28
非固形食　51
ビタミン　37
ビタミンK　150
ビタミン過剰症　85
ビタミン欠乏症　85
非たんぱくカロリー窒素比　36
肥満（症）　88, 185
標準化透析量　134
病人食　50
日和見感染症　158
びらん　106
ピロリ菌　107
貧血　148

フィッシャー比　114
フィブリノイド変性　157
フェニルケトン尿症　186
不均衡症候群　134
腹膜透析　134
フリードワルド式　100
プリン体　104

併存症　145
ヘプシジン　113
ヘリコバクターピロリ菌　162
ヘルシンキ宣言　19
便秘　110

保健機能食品　48
ホモシスチン尿症　188

マ 行

末期腎不全　131
末梢静脈栄養法　41, 59
マーフィー徴候　117
マラスムス　84
慢性糸球体腎炎　126
慢性腎臓病　131, 191
慢性腎不全　129
慢性閉塞性肺疾患　147

ミネラル　38
ミネラル過剰症　86
ミネラル欠乏症　86

無機質　38

メタボリックシンドローム　88, 185
メープルシロップ尿症　187
免疫　153
免疫不全（症）　158

モニタリング　69
問題志向型システム　17, 80
問題志向型診療記録　17, 80

ヤ, ラ, ワ 行

約束食事箋　50
薬動力学　74
薬物動態　74

有害アミン類　114
輸液　47

予防医学　4

ラミブジン　113

リスクマネジメント　18
リスボン宣言　19
リフィーディングシンドローム　63, 70, 85, 146, 166
流動食　42
療養食　50
療養食加算　12, 68
臨床検査　29

レイノー現象　157
レニン-アンギオテンシン系　131

老年症候群　195
ロコモティブシンドローム　199

ワルファリンカリウム　78

編集者略歴

長浜幸子（ながはまさちこ）
1951年　兵庫県に生まれる
　　　　関西医科大学附属香里病院，昭和大学藤が丘病院を経て
1997年　相模女子大学学芸学部食物学科講師
現　在　相模女子大学栄養科学部教授

中西靖子（なかにしやすこ）
1943年　東京都に生まれる
1965年　大妻女子大学家政学部家政学科卒業
　　　　社会保険城東病院，国立公衆衛生院，河北総合病院を経て
2013年まで　大妻女子大学家政学部教授
現　在　華学園栄養専門学校非常勤講師

近藤雅雄（こんどうまさお）
1949年　東京都に生まれる
1976年　東京都立大学理学部化学科卒業
　　　　国立公衆衛生院，（独）国立健康・栄養研究所を経て
現　在　前　東京都市大学人間科学部教授
　　　　薬学博士

コンパクト臨床栄養学　　　　　　　　　定価はカバーに表示

2014年11月15日　初版第1刷
2024年4月5日　　第6刷

編集者　長浜　幸子
　　　　中西　靖子
　　　　近藤　雅雄
発行者　朝倉　誠造
発行所　株式会社　朝倉書店
　　　　東京都新宿区新小川町 6-29
　　　　郵便番号　162-8707
　　　　電　話　03(3260)0141
　　　　FAX　03(3260)0180
　　　　https://www.asakura.co.jp

〈検印省略〉

© 2014〈無断複写・転載を禁ず〉　　印刷・製本　ウイル・コーポレーション

ISBN 978-4-254-61056-7　C 3077　　　　Printed in Japan

〈出版者著作権管理機構　委託出版物〉
本書の無断複写は著作権法上での例外を除き禁じられています．複写される場合は，そのつど事前に，出版者著作権管理機構（電話 03-5244-5088, FAX 03-5244-5089, e-mail: info@jcopy.or.jp）の許諾を得てください．